Walter Zürcher

Alternative Heilmethoden bei Krebs

Walter Zürcher

Alternative Heilmethoden bei Krebs

BAUER
Hermann Bauer Verlag
Freiburg im Breisgau

CIP-Kurztitelaufnahme der Deutschen Bibliothek

Zürcher, Walter:
Alternative Heilmethoden bei Krebs /
Walter Zürcher. –
Freiburg im Breisgau: Bauer, 1982.
ISBN 3-7626-0263-8

Mit 21 Abbildungen und 26 Zeichnungen.

1982
ISBN 3-7626-0263-8

Satz: LibroSatz, Kriftel.
Druck und Bindung: May & Co. Nachf., Darmstadt.
Printed in Germany.

Inhalt

Quellenvermerke

Autor und Verlag danken allen Beteiligten für die Genehmigung zum Abdruck der Abbildungen.

Seiten 107, 108, 109: Aus einer Arbeit des Holländers Haijo Knijpenga an der Naturwissenschaftlichen Sektion am Goetheanum in Dornach.

Seite 183: »Intensitätsspektrum« und »Strahlungsintensität« und Seite 199: »Streuung« aus: Endrös, Robert: *Die Strahlung der Erde.* Paffrath Druck und Verlag, Remscheid.

Seite 224: »Der dreigliedrige Mensch« aus *Weleda-Almanach 1978.* Weleda-Heilmittelbetriebe, Schwäbisch Gmünd.

Seite 242: »Schematische Darstellung . . .« aus: Kaelin, Werner: *Krebs-Frühdiagnose, Krebs-Vorbeugung.* Verlag Vittorio Klostermann, Frankfurt am Main.

Seite 242: »Lokalisationsschema«, Seite 243: »Präexplosive Situation und »Einschluß«, Seite 244: »Anlehnungsform« und »Wucherungsform«, Seite 245: »Sternform« und »Kreuzform«, Seiten 248 und 249 aus: Husemann / Wolff: *Das Bild des Menschen als Grundlage der Heilkunst.* Verlag Freies Geistesleben, Stuttgart.

Seiten 246 und 247: »Kupferchlorid« und »‹Blutbild« aus: Bessenich, Frieda: *Zur Methode der empfindlichen Kristallisation.* Goetheanum, Naturwissenschaftliche Sektion, Dornach.

Seiten 250 und 251: Horoskopzeichnungen von Dr. Hermann Mayer, Karlsruhe, aus *esotera,* Mai 1979. Hermann Bauer Verlag, Freiburg im Breisgau.

Erster Teil

Sackgasse Krebsforschung

Die unheimliche Krankheit

Krebs ist die eigentlich unheimliche Krankheit unserer Zeit. »Ich kann fast nicht mehr aus dem Haus. Alle wissen, daß ich Krebs habe, und alle meiden mich. Niemand grüßt mich mehr. Sie behandeln mich wie eine Aussätzige.« So schrieb eine verbitterte Frau in einem Leserbrief an eine Zeitung. »Jede Krankheit darf man haben«, sagt die siebenunddreißigjährige, an der Gebärmutter operierte Hamburgerin Anke S., »kaputtes Herz, kaputte Nieren, Rheuma, Asthma – bloß nicht Krebs. ›Sie haben keine Gallenblase mehr? Nicht so schlimm. Die Gebärmutter muß raus wegen eines Karzinoms? Das ist natürlich etwas anderes.‹ Mit solchen Frauen will man nichts zu tun haben.«

Krebs, von vielen als Aussatz unserer Zeit empfunden, wird mehr gefürchtet als alle anderen Übel. Bei einer Umfrage in den USA nannten auf die Frage »Was wäre das Schlimmste, was Ihnen zustoßen könnte?« sechzig Prozent der Erwachsenen »Krebs«, jedoch nur zehn Prozent »Herzinfarkt«. Diese hysterische Krebsangst wird damit selbst zum Krankheitsfaktor. Sie schwächt den Sinn für die realen Gefahren durch irreale Angst, lähmt die inneren und äußeren Abwehrkräfte und zieht womöglich das Befürchtete gerade durch Autosuggestion an.

Das vorliegende Buch soll kein wissenschaftliches Buch sein. Wollte man die ungeheure Komplexität der Krebskrankheit bis in Einzelheiten darstellen, müßten mindestens fünftausend Seiten gefüllt werden. Dafür fände man weder einen Verleger noch Leser. Was meist im medizin-chinesischen Jargon abgehandelt wird und noch mehr das, was die Massenmedien seit Jahrzehnten fast durchweg verschweigen, soll hier für den interessierten Laien leicht faßbar dargestellt werden.

Wer weiterhin einseitig wissenschafts(aber)gläubig bleiben will, lese dieses Buch lieber nicht. Wer aber offen und unbefangen andere, ungewöhnliche Gesichtspunkte kennenlernen will, wird hier erstaunliche und heilsame Dinge erfahren. Theoretische wie praktische Informationen zeigen, wie man dem Krebs vorbeugt und eine eventuelle Krebsgefährdung früher als sonst erkennen kann. Bei schon bestehender Erkrankung lassen sich die Heil- und Überlebenschancen wesentlich erhöhen; zumindest läßt sich die restliche Lebenszeit sinnvoller gestalten. Der heute üblichen gewaltsamen Therapie wird eine menschengemäßere, gewaltlose gegenübergestellt. Beim großen Psychotherapeuten Carl Gustav Jung fand ich die folgende Anweisung: »Der Arzt muß der Natur als Führer folgen. Was er dann tut, ist weniger Behandlung als vielmehr Entwicklung der im Patienten liegenden schöpferischen Keime.«

Vom Sinn des Erkrankens

> Die Menschen sterben lieber,
> als daß sie nachdenken.
> Henry Ford

Der heutige Mensch glaubt, Krankheit sei eine Art lästige Betriebsstörung, die sich wie ein Defekt am Auto beheben läßt. Der Arzt wird zum Automechaniker degradiert. Er klagt, daß die Patienten gar nicht wirklich geheilt werden wollen. Ärztliche Anweisungen, die eine Änderung der Lebensweise fordern, werden oft als Zumutung empfunden. Resigniert oder routiniert gibt der Arzt die bequemen Pillen und Spritzen, die bestenfalls Symptome beseitigen oder zudecken. Vom möglichen Sinn einer Erkrankung wird schon gar nicht mehr gesprochen. Auch die Kranken beklagen sich über die unpersönliche Dreiminutenabfertigung. Die Ärzte haben meist keine Zeit mehr für ein eingehendes, aufdeckendes Gespräch. Zusammenhänge mit der Lebenslage und den Konflikten eines Patienten werden nicht hergestellt. Mit Beruhigungsmitteln für den Schlaf und Aufputschmitteln für den Tag wird die Arbeitsfähigkeit des chemisch gesteuerten Patienten vorläufig gewährleistet.

In der Psychotherapie wird der Begriff *Krankheitsgewinn* verwendet. Oft erweisen sich Krankheiten als Flucht vor Ehe- oder Arbeitskonflikten. Die sinnentleerte Arbeit stinkt einem; der angestaute Ärger dem Chef gegenüber darf nicht offen gezeigt werden. Unbewußt erzeugte Erkältungen, Grippen, Unfälle ... bringen eine allgemein anerkannte Möglichkeit, sich zu entlasten und zu rächen. Dafür wird man noch bedauert und gepflegt. Die Krankenkassen zahlen anstandslos. Der eigentliche Konflikt ist jedoch nicht gelöst. Die Arbeit befriedigt weiterhin nicht, vor dem Chef muß man weiter heucheln. Das falsche Lebensspiel geht weiter, Erkrankungen werden schlimmer ...

Eine Frau, die sich vor dem Sexualakt ekelt, glaubt, ihrem Mann den Orgasmus vorspielen zu müssen. Sie produziert Kopfweh, Ausfluß oder andere Beschwerden, um einer offenen Auseinandersetzung und dem verhaßten Geschlechtsverkehr ausweichen zu können. Der Mann will auch nicht wirklich wissen, *wie* sie ihn »liebt«. Zuletzt, nach einem langen komplizierten Prozeß, so vermuten jedenfalls viele psychosomatisch orientierte Ärzte, kann ein Krebs im Unterleib entstehen. Mir ist eine Frau bekannt, die sich erst nach einer Krebsoperation des Unterleibes von ihrem Mann scheiden ließ und über vierzigjährig ein neues Leben anfing. Sie ist inzwischen fünfzig Jahre alt geworden und führt als erfolgreiche Gestalttherapeutin ein befriedigendes und erfülltes Leben. So betrachtet wäre die Tumorbildung, natürlich auch der Infarkt, die letzte und unübersehbare Warnung und auch Chance für einen Menschen, sein Leben grundsätzlich zu überprüfen und neu zu gestalten.

Dieser Auffassung nähert sich auch der 1980 verstorbene Dieter Beck, Professor für psychosomatische Medizin in Basel. Sein Buch trägt den bezeichnenden Titel *Krankheit als Selbstheilung*[1]*. Er spricht von der Krankheit als Leistung des Ich, als (Kunst-) Werk des Selbst, als einem Versuch, sein Schicksal zu gestalten, seelische Verletzungen, innere oder äußere Verluste auszugleichen, unbewußt gebliebene Konflikte zu lösen oder die ursprünglich angelegte Lebensaufgabe wiederzufinden. Die Krankheit kann abgespaltene, verdrängte Persönlichkeitsanteile wieder erlebbar machen und im besten Fall den seelischen Durchbruch und Neubeginn ermöglichen. Sie kann eine besondere Form der nicht geleisteten Sühne- oder Trauerarbeit sein. Krankheit verhindern würde also den Selbstheilungsversuch unmöglich machen.

Geradezu unheimlich ist die neueste Entwicklung der Medizin, die halbgottgleich meint, Krankheiten gänzlich ausrotten zu können, und schon dem Säugling Impfserien und Fluorpillen

*[1] Die hochstehenden Ziffern beziehen sich auf die Literaturhinweise am Schluß des Buches auf Seite 269.

vorschreiben will. Sogar die gewöhnlichen Kinderkrankheiten und oft das Fieber sollen unterdrückt werden. Daß gerade die Kinderkrankheiten für die Persönlichkeitsentwicklung und für die Steigerung der Widerstandskraft und Selbstregulation wichtig sind, wird ignoriert. Mindestens seit 1896 weiß man aus den Krankengeschichten von Krebspatienten, daß auffallend oft Kinderkrankheiten und Fieber fehlen. Anders gesagt: Wer zu entzündlichen Krankheiten neigt, z. B. Tuberkulose, ist für Krebs weniger anfällig. Mir scheint, daß die Linke der Schulmedizin nicht mehr weiß, was die Rechte tut. Was die Kinderärzte an relativ harmlosen Kinderkrankheiten und Fieber unterdrücken, begünstigt später viel schwerer wiegende Krankheitsformen, die aber von andern Spezialisten behandelt werden. Ein Zyniker würde daraus folgern, dies sei doch ein gutes Teamwork und Arbeitsbeschaffung für Kollegen.

> »Der Mensch ist nicht, wie Nietzsche es wollte, ein krankes Tier. Er ist vielmehr in seinem Kranksein ein göttliches Wesen, denn in diesem Kranksein leidet er, verzweifelt und hofft er. In seinem Kranksein kann er sogar an Wunder glauben. Und vielleicht ist er in seiner tiefsten Krise eben dem Wunder am nächsten.«[2]

Diese Worte sind dem zutiefst menschlichen Buch *Vom Sinn des Erkrankens* des großen Kabbalisten Friedrich Weinreb entnommen. Weinreb vermittelt eine völlig andere Sicht vom Gesund- und Kranksein. Aus der verborgenen jüdischen Überlieferung offenbart er eine Sehweise, die schon als Leseerlebnis heilsam wirkt. Sein Buch ist wie ein lebendiger Organismus, der durch Analyse getötet würde. Gesund sein wird mit Schöpfung, neu erscheinen, kreativ und offen sein, Gottvertrauen, ganz sein, ewig sein beschrieben. Krank heißt hebräisch *chola,* was auch *Sand* bedeutet. Es ist ein Bild für die Norm, das Immergleiche, den Roboter, den Alltagstrott, die Zersplitterung und Spezialisierung. Krank sein hat auch mit *schwer* zu tun: etwas schwer nehmen, der Schwere, dem Irdischen, der Materie verfallen, bedrückt und erstarrt sein. Die Schwere muß aufgelockert, das Erstarrte flüssig, lebendig gemacht werden. Bei der Krebswucherung finden wir beide Aspekte: Die Krebszelle produziert sinnlos das Immergleiche ohne Wachstumsgrenze, und der Tumor wird schwerer und schwerer, er produziert »Materie«, die nicht mehr dem Organismus dient. Die folgenden Worte von Weinreb mögen diesen Gedankengang noch vertiefen:

> Kranksein ist Ausgangspunkt. Wer Kranksein verdrängen möchte, entzieht dem Menschen eine Grundlage des Seins. Wenn man glaubt, Kranksein verbannen zu können, versteht man den Sinn des Lebens nicht. Aus seinem Kranksein kommt Hiob zum Gespräch mit Gott und erhält am Ende alles doppelt von dem, was ihm erst genommen wurde. Durch sein Kranksein, durch seinen Scherbenhaufen, erkennt er beide Seiten des Lebens, beide Wirklichkeiten.
>
> Angst vor Kranksein könnte also auch Angst vor dem Leben bedeuten. Versuche, Kranksein überhaupt aufzuheben, bedeuten Verneinung einer Wirklichkeit. Dennoch heile man, denn der Weg aus der Krankheit ist doch der Weg der Heilung, er ist das Licht, das nach der Finsternis kommt.
>
> Diese Krisen bringen den Menschen weiter auf dem Weg, näher ans Ziel, immer näher der Welt der Ruhe, des legendären gelobten Landes. Sie haben dann einen Sinn wie das Ausatmen, denn ohne Zweifel wird ihm ein Einatmen folgen. Wehe aber diesen Menschen, die Angst haben auszuatmen, die sich klammern an Vorübergegangenes, die ihre Toten nicht begraben können.
>
> Der Kranke, er fühlt sich einsam, isoliert, verlassen, unverstanden. Man gibt ihm, weil man nichts von der andern Wirklichkeit weiß, Mittel zur Betäubung, zur Ablenkung, man versetzt ihn in einen Rausch. Aber er erwacht aus diesem Rausch, und er ist weiter unglücklich, ja er ist sogar unglücklicher. Er benötigt dann einen noch schwereren Rausch, noch raffiniertere Betäubung, kumulierte Ablenkung. Es ist eine Sackgasse, es ist ein Reich der Hoffnungslosigkeit. Und der

Kranke hat immer mehr Angst, und schließlich gibt er auf. Er läßt sich treiben, er versinkt.
Heilen kann deshalb nur den ganzen Menschen betreffen. Solange dem Menschen die andere Wirklichkeit nicht als Wirklichkeit, als Daseiendes, als Funktionierendes gegeben werden kann, bleibt er in dieser einen, erscheinenden Wirklichkeit allein, einsam, ratlos, hoffnungslos. Dann kann er nicht gesund sein, denn dann hat er keinen Sinn des Lebens erkannt, keinen Sinn, der ihm die Kraft aus der Ruhe gibt.
Eine Gesundung kommt oft nach einer Krise, so, wie von der endgültigen Erlösung gesprochen wird nach einer schrecklichen Apokalypse. Nach den letzten, schwersten Geburtswehen kommt das neue Leben hervor, und schon immer wußte der Mensch, daß dem Todeskampf ein Erwachen in ein neues Leben folgte.

Soweit Weinreb.

Eine verwandte Anschauung finden wir bei Rudolf Steiner und in der von ihm begründeten Anthroposophie. Krankheit wird da auch im Zusammenhang mit der Reinkarnation und dem Gesetz des Karmas gesehen, das heißt, eine Krankheit von heute kann, muß aber nicht, in einem früheren Leben mitverursacht worden sein. Es ist klar, daß Menschen, die nur materialistisch denken oder die allgemein verbreitete christliche Lehre von einem nur einmaligen Leben glauben, mit solchen Ideen nichts anfangen können. Nun wird aber gerade der an Krebs erkrankte Mensch gezwungen, sich mit dem Tod und einem eventuellen Weiterleben danach, aber auch mit dem Sinn des Lebens hier auseinanderzusetzen. Rudolf Steiner bemerkte einmal, dies sei ja gerade der Sinn des Krebses, den Menschen vor dem völligen Absinken in eine tierartige, roboterhafte Existenz zu bewahren. In der anthroposophischen Anschauung ist auch der tödliche Ausgang der Krankheit nicht sinnlos, da die durch die Krise und den Kampf erworbenen seelischen und geistigen Kräfte und Einsichten in den nächsten Reinkarnationen wirksam werden. Meiner Ansicht nach hat die Massenerkrankung an

Krebs auch den Sinn, unsere materialistisch und technomanisch orientierte Gesellschaft als Ganzes in Frage zu stellen und uns bewußt zu machen, daß wir nur durch eine grundsätzlich neue Lebensweise und menschengemäße Kultur Heilung erlangen können. Eine Stelle aus dem umfassenden anthroposophischen Lehrbuch *Das Bild des Menschen als Grundlage der Heilkunst*[3] mag diesen Gedanken noch etwas vertiefen:

»Die Immunität besagt aber, daß der Organismus eine bestehende Schwäche überwunden beziehungsweise einen Mangel ausgeglichen hat, d. h. stärker geworden ist. Es ist also so, daß Erreger genau die Reaktionen hervorrufen, die der Organismus ›braucht‹ und die ihn in die Lage versetzen, die ursprüngliche Störung zu überwinden. An der Art der eindringenden Außenwelt bekommt gewissermaßen der Mensch ein Spiegelbild dessen vorgehalten, was er selbst in seinem Organismus ausführen sollte. Nun ›lernt‹ er an und mit Hilfe der Außenwelt, seine eigenen Kräfte zu entwickeln. Das Ganze ist ein sinnvoller Vorgang, an dem der Mensch sich korrigieren kann und der ihn höher führt. Der Mensch hat damit eine Fähigkeit erworben, etwas ›gelernt‹.
Gewiß ist es nicht üblich, für diesen Vorgang den Begriff ›Lernen‹ anzuwenden, jedoch liegt hier wiederum das mehrfach berührte Phänomen vor, daß die gleiche Eigenschaft sowohl auf seelischer als auch auf organischer Ebene auftreten kann. Vorgänge dieser Art dürfen nicht nur organisch betrachtet werden. An den damit verbundenen Erlebnissen im weitesten Sinne formt sich der Mensch. Er erhält in der Krankheit die Möglichkeit, im körperlichen Bereich etwas zu überwinden, wozu er im geistig-seelischen Bereich noch nicht die Kraft hat. Eine organische Fähigkeit kann später ins Geistig-Seelische transformiert werden. In dieser Beziehung ist die Krankheit Mittel zum Zweck, ein unentbehrlicher Helfer, um einen Mangel im Urbild des Menschen auszugleichen, eine Neuordnung herzustellen und eine *Erhöhung des Menschseins* zu bewirken.«

Düstere Bilanz der Krebsforschung

Man weiß heute zwar früher,
daß man krebskrank ist,
aber lebt deshalb nicht länger.
Prof. Heinz Oeser, Berlin

Immer häufiger liest man von der kranken Medizin, der Krise der Medizin überhaupt. Ivan Illich schrieb ein Buch mit dem Titel *Die Enteignung der Gesundheit*[4] und meinte damit, daß die etablierte Medizin selbst zum bedrohlichsten Faktor für unsere Gesundheit geworden sei. Er fordert die Patienten zum Widerstand gegen die monopolistischen Gelüste der Halbgötter in Weiß auf, gegen eine Medikalisierung des Lebens. Die folgende Geschichte mag illustrieren, bis zu welchem Irrsinn sich das »medi-zynische« Verhalten entwickelt hat:

Nehmen wir den Fall, daß jemand Lungenentzündung bekommt. Dr. A. rät ihm zu frischer Luft, Bettruhe und gewissen Pflegemaßnahmen. Der Körper hat nun Zeit, seine Gegengifte zu entwickeln, und gesundet. Trotzdem sagt man, der Arzt sei wohl nicht zurechnungsfähig!

Dr. B. verordnet: Antipyrin gegen das Fieber, starke Analgetea (schmerzstillende Mittel) gegen die Stiche, Kodein gegen den Husten und Portwein, um die Kräfte zu heben. Alle diese Mittel (oder ähnliche) lähmen die Fähigkeit des Kranken, Gegengifte zu entwickeln; nur die Schmerzen werden durch sie gemildert, und der Patient fühlt sich infolgedessen besser. Stirbt er am nächsten Tag im Dämmerzustand, so fällt es niemand ein, dem Arzt die Schuld zu geben, vielmehr sagen die Leute, er habe sein Bestes getan. Wäre derselbe Patient unter Dr. A's Behandlung gesund geworden, so würde das diesem nicht zugute gehalten werden, denn er hat ja nichts getan. Wäre er aber unter seiner Behandlung gestorben, so schöbe man ihm die volle Schuld zu. Schon vor Jahrzehnten stellte Dr. Brandt die Krankengeschichten von 19 000 an Typhus erkrankten Personen zusammen; die Patienten wurden teils mit, teils ohne Fiebermittel behandelt. Die Sterblichkeit mit Medizin war 21 %, ohne Medizin 8 %, bei völliger Naturheilbehandlung 1 %[5]. So der Bericht des 1965 verstorbenen Naturheilkundlers Professor Alfred Brauchle.

Nicht ohne Grund kursiert eine neue Definition von Gesundheit: Ein gesunder Mensch ist ein Mensch, der vom Arzt nicht richtig untersucht worden ist, und wenn er doch gesund sein sollte, wissen die Ärzte bestimmt ein Mittel dagegen!

Der Einsatz von 40 000 Krebsforschern und unzähligen Milliarden an Geldern, eine beispiellose Fahndung nach der Ursache des Krebses, verlief im wesentlichen ergebnislos. Das einzig Sichere ist die steigende Kurve der Krebstoten. Fast jeder Vierte stirbt an Krebs, und bald wird es vielleicht jeder Dritte sein.

Einige Ärzte resignieren ganz und empfehlen, nur noch symptomatisch und betreuend zu behandeln. Einige geben offen zu, daß der bisher verfolgte Weg ein Fiasko sei, und fordern unkonventionelle Methoden und Ansichten. Die Optimisten der Krebsligen posaunen weiterhin heraus, es sei nur eine Frage der Zeit, bis man den Krebs heilen könne. Also noch mehr Geld und noch mehr Forscher, noch perfektere Apparate. Einer dieser letzten Optimisten, Professor Lewis Thomas vom Sloan-Kettenring Krebsinstitut, verficht unentwegt die These, man werde früher oder später die entscheidende Ursache (auch die aller anderen Krankheiten!) finden und müsse sich schon bald Gedanken über eine Gesellschaft ohne Krankheiten machen.[6]

Um die Millionengelder hereinzubringen, ist Zweckoptimismus sicher günstiger.

Vorläufig ist es aber so, daß vier von fünf an Krebs Erkrankten die nächsten fünf Jahre nicht überleben. Verschiedene Untersuchungen beweisen, daß die Überlebenszeit bei verschiedenen Kombinationen der konventionellen Therapie – Stahl-, Strahl- und Chemotherapie – praktisch ebenso lang ist wie diejenige von Patienten, die überhaupt nicht behandelt wurden![4] Dies gilt z. B. für Brust-, Lungen- und Prostatakrebs. Es ist fraglich, ob die betrogenen Patienten, wenn ihnen erst einmal diese Tatsachen bewußt sind, noch weiterhin bereit sein werden, ihre Einwilligung zur gewaltsamen, qualvollen Verstümmelungstherapie zu geben, die nicht heilt, aber mit Sicherheit mindestens 1 % Operationstote und darüber hinaus Invalidität, Impotenz, Arbeitsausfall, kostspielige Spitalaufenthalte, Schwächung der Lebenskraft mit sich bringt.

Trotz dieser miesen Situation glauben die etablierten Krebskoryphäen weiterhin, die Alternativ-Schulen und Außenseiter nicht beachten zu müssen – und die hörigen Massenmedien spielen brav mit. Da hat z. B. ein Glarner Arzt beobachtet, daß an verkehrsreichen Straßen bis zu 10mal mehr Leute an Krebs sterben als einige hundert Meter weiter davon entfernt. Die Krebsligen gehen diesen Beobachtungen nicht nach und finanzieren weiterhin Labors, in denen Millionen Ratten und Mäuse gequält werden. In den USA hat ein amerikanischer Richter in Pittsburgh am 16. November 1978 die Fluoridierung des Wassers verbieten lassen, weil bei über Fünfundvierzigjährigen eine um 4 bis 5 % höhere Krebssterblichkeit nachgewiesen wurde als in Gegenden ohne Trinkwasserfluoridierung. In unseren Zeitungen liest man nichts davon, und viele Zahnärztegesellschaften empfehlen nach wie vor Fluor gegen Zahnkaries. Richtiges Zähneputzen zu lehren, wäre sinnvoll! Was mit dem übrigen Körper geschieht, gehört nicht zu ihrem Fach.

Vertrauen oder Verunsicherung?

> Die erschütternde Feststellung, daß es in der heutigen Medizin für die meisten Krankheiten keine kausale (ursächliche) Behandlung gibt, läßt nur einen Schluß zu: daß in dieser Medizin ein grundsätzlicher Fehler stecken muß.
>
> Prof. Dr. A. Jores

Das Dilemma ist unvermeidlich: Vertraut man den Ärzten und ihren Methoden nicht, kann eine Heilung gefährdet sein. Ist man autoritätsgläubig und vertrauensselig, riskiert man, sich falsch und im schlimmsten Fall tot kurieren zu lassen. Als Hackethal bewußt polemisch auf einige Mißstände im heutigen Spital- und Medizinbetrieb hinwies, ließ sich der Präsident der schweizerischen Ärztegesellschaft soweit provozieren, daß er Hackethal öffentlich verdächtigte, geisteskrank zu sein. Konkret heißt dies: Man bezeichnet einen unbequemen Gegner als unzurechnungsfähig. Eigentlich müßte man ihn im Irrenhaus einsperren und zum Schweigen bringen. Dies bestätigt wiederum die These Hackethals, die offizielle Medizin trete auf wie die Hohenpriester und verdamme jeden Andersdenkenden im Namen der Wissenschaft mit dem schlimmsten Schimpfwort für Intellektuelle: *Scharlatan*. Dies kommt einer Exkommunikation gleich. Im Namen der Wissenschaft, die jedoch Dogmatik ist, werden Millionen Menschen auf den Altären der Göttin Wissenschaft geopfert. Wissenschaft, also vorurteilsloses und unbefangenes Forschen nach der Wahrheit, ist unbedingt nötig. Engstirniges, doktrinäres Beharren auf bisherigen Standpunkten ist abzulehnen.

Als ich in Bern öffentliche Vorträge zum Thema »Alternativen zum Krebs« hielt, schickte man mir einen Assistenten aus einer Krebsabteilung des Inselspitals. Bevor ich recht mit meinem Vortrag anfangen konnte, unterbrach er mich und forderte, ich dürfe hier nicht weiterreden, wenn nicht ein Vertreter der offiziellen Medizin neben mir auf dem Podium wäre und jeweils berichtigen könne. Ich war zuerst so verblüfft, daß mir erst später in den Sinn kam, das Angebot anzunehmen mit der Bedingung, daß Gegenrecht gehalten werde und an der Universität jeweils auch jemand der Alternative neben dem Professor sitzen und berichtigen dürfe. Ich bat ihn dann, wenigstens zuerst zuzuhören und dann zu urteilen. Nach der Einleitung sagte er: »Das, was Sie sagen, stimmt, aber das gehört nicht vor ein Laienpublikum! Das darf nur unter Fachleuten diskutiert werden.«

Schweigen über Fehler und Schwächen der Ärzte und der Schulmedizin bedeutet, Kranke über eventuelle tödliche Gefahren nicht zu informieren. Dadurch kann Verunsicherung und Verwirrung entstehen, aber auch ein gesundes und berechtigtes Mißtrauen. Wenn ein Arzt das Vertrauen seiner Patienten nur noch mit autokratischem Verhalten erlangen kann, ist in Wirklichkeit nur ein Scheinvertrauen vorhanden. Wenn mehr als fünfzig Prozent der Patienten verschriebene Medikamente überhaupt nicht oder nur unregelmäßig einnehmen, kann nicht mehr von einem echten Vertrauensverhältnis gesprochen werden. Hackethal rät zu Recht, man solle den Arzt wechseln, wenn er keine Zeit habe, auf Fragen geduldig einzugehen, oder wenn er böse werde bei Ablehnung der vorgeschlagenen Therapie. Zugegeben, der Weg vom autoritären Arzt und unterwürfigen Patienten bis zum demütigen Heiler und mündigen, urteilsfähigen Kranken ist mühselig und lang für beide Seiten. Eine Übergangszeit kann nicht ohne Verunsicherung und Einüben neuen Verhaltens vor sich gehen. Nehmen wir ein historisches Beispiel. Als Semmelweis durch bloßes gründliches Händewaschen das Kindbettfieber besiegte, an dem jede dritte Gebärende in Wien starb, verunsicherte er damit die Autorität der alten Schule *und* die schwangeren Frauen. Wer hatte nun recht? Die Frauen merkten schnell, daß in der Abteilung von Semmelweis fast keine Frauen mehr starben, und versuchten, durch Beschleunigung oder Unterdrückung des Geburtsvorganges in seine Abteilung zu kommen, da abwechselnd an einem Tag bei Semmelweis aufgenommen wurde, am andern bei den konservativen Kollegen. Statt von Semmelweis zu lernen, fühlten sich die Kollegen beleidigt, weil die These von Semmelweis ja bedeutete, daß sie, die gnädigen Herren Ärzte, durch falsches Verhalten den Tod der armen Frauen verursachten. Konsequenterweise entließen sie Semmelweis und konnten noch viele Jahre in aller Ruhe nach alter Manier weiterpfuschen. Mit Recht konnten sie sagen, Semmelweis habe das Vertrauen der Bevölkerung in den Ärztestand untergraben. Er starb im Alter von siebenundvierzig Jahren im Irrenhaus, in das er mit Hilfe einer Intrige eingeliefert wurde.

Daß auch heute kein Anlaß besteht, der Schulmedizin einfach alles unkritisch abzukaufen, mögen einige wenige Beispiele zeigen:

Ein Ausschuß des Repräsentantenhauses der USA gab bekannt, daß 1977 fast zwei Millionen überflüssige chirurgische Eingriffe vorgenommen wurden, die über zehntausend Menschenleben forderten und vier Milliarden Dollar kosteten.

Eine amerikanische Untersuchung ergab, daß die Gebärmutter dreimal häufiger entfernt wurde, wenn die Chirurgen je Operation bezahlt werden, im Gegensatz zu denen, die ein festes Salär beziehen.[33]

Professor Jores weist darauf hin, daß bei sechzig bis siebzig Prozent aller Patienten weder die Krankheitsursache noch deren Entstehung bekannt ist. Der Arzt R. N. Braun schätzt, daß bei neunzig Prozent aller Patienten eine Diagnose, die sich auf objektive Messungen einer Organfunktion stützt, nicht möglich ist.

Sechzig bis neunzig Prozent aller Patienten klagen, sie seien vom Arzt entweder gar nicht oder ungenügend informiert worden, was wiederum einer der Hauptgründe ist, daß die Anweisungen nicht befolgt und die Medikamente nicht eingenommen werden.

Für die Bundesrepublik Deutschland fand ich folgende Beschreibung: »Das Wort ›Gesundheitswesen‹, das heute immer wieder Verwendung findet, suggeriert die totale Wiederherstellung der Gesundheit. Im angeblichen ›Gesundheitswesen‹ mit seinen angeblichen ›Gesundheitskosten‹ werden auch chronisch Kranke behandelt, werden Krankheitssymptome durch Medikamente unterdrückt, wird an der Gesundheit vorbeitherapiert, gibt es Kunstfehler und Therapiefehler. In diesem System werden chemische Arzneien verordnet, die die Heil- und Abwehrkräfte des Organismus lähmen und zerstören. In diesem Medizinbetrieb verursacht der Hospitalismus (Infektion durch therapieresistente Krankheitskeime) jährlich 500 000 Neuerkrankungen mit 25 000 Todesfällen. Jährlich erkranken 200 000 Menschen durch Medikamente und 17 000 sterben daran.«

Daß auch Ärzte Opfer werden können, zeigt der Leserbrief von Dr. med. Klaus P. Heinerich, Frauenarzt in Stuttgart: »Im Mai 1978 habe ich meinen Zahnarzt zur Kontrolluntersuchung meiner Zähne aufgesucht. Er stellte fest, daß zwei Zähne plombiert werden müßten. Bei der vereinbarten Sitzung, zehn Tage später, sollten vier Zähne plombiert werden. Da ich völlig beschwerdefrei war, habe ich die Behandlung abgelehnt. Im Februar dieses Jahres (1979) war ich beim Ordinarius einer Universitäts-Zahnklinik, der zufällig der Hochschullehrer des Ersteren war. Diesmal konnte kein behandlungsbedürftiger Befund festgestellt werden. Bisher bin ich immer noch beschwerdefrei.«

Jod 131 wurde für die Untersuchung der Schilddrüsen eingesetzt. Die verwendete Dosierung der radioaktiven Substanz galt als unbedenklich. Eine Nachuntersuchung erwies, daß die mit Jod 131 behandelten Patienten ein 3- bis 7,5mal größeres Risiko haben, an Schilddrüsenkrebs zu erkranken, als die, bei denen man das schwächere Jod 123 benutzte.

Kortison galt als Wundermittel. Anfangs nahm man die Nebenwirkungen wie Vollmondgesicht, Wasseraufschwemmungen, Blutdruckstörungen, Veränderungen im Zuckerstoffwechsel fast kritiklos in Kauf. Als man entdeckte, daß Kortison auch die Nebennieren zerstören kann, schränkte man den Gebrauch ein. Wie meist machten die Krankenkassen sofort mit, während sie jahrzehntelang erprobte Naturheilmittel oder Psychotherapie zumeist ausschließen.

Der Verlauf der epidemischen Krankheiten Tuberkulose, Cholera, Ruhr, Typhus zeigt, daß diese Seuchen kamen und gingen, ohne daß eine wesentliche Beeinflussung durch die Medizin nachgewiesen werden kann. Als man die genauen Ursachen kannte und als die Antibiotika eingesetzt werden konnten, war der Höhepunkt dieser Epidemien ohnehin schon lange überschritten. Trotzdem glauben die meisten, diese Krankheiten seien von der modernen Medizin besiegt worden. Dies behauptet der streitbare Illich.[4]

Dieses Thema ließe sich leider leicht zu einem ganzen Horrorbuch ausbauen. Die angeführten Beispiele mögen genügen. Iatrogene Leiden, das heißt, die von den Ärzten und dem gesamten Medizinbetrieb verursachten Erkrankungen, werden von verschiedenen Autoren als die heute am schnellsten um sich greifende Epidemie betrachtet. Auch hier braucht es viel Zeit, um die nötigen Antikörper zu bilden.

Wenn Sie das folgende Zitat lesen, werden Sie kaum erraten können, wer es schrieb:

»Die Wissenschaft nimmt in unserer Zeit genau die gleiche Stelle ein wie vor einigen Jahren das Priestertum. Dieselben anerkannten Priesterprofessoren, dieselbe Priesterkaste in Akademien, Universitäten und gelehrten Gesellschaften. Dieselbe Leichtgläubigkeit und Kritiklosigkeit der Gläubigen und dieselben Meinungsverschiedenheiten der Führenden –

die sie aber nicht stören. Dieselben unverständlichen Worte und derselbe selbstgefällige Stolz!«

Diese Worte stammen von dem russischen Dichter Tolstoi. Auch Nietzsche warnte: »Die schlimmste Krankheit der Menschen ist aus der Behandlung ihrer eigenen Krankheiten entstanden, denn die eigentlichen Heilmittel haben weit Schlimmeres gebracht als es das war, was man mit ihnen beseitigen wollte!« Wer jetzt glaubt, ich sei pauschal gegen die Ärzte und die Wissenschaft, der irrt. Ich liebe die Wissenschaft. Persönlich kenne ich gute und aufopfernde Ärzte. Ich möchte nur mithelfen, das Bewußtsein zu wecken, daß hinter der Maske Arzt vom zynischen Hitler-Schergen bis zum Heiligen alle Abstufungen zu finden sind. Ohne Unterscheidungsvermögen (Kritik bedeutet ursprünglich Unterscheidenkönnen) läßt sich eben die Spreu nicht vom Weizen trennen.

Doppelspiel der Ärzte

Wenn die Ärzte wenigstens selbst befolgten, was sie anderen vorschlagen, wären sie bedeutend glaubhafter. Brauchle[5] erwähnt dazu folgende Geschichte:

»Ich hatte einmal die Freude, den rühmlichst bekannten Chirurgen August Bier persönlich kennenzulernen. Ich stellte ihm die Frage, was er selbst tun würde, wenn er einen Mastdarmkrebs bekäme. Ohne Zögern antwortete er mir: ›Niemals operieren!‹ Auf meine zweite Frage, was er denn in solchen Fällen mit seinen Patienten mache, entgegnete er mir: Sobald er bei einem Patienten die Diagnose Mastdarmkrebs gestellt habe, verlasse er das Untersuchungszimmer und schicke seinen Oberarzt hinein. Der könne dann operieren, er selbst aber vermöge die Verantwortung für die Operation nicht zu tragen.«

Hackethal hackt noch viel deutlicher:

»Neulich las ich den Bericht eines Arztes über einen Chirurgen, der mit großem Eifer Operationen bei Krebs an der Bauchspeicheldrüse gemacht hatte. Dieser Eingriff gehörte zu seinen Lieblingsoperationen. Ein unergründliches Schicksal wollte es, daß er selbst einen Bauchspeicheldrüsenkrebs bekam. Nachdem er es wußte, beendete er seine Tätigkeit als Chirurg, sagte aber niemandem von seinen Mitarbeitern, warum. Er zog sich zurück, genoß die nächsten Jahre seines Lebens, so gut er nur konnte, und verzichtete auch nicht auf den Leber- und Bauchspeicheldrüsenkiller Alkohol. Schließlich starb er unoperiert, unbestrahlt und unvergiftet (gemeint ist hier durch Chemotherapie, d. V.) an seinem Krebs.

Heute darf man doch wohl davon ausgehen, daß gerade die Ärzte, denen es ja im großen Durchschnitt materiell ausgezeichnet geht und die deshalb Grund haben, am Leben zu hängen, nichts an wirklich gesundmachender Therapie versäumen würden. Was nicht ausschließt, daß sie unvernünftig leben. Aber sie lassen bei sich fast nichts von dem tun, was sie ihren Patienten verordnen. Diese Tatsache ist in Ärztekreisen unumstritten.«

Hackethal schlägt vor, man solle das Verhalten der Ärzte in allen Ländern untersuchen, und glaubt, dies ergäbe den zuverlässigsten Maßstab für gesundheitspolitische Richtlinien. Dies möchte ich allerdings anzweifeln; denn statistisch gesehen scheinen Ärzte weniger gesund zu sein als ihre Patienten. Soweit Zahlen vorliegen, ist ihre Lebenserwartung kleiner als die des Durchschnittsbürgers (bei Ärztinnen in der Bundesrepublik Deutschland zehn Jahre unter dem Durchschnitt). Besonders hoch ist der Anteil an Herz- und Kreislaufkrankheiten. In den USA starben 1967 62,4 Prozent daran. Aber auch Suchtkrankheiten (psychoaktive Medikamente, Alkohol, Morphium) und Selbstmord sind häufig. Arztehen sind besonders gefährdet. Auf alle Fälle klaffen das Sozialprestige und die Wirklichkeit weit auseinander. Eigentlich ist es sympathisch, daß Ärzte auch nur Menschen mit allen Tugenden und Schwächen sind. Möglicherweise könnten die Ärzte selbst auch entspannter leben, wenn sie nicht krampfhaft versuchen müßten, den unfehlbaren Halbgott in Weiß zu spielen. Mir jedenfalls hat es wohlgetan, als ein älterer Hausarzt bei einer etwas selteneren Erkrankung *vor mir* ein Arztbuch hervorholte und darin nachsehen mußte, was man alles darüber weiß, und es mir dann ausführlich erklärte. Er spielte mir nicht den Doktor Allwissend vor.

Vorhölle Intensivstation

Seit der elfjährige Jörg eine monatelange Intensivbehandlung überlebte, malt er mit Vorliebe Bilder mit Titeln wie »Krankenhaus-Vernichtungspolizei«. Als ich vor etwa zehn Jahren erstmals eine Freundin in einer Intensivstation besuchte, bekam ich einen seelischen Schock. Ich fühlte mich zutiefst unwohl in diesem Maschinenraum, wo röchelnde Menschen an Schläuchen und Meßgeräten in einem chemischen Dämmerzustand vegetierten. Worte für diese ungeheuerliche Atmosphäre fand ich damals noch kaum. Ich fühlte Grauen und Entsetzen. Aber wissenschaftlich ist dies natürlich nicht. Ich ahnte, daß an dieser Stätte die Wissenschaft ins Monströse entartete. Nur Freunden wagte ich von meinem Eindruck etwas zu sagen.

Aus einem Bericht einer Krankenschwester: »Alle Patienten sind dem großen Arsenal ärztlicher Therapie wehrlos ausgeliefert. Atmet jemand gegen den Rhythmus der Beatmungsmaschine an, müssen wir ihm mit einem Medikament das Atemzentrum lähmen; dann muß er atmen, wie die Maschine es vorgibt. Zum Schlafen kommen die Kranken eigentlich nie. Die Überwachung ihrer Körperfunktionen, die Kontrolle der Beatmungsgeräte, das Verabreichen der Medikamente und das ständige Absaugen aus den Bronchien gönnt ihnen keine ruhige Minute – nie kann das Licht ausgeknipst werden. Bei einer Frau wurden in vier Wochen mehr als achtzig sogenannte Blutgasanalysen gemacht. Die Achtundsiebzigjährige hat in den Monaten auf der Intensivstation nicht eine Nacht durchschlafen dürfen . . . Immer quälender empfinde ich meine Mitschuld an dieser künstlichen Leidensverlängerung, zu der ich gezwungen bin, weil ich ärztliche Anordnungen befolgen muß. Die Ärzte sehen die Patienten oft nur wenige Minuten am Tag, wir aber stehen stundenlang am Bett und müssen an den Kranken herumhantieren.«

Es ist wichtig, konkret zu wissen, was einem alles passieren kann, bevor man die Einwilligung zu einer Krebsoperation gibt. Hier folgt gekürzt das erschütterndste Beispiel, das ich bisher gefunden habe. Es entstammt dem Buch *Krankenhaus* von Hackethal[7]:

> »Deshalb war das Krankenhausschicksal von Ferdinand F. so grausam. Und so etwas ist kein Einzelfall. Die Frau von Ferdinand schrieb: ›Die Zustände in P. haben sich nicht gebessert. Für mich ist es ein Verbrechen, was dort geschieht. Leider merkt man es erst, wenn man es selbst zu spüren bekommt. Mein Mann hatte einen Speiseröhrenkrebs, mit guten Chancen auf Heilung, weil wir nach den ersten Anzeichen gleich in Behandlung gingen. Der Magen wurde hochgezogen usw. Als er nach zehn Tagen auf Station kam, sagte er, aus seiner Halsöffnung rieche es ganz verfault. Fieber hatte er immer. Er bekam Bier zu trinken und schluckte hie und da ein Löffelchen Quark.
>
> Nach der zweiten Operation kamen die Speiseröhre und der Magen heraus, und der Sprechnerv wurde verletzt, so daß er nur noch flüstern kann. Seitdem fließt unentwegt der Eiter ab, und die Lungen arbeiten nur noch zur Hälfte. Nach dem ersten Herz- und Lungenversagen, natürlich durch die Maschine gerettet, kam er endlich auf die Station. Dort erzählte er mir, daß er sich vorher umgebracht hätte, wenn er gewußt hätte, was eine Intensivstation ist: die Hölle, meint er. Obwohl er keine Lebenschancen mehr hat, holte man ihn wieder nach einem Herz- und Lungenversagen zurück. Da keine Briefe halfen, ging meine Tochter Beate zu Prof. B. und sagte: ›Wir wehren uns gegen das *Sterben gegen Maschinen*‹, nachdem mein Vater sagte, er wolle nur noch sterben. Die Tochter wurde von Prof. B. am Arm gepackt und zum Zimmer hinausbefördert. Man plante bereits die dritte Operation.

Doch deshalb schreibe ich nicht allein, das ist nur die Vorgeschichte. Seit zwei Tagen war mein Mann wieder ansprechbar, natürlich noch mit Schlauch und Rohr in der Luftröhre, Mund verklebt. Aber er wollte immer etwas sagen. Ein junger mutiger Arzt ließ mich in die Intensivstation, wo mein Mann lag mit Augen voll Todesangst, als käme er auf ein Schafott. Er deutete nur auf die Tür und wollte mir sagen, daß er raus wolle. Kein Wunder. Er hatte vorher einen Herzstillstand gehabt, und man hatte ihn wieder ›gerettet‹! Es geht nicht um meinen Mann, sondern um alle, die in dieser Hölle liegen und Wochen verbringen müssen.«
Hackethal ergänzt: »Wie recht sie hatte, weiß ich aus eigener Erfahrung. Besser könnte ich den schrecklichen Alltag auf einer Intensivstation auch nicht schildern.«
Weiter aus dem Brief: »Der Arzt-Eid entstand, als es noch keine Tropfer und Herz-Lungen-Maschinen gab. Kein Arzt würde seinen Angehörigen das antun, und keinem Arzt wäre ein Dabeisein beim Sterben verweigert wie hier in P. Warum gelten Gesetze nur für uns Namenlose? Sollte mein Mann, wenn er wieder ansprechbar ist und geistig voll da ist, weiter in dieser Station verbringen müssen, trete ich mit achtundfünfzig Jahren in den Hungerstreik. Vielleicht komme ich dann in die Nervenklinik gegenüber. Ich kann keine Spinne töten. Diese Foltermethoden verkrafte ich nicht mehr.«

Aus späteren Tagebucheintragungen erfahren wir den Rest dieser Leidensgeschichte. Zwischen dem 19. September und dem 21. November erleidet die Frau die immer grauenvollere Geschichte. Manchmal möchte sie mit einem Revolver ihren Mann erlösen. Als sie ihren Mann aus der Klinik herausbekommen will, erwidert der Chefarzt barsch: »Meinen Sie, der könne bei Ihnen noch leben? Und was glauben Sie, was die Behandlung schon gekostet hat: 60 000 Mark!« Minutenweise gelingt ihr ein echter Kontakt mit ihrem Mann. Das Totengesicht beschreibt sie so: »Was ich sah, war schrecklich. Er hatte kein Gesicht mehr, nichts Friedliches war da zu sehen, nur ein Grauen.«

Alle Versuche, dem Mann ein menschenwürdiges Sterben zu ermöglichen, waren gescheitert. Der Oberarzt beharrte auf seiner Ansicht: »Psyche, was ist das? Das gibt es bei mir nicht. Ich bin ein Spezialist für . . . Die Arbeitsteilung in der Wissenschaft ist nicht mehr zurückzuspulen. Auf der Station hat einer zu bestimmen, und der bin ich!«

Bei der Nachkontrolle ergab sich, daß die Operateure mehrere Fehler gemacht hatten. Der seitenlange Operationsbericht ist ungeheuerlich. Der Patient Ferdinand F. hatte zu all dem nie eine rechtswirksame Zustimmung gegeben, weder zu den Operationen noch zu der Intensivfolterei. Nach Hackethal hätte ein rechtskräftiger Vertrag so formuliert werden müssen:

»Ich bin darüber informiert, daß ich Speiseröhrenkrebs habe, der auch durch eine sogenannte Radikaloperation nicht zuverlässig herausoperiert werden kann. Es ist geplant, bei mir die unteren Dreiviertel der Speiseröhre herauszunehmen, den Magen in den rechten Brustraum hochzuziehen und mit dem Speiseröhrenstumpf zu verbinden. Ich weiß, daß dies ein höchst gefährlicher Eingriff ist, an dem ich sofort oder innerhalb weniger Tage sterben kann. Ich weiß, daß es Komplikationen geben kann, die eine wochen- und monatelange qualvolle Behandlung auf der Intensivstation nach sich ziehen könnten. Mir ist auch bekannt, daß der Krankheitsverlauf eines Speiseröhrenkrebses nie zuverlässig vorauszusagen ist. Ich weiß, daß es Patienten gibt, die damit ohne Operation noch viele Jahre ein lebenswertes Leben geführt haben. Und ich weiß, daß es auch später, bei zunehmender Verengung der Speiseröhre durch den Krebs, noch operative Möglichkeiten gibt, mich vor einem qualvollen Hungertod zu bewahren. Dennoch möchte ich wie vorgeschlagen operiert und danach solange wie möglich auf der Intensivstation behandelt werden.«

Solange Ferdinand noch sprechen konnte, sagte er mehrmals zu seiner Tochter: »Ich hätte mich aufgehängt, wenn ich gewußt hätte, was die mit mir machen.«

Nach dieser fürchterlichen Geschichte, die zeigt, zu welcher Unmenschlichkeit technomanische Medizin fähig ist, begreift man den Aufruf von Hellmut Finsterlin in seiner Zeitschrift *Erde und Kosmos,* es sei eine gute Tat, wenn man seine Freunde und Verwandten vor der Vorhölle Intensivstation bewahren könne.

Die Denkweise, die zu solchen Exzessen führt, hatte schon der SS-Arzt Kurt Heißmeyer, der mit Kindern experimentierte, formuliert: »Für mich gibt es zwischen Versuchstieren und Menschen keinen prinzipiellen Unterschied.« Bei einem rein naturwissenschaftlichen, darwinistischen Menschenbild scheint dies auch konsequent, es genügt jedoch nicht als Begründung. Andere Faktoren wirken mit. Die wenigsten Ärzte sind psychisch genügend analysiert, d. h. sie sind zum großen Teil mehr oder weniger neurotisch fixiert und neigen wie alle anderen Menschen dazu, unbewußte und verdrängte Seeleninhalte in neurotischen Ritualen auszuleben oder auf die Außenwelt, Institutionen oder Mitmenschen zu projizieren. So können sich Kollektivneurosen bilden und in den institutionalisierten Ritualen festsetzen. So konnte z. B. das grausame und sadistische Geburtsritual der offiziellen Medizin mit seinen schrecklichen Geburtstraumen unter anderem deswegen aufrechterhalten werden, weil die Gynäkologen allen Ernstes behaupteten, das Kind spüre in diesem Stadium noch nichts, obschon die mitfühlende genaue Beobachtung des Kindes jeden vom Gegenteil überzeugen müßte. In Wirklichkeit dürfen die Ärzte das von ihnen angeordnete Leid nicht sehen, um ein gutes Gewissen haben zu können und ihr eigenes schmerzhaftes Geburtstrauma weiterhin zu verdrängen vermögen.

Historisch gesehen wurden ja die meisten Greueltaten immer in bester Absicht, im Namen einer Religion, eines Gottes, des Vaterlandes oder einer Ideologie begangen; heute werden sie auch im Namen der Forschung und der Wissenschaft ausgeführt. Der einzelne kann dabei seine eigene Verantwortung leicht delegieren: Ich habe ja nur Befehle ausgeführt! Wer unschuldig ist, werfe den ersten Stein!

Verhängnisvolles Zellularkonzept

Redet der Experte als Spezialist oder
Subspezialist, so sind Einzelheiten von ihm exakt,
Zusammenhänge so gut wie gar nicht zu erfahren.
Albert Müller

Vielleicht kennen Sie den Spionagewitz, in dem ein CIA-Agent erklärt, nachdem ihm vorgeworfen wurde, er hätte die Iran-Krise nicht vorausgesehen: »Wir sind zwar fähig, von einem Nachrichtensatelliten aus die Autonummer Breschnews zu erfassen, nicht aber, was Breschnew denkt.«

Angenommen, Marsbewohner würden uns aus ihren Ufos beobachten: Wir sähen wie Bakterien aus. Sie würden z. B. feststellen, daß an einzelnen Orten durch diese Bakterien Ablagerungen (Schutthalden) verursacht werden. Offenbar werden die Gifte aus Gebieten mit Zellanhäufungen (Industriestädte) abtransportiert. Von dort gehen auch Giftströme in die Adern (Flüsse) aus; das Blut (Wasser) und die Gewebe (Umwelt) werden geschädigt. Die Marsbewohner würden genaue physikalische und chemische Messungen der Vorgänge und Veränderungen vornehmen und sich über die Ursachen dieser Ablagerungen oder Geschwülste (Schutthalden) in der Landschaft den Kopf zerbrechen. Plötzlich würden die Bakterien, nachdem sie sich in einer Riesenzelle vereinigt hatten (Gemeindeversammlung), auseinanderströmen und die riesige Schutthalde wieder abtransportieren und verschwinden lassen. Etwas später würde man an den Adern sehen, wie die Bakterien ein Gebilde bauen (Kläranlage), das die Giftströme reinigt. Dies könnte als Bildung von Antikörpern/Abwehrstoffen und im Ergebnis als Spontanheilung gedeutet werden. Daß die gleichen Bakterien und Transportmittel sowohl für die Ablagerung als auch für die Heilung verwendet wurden, ist in der Theorie der Marsbewohner nicht vorgesehen, also waren es eben zwei verschiedene Arten. Daß in der Gemeindeversammlung nach einem heftigen Abstimmungskampf beschlossen wurde, die Schutthalden zu beseitigen und die Flüsse wieder zu klären, konnte im Fernrohr nicht gesehen werden. Es wurde allerdings beobachtet, daß einige Zeit vorher oft viele kleine Anhäufungen vor einigen bestimmten Zellen stattfanden. Aber deren Bedeutung (Diskussionen) war unbekannt.

Ich will das Gleichnis nicht weiter ausspinnen. Wie problematisch eine rein mikroskopische Betrachtung der Zellen, Viren und biochemischen Vorgänge ist, dürfte genügend klar geworden sein. Leider ist die offizielle Krebsforschung weitgehend in dieser Forschungsfalle verfangen und sucht krampfhaft die Ursache in der bösen Krebszelle. Entsprechend kunst- und hilflos ist die Rabiat-Therapie: Operationen, Bestrahlungen und Vergiftungskrieg mit Chemikalien und Hormonen mit entsprechend fürchterlichen Nebenwirkungen. In unserem Beispiel würden die Marsbewohner uns durch Wegschneiden ganzer Landschaften und Städte kurieren, mit Neutronenbomben ganze Gebiete unterschiedslos abtöten oder mit Giftgasen alles Lebendige für einige Zeit am Wachsen hindern. Eine wahrhaft apokalyptische Therapie! Die Ursachen wären aber nicht behoben. Wenn es einigen Menschen (Viren) gelingt zu überleben oder wenn sie in andere Gebiete mit der gleichen Gesinnung einwandern (Metastasen), fängt die Geschichte wieder von vorne an. Kunstvolle und gewaltlose Therapie würde versuchen, die Lebensweise der »Viren-Gesellschaft« umzustimmen. Das setzt voraus, daß man diese Gesellschaft und deren Bedürfnisse versteht und die Zusammenhänge kennt. Das Dogma, Krebs sei eine örtliche Erkrankung und nur als solche zu behandeln, verhindert die Ganzheitssicht.

Unsichere Diagnostik

Heute gibt meistens der Histologe den Ausschlag, ob es sich beim Befund einer diagnostischen Untersuchung um Krebs handelt. Ein toter Gewebeausschnitt wird unter dem Mikroskop vom Spezialisten betrachtet und gedeutet. Sie kennen den Patienten nicht und arbeiten oft unter Zeitdruck. Die meisten Laien sind überzeugt, dies sei eine todsichere, eine wissenschaftlich gesicherte Methode. Die Fachleute zweifeln erheblich mehr. Zacherl in Wien[8] sandte Präparate des gleichen Gewebes an verschiedene Untersucher im In- und Ausland. Die Befunde waren unterschiedlich! Hackethal berichtete bei seinem Berner Vortrag, man habe an sieben Pathologen, die wußten, daß sie geprüft wurden, 118 Gewebsproben übergeben. Nur in fünfzehn Fällen war eine vollständige Übereinstimmung der Befunde zustandegekommen. Das erinnert an Russisches Roulette. Die Fachleute geben offen zu, daß sich Krebszellen nicht mit vollkommener Sicherheit von anderen Zellen unterscheiden lassen, und daß es sich beim Beurteilen eher um eine Kunst als um eine Wissenschaft handle.

Das Mikroskop wird gelegentlich »Nulloskop«, »neues Orakelinstrument« oder »Instrument der großen Täuschung« genannt. Auch wenn tatsächlich Krebsgewebe vorliegt, läßt sich keinesfalls voraussagen, ob es sich um einen harmlosen, langsam fortschreitenden »Haustierkrebs« oder um einen bösartigen »Raubtierkrebs« handelt. Dies läßt sich nur anhand des Krankheitsverlaufes beim einzelnen Patienten feststellen. Gleich aussehendes Gewebe kann also ebenso bedeuten, daß der Krebs sehr schnell wachsen und zum Tode führen wird wie, daß er ganz langsam wächst und der Krebskranke noch Jahrzehnte ohne Beschwerden weiterleben kann. Wenn Sie zwei Autos der gleichen Marke und des gleichen Jahrganges vor sich sehen, können Sie auch nicht voraussagen, welches Schicksal die beiden erleiden werden, wenn Sie nicht wissen, daß der eine Fahrer ruhig und verantwortungsvoll, der andere aber mit Selbstmordabsichten fährt. Auch dann handelt es sich nur um eine hohe Wahrscheinlichkeit in der Prognose.

Trotz dieser grundlegenden Unsicherheit schiebt man die Verantwortung dem Pathologen zu. »So kann es nicht verwundern, wenn der Pathologe sich angesichts der Krebsdiagnostik überfordert sieht. Es resultieren daraus Klassifizierungen wie ›zeitweises Ruhen des destruktiven Wachstums‹«.[8] Eine der fürchterlichen Konsequenzen: Aus Angst vor einer Fehldiagnose deutet der Pathologe im Zweifelsfalle lieber Krebs. Wird dann der »Scheinkrebskranke« operiert und überlebt die 5-Jahresrate, so haben die Ärzte gemäß Erfolgsstatistik ihm das Leben gerettet und ihn geheilt.

Nach Nissen kann es zur Fleißfrage werden, ob man bei jemandem Krebsgewebe findet oder nicht: Bei zwei Brustkrebspräparaten, die als gutartig klassifiziert waren, gelang es einem anderen Experten nach ausgedehnten Serienschnittuntersuchungen in sechsmonatiger Fleißarbeit, die Bösartigkeit nachzuweisen. Auerbach fand 63 % Lungenkrebs bei Männern, die weder an Krebs gestorben noch jemals krebsverdächtig erschienen waren. Man muß nur lange genug suchen.[8]

Zu welch ungeheuerlichen Konsequenzen die reflexartige Denkweise

Krebsgewebe → Krebskrankheit → tödliche Bedrohung → Radikaltherapie

führt, hat Loeckle beschrieben[8] (S. 45):

> »Sehr eindrucksvoll ist in dieser Hinsicht der Krebs an der Vorsteherdrüse des Mannes. Er findet sich mikroskopisch bei 90 % aller Männer über 70 Jahren, obschon nur etwa 5 % daran sterben. Man spricht daher von ›zwei klinisch verschie-

denen Prostatakarzinomarten . . . mit gleicher Häufigkeit‹, deren eine Art ›ungewöhnlich langsam‹ verlaufe. Hier beantwortet das Mikroskop die entscheidende Frage, ob bösartig oder nicht, mit genau 50prozentiger Verläßlichkeit, d. h. also gar nicht.«

Der Urologe spricht sich so aus: »Jeder vierte Mann jenseits der 50 hat einen ›mikroskopisch gesicherten‹ Prostatakrebs, doch nur in 5 % der Fälle treten auch Krankheitserscheinungen auf. Das heißt konkret: In den USA leben etwa 16 Millionen Männer im Alter von fünfzig und mehr Jahren. Man muß also mit ›mikroskopisch gesichertem‹ Prostatakrebs bei 4 Millionen Einwohnern rechnen, wovon 200 000 dann auch manifest erkranken. Würden alle vier Millionen operativ ›gerettet‹, so wäre bei einer Operationssterblichkeit von nur 1 % (Hackethal schätzt für die Bundesrepublik Deutschland 5 %!) zunächst mit 40 000 Operations*toten* zu rechnen. Wie viele wären wirklich an Krebs gestorben? Wie viele der ›Geretteten‹ aber würden von ihrem ›Krebs‹ kaum je etwas bemerkt haben, geschweige denn daran gestorben sein? *So* freilich lieferten sie eine Armee von Impotenten oder anderweitig Operationsgeschädigten.«

Hier muß noch erwähnt werden, daß der friedliche Haustierkrebs durch den diagnostischen Eingriff und erst recht durch die Radikaloperation in einen Raubtierkrebs verwandelt werden kann.[9] Die Katastrophe wäre dann also noch größer als oben geschildert. Die alte Scherzfrage, was der Unterschied zwischen Pfarrer und Arzt sei, hat eine zeitgemäße Antwort bereit: Der Pfarrer füllt den Acker Gottes und der Arzt den Gottesacker. Wenn Sie also schon Krebsvorsorge treiben wollen, dann sorgen Sie vor, daß Sie nicht in den Machtbereich der Urologen mit ihren Kastrationsgelüsten geraten.

Dem Buch *Die Krebsmafia*[33] entnehme ich folgende Stelle:

»Die Patientin, wegen eines krebsverdächtigen Knotens an der Brust operiert, liegt noch in Vollnarkose. Der Knoten wird im Schnellverfahren tiefgefroren, mit einem sogenannten Mi-

krotom in hauchdünne Scheibchen geschnitten und auf einem rechteckigen Stück Glas präpariert. Die Assistentin eilt einige Stockwerke tiefer in das zellpathologische Labor. Dort mustert der Pathologe den Gewebeschnitt durch das Mikroskop. Nach zehn Sekunden, vielleicht erst nach einer halben Minute, hat er sein Urteil gefällt. Er wählt die Nummer des Operationssaals und teilt dem Chirurgen seinen Befund mit. Es handle sich um ›hochgradig maligne‹ – also bösartige – Zellen, sagt der Pathologe, und der Chirurg entschließt sich, die Brust radikal zu amputieren.
Diese Szene gehört in großen Kliniken zum Alltag. Da es gefährlich ist, eine Patientin zu lange unter Narkose zu halten, eilt die Entscheidung. Sichere Kritierien für Bösartigkeit gibt es nicht. ›Ich sehe relativ häufig nach der Schnellschnittdiagnose eines Mammakarzinoms eine amputierte Mamma ohne jeden Tumorrest und ein Paket unauffälliger axillärer Lymphknoten‹, gab der Dortmunder Pathologe Professor Herbert Otto zu. Die betreffenden Frauen werden nie erfahren, daß ihnen die Brüste wegen nichts entfernt wurden. Dafür wird die Heilungsstatistik der Klinik verbessert. Jeder operierte Krebs, der kein Krebs war, darf als ein sicherer Erfolg verbucht werden.«

Trügerische Statistiken

> Wenn ich eine Statistik sehe,
> dann ist mein erster Gedanke,
> hier wird ungeheuer gemogelt.
> A. Bier

»Gegenwärtig wird jeder dritte Krebskranke gerettet, während es vor ein paar Jahren noch jeder vierte war.« (*Ärztliche Praxis*, 11. 2. 1961/S. 311). Nach Prof. Stoll, Heidelberger Universitätsklinik (1964), sind 80 % Heilungsergebnisse in günstigen Fällen, 50 % bei fortgeschrittener Erkrankung erzielt worden. Zwischen 30 % bis 98 % habe ich schon alle Prozentsätze von Heilquoten gelesen. Meist wird dies allgemein auf Krebs bezogen, seltener wird für die verschiedenen Krebsarten unterschieden.

Zur gleichen Zeit wird die Krebsheilquote von der Weltgesundheitsorganisation nach Dr. E. und C. Fahrensteiner mit 1,5 % (Sie haben richtig gelesen: eineinhalb Prozent!), nach Dr. W. Jankowsky, New York, mit weniger als 5 % und nach dem Nobelpreisträger Domagk, der dies 1964 für eine Versicherungsstatistik ausrechnen mußte, mit 2 % angegeben. Auch wenn man überhaupt nichts von der Sache versteht, begreift man sicher, daß da etwas nicht stimmen kann. Wem glauben? Wie kann man das als einzelner kontrollieren?

Nicht einmal die Prozentzahlen der Krebstoten sind einheitlich. Für die Bundesrepublik Deutschland habe ich in der Literatur der letzten Jahre Angaben von 16 % bis 25 % je nach Autor gelesen, einige Autoren erwarten, daß bald jeder Dritte an Krebs sterben wird.

Hier einige konkrete Beispiele. Wenn man den prozentualen Anteil der 35- bis 74jährigen Krebstoten in der Schweiz für 1976/1977 berechnet, kommt man auf 31,5 % für die Männer und auf 38,4 % für die Frauen. Ermittelt man den Anteil für den vorzeitigen Tod (vor dem 70. Jahr), dann stehen Krebs mit

27,1 % an erster Stelle, Herz-Kreislaufkrankheiten mit 20,7 % an zweiter Stelle. Mit 13,2 % folgen die Unfälle. Die Lebensversicherungen geben für 1980 an, daß von den verstorbenen Versicherten 29 % an Krebs, 31,5 % an Krankheiten von Herz und Kreislauf starben. Da 29 % bedeutend höher ist als die offziellen Zahlen mit fast 24 % für die ganze Schweiz, muß man schließen, die Gruppe der Nichtversicherten sei weniger krebsanfällig. Weil sie die Zukunft weniger fürchten und nicht an ›Lebensversicherungen‹ glauben? Auch das Argument der höheren Lebenserwartung sieht völlig anders aus, wenn man einhundert Jahre zurück, die Sterblichkeit der Kinder unter fünf Jahren wegläßt: Unsere heutige Lebenserwartung ist dann nur ein bis zwei Jahre höher als damals.

Man müßte ein ganzes Buch über Statistik schreiben, um nur einigermaßen klar zu machen, wie dieser Zahlendschungel zustande kommt und dann via Massenmedien dem zahlengläubigen Publikum verkündet wird. Nehmen wir z. B. die heilige Kuh *Lebensstandard.* Da alle Negativposten wie Spitäler, Medikamente, Kläranlagen, Autounfälle usw. den Gesamtumsatz im Handel erhöhen, steigt logischerweise auch das Bruttosozialprodukt und damit der *Lebensstandard,* der eigentlich Material- und Geldumsatzstandard heißen müßte. Mit solchen Zahlengaukeleien und Lebenslügen kann man offenbar ganze Völker mindestens hundert Jahre zum Narren halten und z. B. behaupten, wir lebten 10mal, ja 50mal besser als die Menschen in Entwicklungsländern, die wir mit unserer Verwicklungshilfe nun auch noch beglücken wollen. Wenn also in einem Negerdorf z. B. eine Familie ihr Lehmhaus selber baut, auf einem Boden, der noch nichts kostet, und in einem Klima, wo auch kein Heizöl gebraucht wird, dann wird nicht etwa der effektive Lebenswert der Wohnung und des Bodens mit dem unsrigen verglichen, sondern die bei diesem Vorgang umgesetzte Geldmenge. Bei der Negerfamilie wurde unter Umständen kein Franken, keine Mark benötigt, bei uns Zehntausende, ja Hunderttausende, also geht es uns hunderttausendmal besser als den armen Negern. Wir sollten ihnen wirklich helfen, unser ach so wunderbares System endlich auch zu begreifen. Man braucht ihnen ja nicht gerade zu sagen, daß sie uns in etwa dreißig Jahren mit der Krebssterblichkeit einholen werden.

Nun noch einiges aus der Zahlentrickkiste der Erfolgsstatistiken über Krebsheilungen. Willkürlich werden fünf Jahre Überlebenszeit, vom Zeitpunkt der Rabiat-Therapie an gerechnet, als Heilung gewertet. Wenn jemand erst sechs Jahre nach Behandlung an Krebs stirbt, erscheint er in der Statistik als geheilt. Stirbt eine Frau, die nach einer Brustamputation in eine schwere Depression versinkt, durch Selbstmord, dann erscheint dies nicht als Folge der Krebsverstümmelungstherapie. Wenn ein Dreißigjähriger die fünf Jahre überlebt, ist dies doch eine ganz andere Relation als bei einem Siebzigjährigen. Zu den erfolgreich Geheilten werden auch die fälschlicherweise zu Krebskranken beförderten gezählt. Die sogenannten Inoperablen und Inkurablen (= Unheilbaren) werden schon gar nicht registriert, d. h. also, der Krebstherapeut läßt lieber die Hände weg von den Risikopatienten, da diese seine Erfolgsstatistik beeinträchtigen würden. Und hier noch der folgenreichste Trick: Durch die sogenannte Früherfassung werden viele einige Jahre früher operiert, als wenn sie erst nach dem Auftreten von Beschwerden zum Arzt gegangen wären. Aufgrund von Vergleichen zwischen Behandelten und Nichtbehandelten weiß man jedoch, daß beide Gruppen praktisch gleich lang überleben! Das heißt also, je früher jemand erfaßt wird, desto länger wird er überleben, aber nicht wegen der Therapie, sondern weil er eben in einem früheren Stadium erfaßt wurde. Dadurch steigt natürlich die Heilquote in der Erfolgsstatistik.

Solche Vergleiche scheuen die Krebs-Ärzte wie der Teufel das Weihwasser. Schon 1930 hat z. B. Rieder in Bern nichtoperierte Frauen mit Brustkrebs mit operierten verglichen. Die Nichtbehandelten hatten die gleichen Überlebenschancen. Die seltsame Logik der Krebsforschung führte nun dazu, daß solche Vergleiche womöglich nicht mehr gemacht wurden. Ein Vergleich mit Alternativ-Methoden kam überhaupt nicht in Betracht. Darüber später noch mehr.

Der exakte Heileffekt ergibt sich aus der Formel: Anteil der behandelten Patienten, die fünf Jahre überleben, minus Anteil der Patienten, die auch ohne Behandlung fünf Jahre überleben.

Dessen ungeachtet werden die medizinischen Laien weiterhin mit dem Dogma bedrängt: Wenn du nicht sofort unter mein Messer oder meine Strahlen kommst, bist du des Todes!

Unverantwortliche Therapieschäden

Vor allem nicht schaden!
(Aus dem hypokratischen Eid)

Der rabiate Einsatz der Stahl-, Strahl- und Chemo-Therapie verursacht unzählige direkte und womöglich noch schwerwiegendere sogenannte Nebenschäden. Vor allem schwächen die radikalen Methoden die ohnehin schon geringe Widerstandskraft und den Heilungswillen des Kranken. Überdies kann schon die Biopsie (Gewebsentnahme für Diagnosezwecke) eine Metastasierung (Verschleppung von Geschwulstkeimen) auslösen. Bei Operationen sind folgende Risiken zu erwarten:

Mindestens 1 % Operationstote;
Verstümmelung, Invalidität, eventuell Impotenz.
Herausreißen aus dem Beruf und dem gewohnten Milieu.
Schwächung des Abwehrsystems durch die Narkosegifte und damit verminderter Widerstand gegen das Fortschreiten der Erkrankung.

Noch schlimmer sind die Folgen der sogenannten Bestrahlung. Der kampffreudige Arzt Johannes Kuhl[10] schrieb schon vor Jahrzehnten leidenschaftlich über den Bestrahlungswahnsinn als *Beihilfe zum Tode*. Aus einer langen Liste der Schäden, die er anführt, seien hier nur wenige Punkte erwähnt:

Gutartige oder ruhende Tumoren können sich in bösartige verwandeln.
Bestrahlung kann selbst Krebsursache werden, z. B. zu Hautkrebs und Leukämie führen.
Tierversuche haben ergeben, daß sich 90 % der Strahlenschä-

den nicht in einer bestimmten Erkrankung, sondern in *vermin-derter Lebensdauer* äußern, was Kuhl zu der drastischen Formulierung veranlaßte: »Daß mit dem Einschmelzen des Tumors oft auch der Kranke einschmilzt, wird nach meiner Erfahrung übersehen.«

Ferment- und Vitaminschädigung – Verbrennungen 1. und 2. Grades – Stoffwechselschäden – Übelkeit, Erbrechen und Haarausfall – Körperzerfall.

Sprengung und Durchlöcherung des lymphozytären Schutz- und Abwehrwalles, der jeden Tumor umgibt und damit Schleusenöffnung für die Aussaat von Tumorzellen und für die Wanderung ihrer giftigen Stoffwechselprodukte ins Blut.

Schon kleine Strahlendosen schädigen das lymphatische Gewebe und die lymphatischen Keimzellen. Milz, Thymus und Lymphknoten schrumpfen um 50 % oder mehr. Es kann Wochen bis Jahre dauern, bis die lymphatische Funktion wiederhergestellt ist. Auf ihr beruht aber das körpereigene Abwehrsystem.

Entstehung ionisierter, giftig wirkender Stoffe im Körper.

Als sich Kuhl und andere Ärzte aus Gewissengründen weigerten, ihre Patienten weiterhin mit diesen Todesstrahlen behandeln zu lassen, drohte die Medizin-Mafia ihnen mit Gefängnis und berief sich zum Teil auf ein Gesetz aus der Hitlerzeit (1941). Issels wurde (nach mehr als dreimonatiger Untersuchungshaft) in erster Instanz zu einem Jahr Gefängnis wegen fahrlässiger Tötung verurteilt, weil er drei Patienten nicht hatte operieren lassen. In höherer Instanz wurde er allerdings wieder freigesprochen, weil sich viele mutige Gutachter gegen die offizielle Doktrin aussprachen. Maurer erklärte schon 1960 auf einem Chirurgenkongreß: »Alle Versuche, den Krebs ausschließlich mit Messer und Strahl zu besiegen, sind kläglich gescheitert.« Herberger vergleicht diese gewaltsame Therapie treffend mit der Entfernung von Maulwurfshügeln, während man den Maulwurf weiter wühlen läßt.

Durrant fragt sich 1971, ob es nicht besser wäre, überhaupt

nicht zu bestrahlen oder chemisch zu behandeln. Von 249 Patienten mit inoperablem Lungenkrebs wurden vier Gruppen gebildet: je eine Gruppe für Bestrahlung oder für Chemo-Therapie oder für die Kombination beider Maßnahmen sowie eine Gruppe, die nur Hustenmittel bekam. Die Überlebenszeit war bei allen Gruppen praktisch gleich, nämlich 8,3 bis 8,8 Monate! Bei Brustkrebs blieben die »Unbestrahlten« sogar länger am Leben. Augustin fand in 13 von 25 Sektionen den Tod nicht durch Krebs, sondern durch Bestrahlungsschäden verursacht. Wer wundert sich da noch, daß bei Ärztestreiks die Sterblichkeit der Bevölkerung zurückgeht: 1973 in Israel, 1976 in Bogota, wo die Sterblichkeit um 35 % sank, und 1978 in England.

Mit der sogenannten Chemotherapie in Form von Hormonen und Zytostatika steht es nicht viel besser. Bei manchen relativ seltenen Krebsarten sind Erfolge erzielt worden. Durch hochdosierte Hormonbehandlung wird der Mann verweiblicht, d. h. es wachsen ihm Brüste, und die Frau vermännlicht, was sich u. a. in stärkerer Behaarung äußern kann. Zytostatika hemmen das Zellwachstum, aber eben nicht nur das der Krebszellen, sondern auch das der gesunden Zellen. Oft muß die Therapie abgesetzt werden, weil die Nebenwirkungen für den Kranken lebensgefährlicher werden als der noch nicht beseitigte Krebs selbst. Allerdings ist hier noch viel Neues möglich, und vielleicht werden doch eines Tages wirksamere und vor allem unschädlichere Arzneimittel gefunden, wie z. B. der körpereigene Abwehrstoff Interferon.

Wenn man alles bedenkt, was bisher über die mißliche Lage der offiziellen Krebsforschung und über die derzeit anerkannte, aber weitgehend unwirksame Therapie gesagt wurde, kann man sich fragen, ob es überhaupt sinnvoll ist, sich gegen Krebs behandeln zu lassen. Diese berechtigte Frage haben zwei indische Ärzte in dem Buch *Ist Krebs eine Krankheit?*[11] radikal gestellt. Ihre fatalistisch anmutende Antwort besagt, Krebs gehöre zum Menschen und sei eine der möglichen, aber natürlichen Formen des Alterns und Sterbens. Es sei völlig sinnlos, auch vorsorglich etwas dagegen tun zu wollen, außer die Beschwerden des Kranken zu lindern und ihm ein möglichst menschenwürdiges Weiterleben bis zu seinem Tode zu ermöglichen. Die Autoren erwähnen dabei den Lieblingssatz eines bedeutenden indischen Chirurgen: »Ein guter Chirurg ist der, der weiß, wann man nicht zu operieren hat.« Die heutige Medizin sei Opfer einer Zwangsneurose des »Unter allen Umständen etwas machen Müssens«. Diese ungewohnte und pessimistische Alternative ist gut begründet, sofern man außer der offiziellen Medizin keine Alternativen kennt. Wenn man an all die Quälereien, Verstümmelungen, die überflüssigen Risiken und die enormen Kosten denkt, die bei einem bewußten Verzicht auf Rabiat-Therapie wegfielen, kann man den beiden Indern mit ihrer Antithese zustimmen, die an Laotses »Tun durch Nichttun« erinnert. Wüßte ich nichts von aussichtsreicheren Vorsorge- und Heilungsmöglichkeiten, dann müßte ich hiermit das Buch beenden und mich dem Ratschlag »Lieber Nichts als Falsches tun« anschließen.

Damit wären wir gleich weit wie die Wiener Schule des letzten Jahrhunderts, die den therapeutischen Nihilismus verfocht, da auch damals die Behandelten und Nichtbehandelten etwa gleich lang überlebten. Von Edison wird eine entsprechende Anekdote erzählt. Auf Drängen seiner Frau ging er zum Arzt, holte beim Apotheker die verschriebenen Medikamente und warf sie, zu Hause angekommen, zum Fenster hinaus. Auf die entrüsteten Fragen seiner Frau antwortete er: »Der Arzt will leben, der Apotheker will leben, und ich will auch leben! Ich werde jetzt lieber eine Zeitlang eine strenge Diät einhalten und bald gesunden.« Für diejenigen, die diesen Weg gehen wollen, gibt es schon Medical-Reiseführer voller Ratschläge, wie der modernen Medizin »zu entgehen« ist, z. B. in Lord Platts Autobiographie *Private und Controversial*. Zum Abschluß noch einige brauchbare Merksätze der beiden originellen Inder:

> Jeder Krebs hat sich schon lange Zeit in Ihnen befunden, bevor er Sie oder Ihren Arzt plagt. Frühdiagnose bzw. -behandlung bei Krebs ist ein Mythos, den man zu Grabe tragen sollte.

Aus diesem Grunde ist es überhaupt nicht erforderlich, daß Sie sich auf Krebs hin untersuchen lassen. Geben Sie sich dann, und nur dann, mit dem Krebs ab, wenn er Sie wirklich belästigt.
Krebs führt weder immer zum Tode, noch ist er mit einer kurzen Lebensspanne nach der Diagnose oder der Behandlung verbunden. Entschließen Sie sich, mit Ihrem Krebs zu *leben,* bis er sich entschließt, mit Ihnen zu sterben.
Nehmen Sie zur Kenntnis, daß Krebs weder unbedingt Ihrer Berufstätigkeit noch Ihrer Lebensfreude ein Ende zu setzen braucht.
Ihrem Körper und Ihrer Seele schulden Sie einen würdevollen Tod. Versagen Sie sich nicht die Würde des Sterbens.

Zweiter Teil

Ursachen und Erscheinungsbild

Ursachen

> Alles hängt mit allem zusammen,
> und alles wirkt auf alles.

Wenigstens in der Beurteilung der Ursachen von Krebs sind sich alle Forscher, die offiziellen und die alternativen, einig. Krebs wird als ein ungewöhnlich vielschichtiges und hochkomplexes Geschehen betrachtet. Man spricht von einer multifaktoriellen Entstehung. Ich fand nur noch einen einzigen Forscher, Prof. Lewis Thomas, sozusagen der letzte Mohikaner unter den Optimisten, der überzeugt ist, am Schluß der ganzen Forscherei werde man eine *einzige* zentrale Ursache und entsprechend ein *einziges* Heilmittel finden.

Die Ursache aller Sachen finden schon vierjährige Kinder heraus. Ein Elternpaar versuchte, sein Kind ohne religiöse Begriffe zu erziehen, und vermied vor allem das Wort Gott. Das Kind fragte: Wer hat den Baum gemacht, wer hat dies und das gemacht? Die Eltern antworteten, soweit es ihnen vernunftmäßig möglich war. Das Kind zog sich zurück und kam plötzlich strahlend zurück: »Ich habs: der *Allesmacher* hat all dies gemacht!« Die Antwort ist zwar unwiderlegbar, aber für die zergliedernden und exakten Wissenschaften nicht brauchbar. Der große Physiker Robert Mayer drückt diesen Zusammenhang so aus: »In der Physik ist die Zahl alles, in der Physiologie ist sie wenig, in der Metaphysik ist sie nichts.«

Oben sehen Sie ein einfaches, mandalaförmig angeordnetes Regelkreis-Schema, in dem bisher bekannte oder vermutete Krebsursachen eingetragen sind. Mit etwas Phantasie kann man daraus unendlich viele Krankengeschichten zusammenstellen. Wenn Sie für jeden der sechs Hauptfaktoren mit seinen Unterfaktoren je einen Buchstaben nehmen, ergibt sich nahezu das

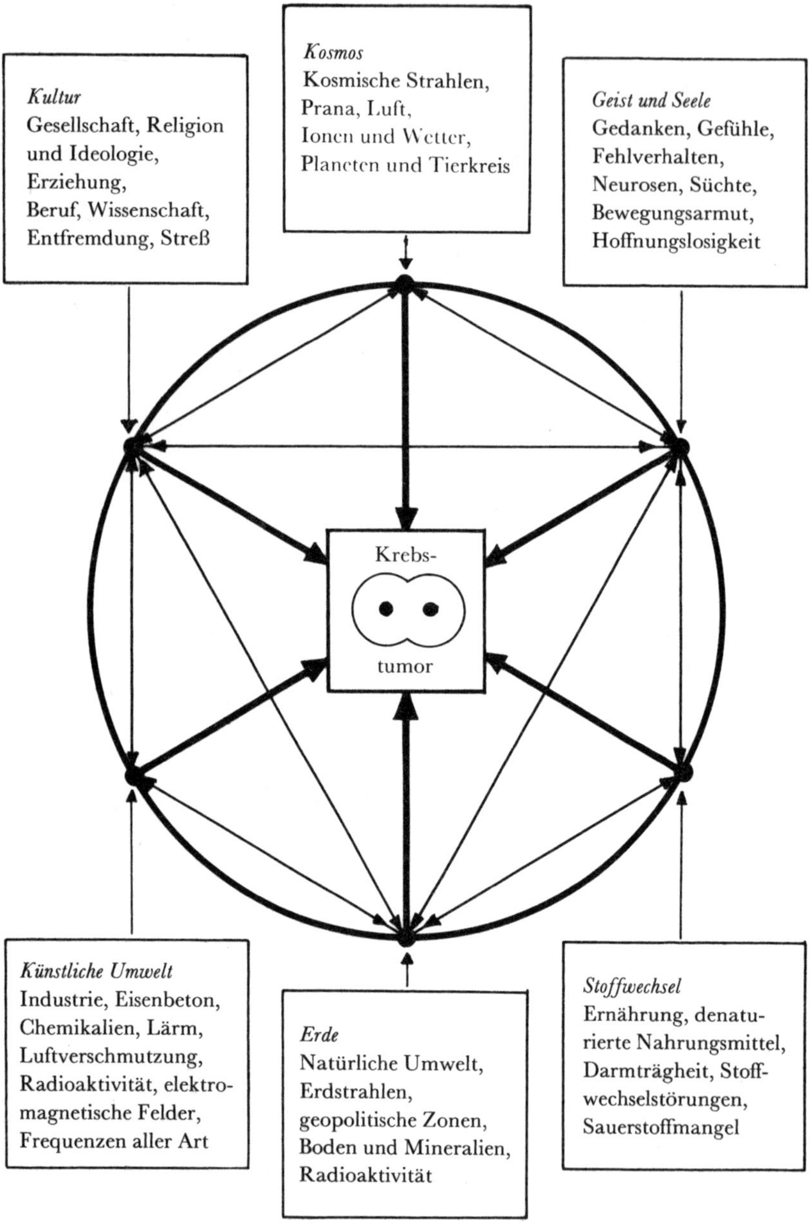
Kultur
Gesellschaft, Religion und Ideologie, Erziehung, Beruf, Wissenschaft, Entfremdung, Streß
Kosmos
Kosmische Strahlen, Prana, Luft, Ionen und Wetter, Planeten und Tierkreis
Geist und Seele
Gedanken, Gefühle, Fehlverhalten, Neurosen, Süchte, Bewegungsarmut, Hoffnungslosigkeit
Krebs-
tumor
Künstliche Umwelt
Industrie, Eisenbeton, Chemikalien, Lärm, Luftverschmutzung, Radioaktivität, elektromagnetische Felder, Frequenzen aller Art
Erde
Natürliche Umwelt, Erdstrahlen, geopolitische Zonen, Boden und Mineralien, Radioaktivität
Stoffwechsel
Ernährung, denaturierte Nahrungsmittel, Darmträgheit, Stoffwechselstörungen, Sauerstoffmangel

ganze Alphabet mit seinen unendlich vielen Kombinationsmöglichkeiten. Beispielsweise führt eine in der Kindheit verursachte orale Neurose zu einer Suchtstruktur. Sie wird verstärkt durch Reklame und Gruppendruck. Zuletzt gibt die jahrzehntelang geübte Nikotin-Sucht den Ausschlag für den Lungenkrebs. Da jeder Negativ-Faktor auch sein Gegenbild hat, nämlich Positiv-Faktoren, verläuft die Geschichte natürlich viel komplizierter, mit Auf- und Abphasen. Beim Meditieren über dieses Modell wird bewußt, daß bei einem Menschen mehrere der angeführten Faktoren mitspielen. Bei jedem sind jedoch die Reihenfolge, die Dauer und Qualität der Einwirkung schädlicher Faktoren und die Art und Stärke der Abwehr verschieden. Die bei einem Krebskandidaten oder Krebskranken wirksamen Faktoren lassen sich nur durch eine eingehende persönliche Befragung und Allgemeinuntersuchung feststellen. Eine solche Erhebung ist Voraussetzung für eine angemessene Individualtherapie.

An zwei konstruierten Beispielen wird einsehbar, wie eine Heilung völlig falsch beurteilt werden kann, wenn die eigentlich wirksamen Faktoren nicht berücksichtigt werden.

Infolge einer Krebsoperation verliert der invalide gewordene Patient seinen bisherigen Arbeitsplatz. Er muß seinen Wohnort wechseln, wird umgeschult und findet eine befriedigende Arbeit. Er hat keinen Rückfall. Der Chirurg wird gerne und naiv annehmen, *er* sei der Heiler. In Wirklichkeit schlief X an seinem alten Wohnort auf einem Erdstrahlenpunkt, der die Hauptursache für die Erkrankung war. Am neuen Wohnort fällt diese Einwirkung weg.

Ein Psychotherapeut arbeitet mit einer Krebspatientin, die sich weigerte, ihre Brust amputieren zu lassen. Durch die Psychotherapie wird die Auflockerung der Depression und des verklemmten Sexuallebens erreicht. Sie findet einen passenden Partner und lebt seither relativ glücklich. Die Geschwulst bleibt stationär und bildet sich langsam zurück. Der Psychotherapeut kann sich stolz einbilden, die Heilung sei vor allem durch ihn bewirkt. Eine nähere Untersuchung würde jedoch ergeben, daß die Patientin sich vorher miserabel ernährte – was den Psychotherapeuten nicht interessierte – und daß sie durch ihren Partner zu einer gesünderen Ernährungsweise gebracht wurde, in der u. a. genügend Milchsäure-Produkte vorkommen.

Rätselfrage: Welches war jetzt der entscheidende Heilfaktor? Dies wird kaum jemals eindeutig zu beantworten sein, und einem demütigen Heiler wird dies auch nicht so wichtig sein. Neben den bekannten sind ja in der Regel auch noch unbekannte, nicht durchschaute Zusammenhänge anzunehmen. Entscheidend ist, daß der Therapeut den Teufelskreis oder die Ursachenverknotung am günstigsten Punkte angreifen kann und in eine Engelsspirale umwandelt. Nebenbei bemerkt ist es doch merkwürdig, daß in unserer Sprache nur der Teufelskreis vorkommt.

Die Ursachenforschung beim Krebs dreht sich im Kreis, weil sie weiterhin mit dem linearkausalen Modell, das für die Physik und Chemie brauchbar ist, arbeitet. In der Biologie und erst recht beim Menschen geht dies nicht. Auf der mechanischen Ebene löst die gleiche Ursache bei gleichen Bedingungen stets die gleichen Wirkungen aus. Bei Lebewesen kann die gleiche äußere Ursache völlig verschiedene Reaktionen auslösen. Beim Menschen kann Penizillin heilend, bei einem Penizillin-Allergiker tödlich sein. Das gleiche Reizwort kann beim einen neutral wirken, beim andern lustvoll, beim dritten wutauslösend.

Allgemein gelten die Bakterien noch heute als die Urheber von Infektionen. Ebensogut könnte man sagen, daß die Bakterien erst wirksam werden, wenn Zerfallsprodukte da sind, so wie die Aasgeier erst anschwirren, wenn Kadavergeruch riechbar wird. Es ist üblich zu sagen, jemand sei am Infarkt, am Krebs gestorben. In Wirklichkeit sterben die Leute an Lebensschwäche, d. h. dann, wenn die Widerstandskräfte, die Heilkräfte erschöpft sind. Ein Zitat von Prof. Karl Kötschau[12] möge dies in etwas anderer Sprache nochmals ergänzen:

»... wenn man schon an die Wirkung physikalisch-chemischer Gesetze im Organismus glaubt: Wer oder was treibt denn diese Gesetze an, physikalisch-chemisch zu wirken? Wer oder was ist der Urheber all dieser Gesetzmäßigkeiten? Diese Fragen, die sich noch vielfältig differenzieren lassen, finden durch die Physik und Chemie der heutigen Naturwissenschaft keine zulängliche Beantwortung. Sie sind kein Gegenstand der Naturwissenschaften, wohl aber Gegenstand der lebendigen Natur, denn diese weiß diese Fragen zu beantworten, wenn auch ohne Genehmigung vieler Naturwissenschaftler. Ihnen gefällt es nicht, daß die Natur funktioniert, ohne daß sie dies zu erklären und zu verstehen imstande wären, denn der engagierte Naturwissenschaftler geht von der These aus: Was naturwissenschaftlich nicht erklärbar ist, existiert nicht.«

Unzählige Einzelursachen

Das Gift ist nichts,
Das Terrain ist alles!
Claude Bernard

Von den sogenannten kanzerogenen Stoffen wie Chemikalien, Radioaktivität, Teer, Anilin, Asbest, Nitrosamine ... wurden schon weit über tausend bekannt. Neuerdings werden sogar Bier, Kaffee, Valium und, um einem alle Lebenslust zu verleiden, die Spermien verdächtigt. Da von den Hunderttausenden von chemischen Verbindungen und Medikamenten die wenigsten in ihrer biologischen Wirkung genügend bekannt sind, geschweige denn ihre unendlich vielen Wechselwirkungen untereinander, müssen wir eine noch viel größere Zahl annehmen. Dies führt immer mehr Forscher dazu, 60 bis 90 % der Krebserkrankungen künstlichen Umwelteinflüssen der Industriegesellschaft anzulasten. Gleichzeitig werden in der heilen Welt der Reklame die Zigaretten immer naturreiner und das Bier gesünder ... Daß gut ein Drittel aller Kosmetika krebsfördernd sein soll, liest man nicht unbedingt in Frauenzeitschriften. Der Krebserreger Nitrosamin kann über das Bier oder konserviertes Fleisch, z. B. Würste, in den Körper gelangen oder auf noch nicht völlig bekannten Schleichwegen im Körper selber gebildet werden. Der dazu notwendige Grundstoff Nitrat ist infolge der künstlichen Düngung in Gemüsen oder im Grundwasser vorhanden. Wollte man sich also vor all den bekannten und unbekannten Krebsauslösern schützen, dürfte man logischerweise kaum mehr ein normales Leben führen, nicht mehr furchtlos atmen, trinken, essen und lieben. In fast allen Kleidern, Farben, Möbeln und Geräten, die wir benutzen, sind Chemikalien enthalten. Der Weg zum Krebsverfolgungswahn oder zur totalen Resignation ist nicht mehr weit, wenn man diesen Informationen glaubt. Es ist fast ein Wunder, daß wir noch nicht alle krebskrank sind.

Dieses Buch soll ja eine Alternative sein und die Krebsangst abbauen. Durch klares Denken und Eingreifen ordnender Kräfte wird dies möglich. Ohne dieselben würde dieses Buch zu einem mehrtausendseitigen Lesegeschwür auswuchern. An einem Beispiel soll gezeigt werden, wie die Einzelfaktoren erst durch ein Zusammenspiel voll wirksam werden. Man sagt dann, sie spielen eine synergetische Rolle (Synergetik = Zusammenspiel, Zusammenarbeit). Ein einzelner Faktor für sich würde keine oder nur eine kleine Rolle spielen, das Zusammenwirken mehrerer Faktoren jedoch multipliziert deren Wirksamkeit. Der Leiter des Sozialwissenschaftlichen Krebsforschungsinstituts in Heidelberg, Dr. Ronald Grossarth, gibt folgende Ergebnisse bekannt:

	an Lungenkrebs erkrankt
Nichtraucher	0,2 Prozent
Raucher	6,3 Prozent
Menschen ohne Hoffnung	9,2 Prozent
Menschen mit Hoffnung	0,7 Prozent
Nichtraucher ohne Hoffnung	0,6 Prozent
Nichtraucher mit Hoffnung	0,0 Prozent
Raucher ohne Hoffnung	*15,5 Prozent*
Raucher mit Hoffnung	1,6 Prozent

Wir sehen also, daß die bisherige pauschale Angabe, Rauchen sei ein dominanter Krebsfaktor, in dieser Form nicht stimmt. Erst wenn ein Mensch auch psychisch schwer angeschlagen ist und sein Dasein als hoffnungslos erlebt, ist er stark gefährdet. Eine Untersuchung am Mikrobiologischen Institut der Universität Zürich ergab, daß die sogenannten Krebserreger das Abwehrsystem des Körpers schwächen. Infolgedessen werden möglicherweise die Krebszellen nicht vernichtet, sondern können sich ansiedeln und weiterwachsen. Insbesondere werden die sogenannten Killerzellen unter den weißen Blutkörperchen geschädigt. Es ist also sinnvoller, sich mit den Abwehrkräften des Menschen zu beschäftigen als mit den Einzelgiften. Je größer die Abwehrkraft und die Maßnahmen, die sie stärken, desto mehr schädliche Einwirkungen kann ein Mensch verarbeiten. Formulierungen wie »Dies oder das ist gesund oder ungesund« sind also nie absolut, sondern nur relativ gültig.

Drei Gedankenmodelle

> Es wird geschätzt, daß 80 % allen Finanzaufwandes der Krankenkassen für selbstverschuldete Erkrankungen aufgewendet werden, für Wohlstandskrankheiten, die aus Überernährung, Bewegungsarmut, Maßlosigkeit des Konsums von Genuß- und Suchtmitteln, oft aber auch aus sozialen Verhältnissen und Konflikten entstehen.
>
> Albert Müller

Überlastungsmodell

Der Alternsforscher Prof. Hermann Blumenthal, Washington, macht in seinem Artikel »Totentanz Krebs«[13] das Altern zur Hauptursache des Krebses. Nach seiner Berechnung würde die vollständige Ausrottung dieser Krankheit »nur« ein bis zwei Jahre mehr Lebenserwartung einbringen, der Sieg über die Arteriosklerose jedoch zehn Jahre. Er selbst formuliert den naheliegenden Schluß nicht, der ganze hysterische Aufwand für die Krebsforschung sei übertrieben, wenn dabei nicht mehr herausschauen könne. In einem Punkt hat der hochgescheite Professor recht. Krebs hat mit dem Alterungsprozeß zu tun. Blumenthal erklärt aber nicht, warum immer häufiger Kinder an Leukämie erkranken und warum Krebs gerade bei den Fünfundvierzig- bis Sechzigjährigen am häufigsten vorkommt. Des weiteren sind seine Berechnungen der Überlebenschance nur richtig, wenn man die Ergebnisse der Ganzheitstherapie nicht berücksichtigt. Noch schlimmer ist die Bereitschaft, den Krebs sozusagen als unbeeinflußbare Naturgegebenheit zu betrachten und die Leute einem Tode zu überlassen, den Kuhl als »Krepieren« beschrieb, denn von einem Sterben könne man da oft nicht mehr reden.

Um die Sache etwas durchschaubarer zu machen, sollen drei verschiedene Erklärungsmodelle vorgestellt werden. Das Überlastungsmodell entspricht dem Bild einer Brücke. Durch ständige Einwirkung von Vibrationen kann z. B. ein Metall ermüden; Ermüdungsbrüche sind die Folge. Man kann auch solange Lasten auf die Brücke schleppen, bis sie zusammenbricht. Dabei kommt es nicht darauf an, ob man Heu, Tiere oder Panzer heranführt. Irgendwann wird einmal der Punkt erreicht, wo der geringfügigste Druck mit dem kleinen Finger genügt, um auch die stärkste Brücke zusammenkrachen zu lassen. Damit läßt sich erklären, warum beim Kranken auf der Kippe oft schon die kleinste Mehrbelastung durch die rabiaten diagnostischen Verfahren (Probe-Schnitt, Röntgenaufnahme) oder allein der Schock der Diagnose genügt, um einen bisher ruhenden Tumor zum Rumoren zu bringen. Ebenso kann die kleinste Entlastung oder die Stärkung der Abwehrkräfte schon im günstigen Sinne bedeutsam sein. So erklärt es sich, warum schon eine kleine Veränderung im Leben des Patienten die Krankheit auslösen kann. Auch die Entwicklungszeit über Jahrzehnte wird verständlich. Es bedarf vielerlei Arten dauernder Belastung bis zum Zusammenbruch. Erst die Häufung von meist mehreren Faktoren verursacht die echte Krebserkrankung.

Diese These wurde auch experimentell erhärtet. Wenn man die Haut nur einmal oder wenige Male an der gleichen Stelle verbrennt, entsteht eine Brandblase, eine Entzündung, und die Wunde heilt vernarbend aus. Die Narbe, z. B. bei Wetterumschlägen, ist schon ein bißchen empfindlicher. Wird die gleiche Stelle immer wieder angebrannt, kann die Wunde nicht mehr voll ausheilen. Eine chronische Entzündung entsteht. Bei immer neuen Verbrennungen derselben Stelle ziehen sich gleichsam die Abwehr- und Gestaltungskräfte des Körpers zurück und überlassen die regenerierenden Zellen ihrem Schicksal, d. h. sie können nun ohne Hemmung weiterwuchern, sich dem eigentlichen Zellprinzip überlassen. Sie wachsen auch weiter, wenn gar keine neuen Zellen mehr benötigt werden, um die Wunde zu heilen. Man könnte auch sagen, der Körper hat den ständigen Angriffen gegenüber kapituliert und sich von dem hoffnungslosen Kampfgebiet zurückgezogen. Altern kann auch eine Form des

Resignierens, ein Sich-Zurückziehen aus dem Lebenskampf sein. Bei einem sinnerfüllten Leben erträgt man Angriffe aber besser und länger und stirbt im besten Falle relativ beschwerdefrei und bewußt an Altersschwäche.

Pfeifenraucher erkranken manchmal an Lippenkrebs und zwar gerade an der Stelle, wo sie die Pfeife an der Lippe einhängen. Soll man also mit Pfeifenrauchen aufhören? Nicht unbedingt. Es gibt gemütliche Pfeifenraucher, die uralt werden. Würde man ihnen diesen Genuß wegnehmen, würden sie vielleicht richtig unzufrieden und damit bedeutend krankheitsanfälliger.

Meines Wissens hat noch niemand den *Lärm* als Krebsfaktor beschrieben. Wenn man jedoch das Überlastungsmodell anwendet, ist es logisch, alle Faktoren, die die Lebenskraft des Menschen beeinträchtigen, zu den krebsfördernden Faktoren hinzuzurechnen. Lärm verursacht u. a. die folgenden Schäden:

Durch Ausschüttung von Noradrenalin wird eine Alarmbereitschaft hergestellt (Streßreaktion), die nicht angemessen abgebaut werden kann. Der Überschuß kann, nach einem Umwandlungsprozeß, als Cholesterinablagerung die Arteriosklerose fördern.

Lärm mindert das Hörvermögen, macht aggressiv, reizbar, müde und depressiv. U. a. können Magengeschwüre und Stoffwechselschlacken entstehen.

Der Hormonhaushalt und das vegetative Nervensystem geraten durcheinander.

Der Blutdruck steigt, und die Blutgerinnungsfähigkeit wird beeinträchtigt, was Kreislaufschäden begünstigt.

Lärm vermindert die *Immunabwehr*.

Wenn der Lärm nur kurze Zeit einwirkt, kann sich der Organismus leicht erholen. Bei Dauereinwirkung – auch im Schlaf! – muß jedoch mit Dauerschäden gerechnet werden. Das geschwächte Immunsystem und die nicht eliminierten Stoffwechselschlacken gehören zu den wichtigsten Voraussetzungen, um den Boden für das Tumorwachstum vorzubereiten. In einer kleinen Industriestadt der Schweiz stellten zwei Schweizer Ärzte fest, daß *neun*mal mehr Leute an Krebs sterben, wenn sie nahe der stark befahrenen Durchgangsstraße wohnen, als wenn sie mindestens 400 m davon entfernt wohnen. Zum Lärm kommen hier noch das Blei und die Abgase hinzu.

Gleichgewichtsmodell

Als Bild für mechanisches Gleichgewicht gilt die Waage, für dynamische Gleichgewichtszustände der Tänzer, der Steuermann und die Schlangenlinien der Schwingungen. Die Chinesen bauen ihre Philosophie und Heilkunde, besonders die sogenannte Akupunktur, auf der Polarität von Yin und Yang auf. In seinem Buch *An-mo*[14] gibt Stefan Kappstein eine klare und gut verständliche Einführung. Dem Yin sind die Kräfte, die von der Erde ausstrahlen, dem Yang die vom Himmel wirkenden zugeordnet. Gegensätzliche, polar zueinander in Wechselwirkung stehende Eigenschaften werden einander gegenübergestellt:

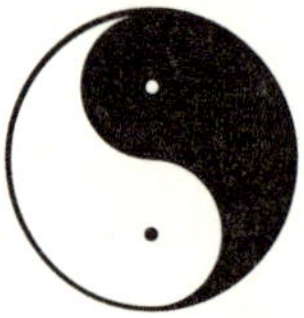

YIN		YANG
dunkel	⟷	hell
innen	⟷	außen
irdisch	⟷	himmlisch
stabil	⟷	beweglich
fest	⟷	weich
passiv	⟷	aktiv
kalt	⟷	warm
weiblich	⟷	männlich

Die beiden Seiten ergänzen einander wie das linke und das rechte Bein, sie sind nicht gegeneinander. Im Dunkeln ist immer noch eine Spur hell, im Hellen eine Spur dunkel. Wenn die eine Eigenschaft den Höhepunkt erreicht hat, erscheint die gegensätzliche und wächst bis zu ihrem Höhepunkt an. Dem Wachsein folgt der Schlaf, der Arbeit die Erschöpfung, dem Hunger die Sättigung . . .

Im Menschen gibt es unzählbare Gleichgewichtszustände. Überwiegt eine Funktion, entsteht eine Disharmonie, eine Disfunktion. Diese Gleichgewichtsstörungen sind der Anfang einer Erkrankung. Gesundheit beruht auf der Fähigkeit, die Polaritäten ausgleichen zu können, ein Ungleichgewicht zu spüren und rechtzeitig zu regulieren. Dazu braucht es einen Vermittler. Zwischen den beiden Polen Kopf/Denken/Wille und Bauch/Stoffwechsel vermittelt Brust/Herz/Fühlen. Das unwillkürliche Nervensystem ist polar angeordnet. Der Sympathikus spannt an, steigert die Arbeits- und Angriffsfähigkeit, aktiviert Herz und Kreislauf und hemmt die Aktivität des Verdauungssystems. Der Gegenspieler Parasympathikus löst und entspannt, begünstigt die Erholung und aktiviert die Verdauungsorgane. Der Sympathikus ist der »Tagesnerv«. Er regelt die Energieentladung, die Arbeitsleistung. Der Parasympathikus ist der »Nachtnerv«. Er regelt den Schlaf, die Entspannung und Erholung. Zusammen erhalten sie das Gleichgewicht des inneren Milieus, z. B. sind die Muskeln weder zu verkrampft noch zu schlaff. Geradezu peinlich genau wird die Konstanz der Temperatur eingehalten. Auch bei extremen Temperaturschwankungen in der Außenwelt ändert sich beim Gesunden die Körpertemperatur nur um Zehntelgrade. Müßten wir die Millionen Gleichgewichtsveränderungen im Körper bewußt ausrechnen und ausgleichen, wir wären hoffnungslos überfordert. Schon beim einfachen Gehen würden wir sofort unsicher, mechanisch und bald gelähmt. Dies passiert immer, wenn wir dem Verstand zu viel Gewicht geben und damit einseitig in die Natur, auch in unsere eigene, eingreifen wollen. Leicht kommt alles durcheinander. Das Gleichgewicht in uns und das ökologische Gleichgewicht um uns herum wird gestört, z. B. bei entgegengesetzten Stoffwechselprozessen wie Auf- und Abbau, Ablagerung und Auflösung, Entzündung und Verhärtung, Aufnahme und Ausscheidung.

Bei verschmutzten Gewässern entsteht Sauerstoffmangel, die Fische sterben, bestimmte Algenarten fangen an zu wuchern. Durch falsche Ernährung und andere Faktoren verschmutzen die Körperflüsse (Lymphe und Blut). Das Milieu für die Zellwucherung wird vorbereitet. Natürlich kann man mühsam die Algen abmähen oder ausreißen (operieren), damit sie nicht das ganze Gewässer überwuchern. Man kann auch künstlich Sauerstoff einblasen. Aber das ursprüngliche Gleichgewicht kann nur durch kostspielige Kläranlagen, oder noch besser, durch Herstellung einer Lebensweise, die gar keine Verschmutzung zuläßt, wiedergewonnen werden.

Auto, Schule, Büroarbeit oder einseitig beanspruchende Berufe führen bei vielen Menschen zu Bewegungsarmut. Die Liste der dadurch verursachten Störungen ist erschreckend lang. Nichtgebrauchte Organe, vorwiegend die Muskeln, erschlaffen und bilden sich zurück. Aber auch die Atmung und das Herz werden nicht genügend gefordert, die Eingeweide werden mangelhaft massiert. Vegetative Fehlsteuerungen, Kreislaufschäden, Magen-, Darm- und Stoffwechselstörungen, verminderte Leistungsfähigkeit und Abwehrkraft u. a. sind die Folgen, natürlich auch eine größere Krebsbereitschaft. Regelmäßiges Wandern, Tanzen, Spielen, Handwerkern, Gartenarbeit – aber alles ohne Ehrgeiz – können hier ausgleichen. Noch besser wäre ein Lebensstil, der solche Entartungen gar nicht aufkommen läßt.

Schichten-Modell

Die geologischen Schichten oder die verschiedenen Abstufungen der atmosphärischen Erdhülle sind anschauliche Gleichnisse. Kosmische Strahlen werden durch die Schutzhülle weitgehend abgefangen, gedämpft oder umgewandelt. Nur ein kleiner Teil der außerirdischen Einstrahlung erreicht schließlich den Boden.

Ohne diese filtrierenden Schichten würde jegliches Leben auf der Erde vernichtet. Astronauten, die längere Zeit im Weltall schwebten, kamen rein physisch gesehen wieder heil zurück. Ihre Seele jedoch war tiefgreifend verändert, womöglich, weil sie von rätselhaften »Strahlen« getroffen wurden. So, wie man aus den Erdschichten als Geologe oder Archäologe die Erd- und Menschheitsgeschichte entziffern kann, läßt sich beim Menschen seine persönliche Geschichte mit Hilfe psychotherapeutischer Methoden aufdecken. Frühkindliche, vergessene oder verdrängte Erlebnisse bis mindestens zur Geburt lassen sich ins Bewußtsein heben. Das Schichtenmodell eignet sich besonders, um Reihenfolgen oder Konsequenzen darzustellen.

Geist/Ich Intellekt	Einseitige, materialistische Weltanschauung – Verlust der Religion, des Urvertrauens – Falsche Zielsetzungen – Desorientierung – Entfremdung – Böse Gedanken
Seele	Krebs-Psyche, Resignation – Ersatzhandlungen – Depressionen – Apathie – Habsucht und Machtgier – Freßlust – Haß und Mißgunst
Unbewußtes	Funktionelle Störungen im Hormonhaushalt und im vegetativen Nervensystem – Stoffwechselchaos – Schwache Abwehrkräfte
Körper	Materialisierung als Tumor

Dieses einfache Schema deutet an, wie sich stufenweise, in diesem Falle von oben nach unten, die Tragödie einer Krebserkrankung langsam von einem immateriellen Gebiet aus immer mehr verdichtet bis zur vollen Verkörperung. Man kann es auch so formulieren: Jedes Problem, das auf *seiner* Stufe nicht gelöst werden kann, sinkt auf die nächsttiefere ab, bis es sich ganz im

Organischen verankert hat. In der Therapie muß man dann sozusagen den Rückwärtsgang einschalten. So gesehen wird verständlich, daß sich chinesische Taoisten weigerten, Medikamente oder Ärzte zu benutzen und es vorzogen, solange zu meditieren, bis sie den seelischen und geistigen Ursprung der Erkrankung durchschauten.

Anhand der folgenden Tabelle über den gut erforschten Faktor Streß wird das gleiche Prinzip detaillierter und vernetzter sichtbar. Das Studium dieser Tabelle zeigt, wie kompliziert und vielschichtig sich ein einziger Hauptfaktor auswirken und neben vielen anderen Krankheiten unter Umständen auch zu Krebs führen kann.

Hier sei ausdrücklich darauf aufmerksam gemacht, daß nur unverarbeiteter oder nicht normal abgebauter Streß schädlich ist. Der Luzerner Arzt Erich Noser stellt in seiner Arbeit über Zivilisationskrankheiten fest, daß er als ohnmächtiger Arzt denjenigen nicht helfen könne, die offensichtlich infolge stumpfsinniger Arbeitsbedingungen oder wegen Arbeitslosigkeit erkranken. Daß monotone Arbeit krankmachen kann und frühzeitiges Altern begünstigt, wird in mehreren Untersuchungen belegt. Noser fordert ein Überdenken der Industrie-Produktion und eine Umstellung auf menschengemäße Arbeitsbedingungen. Es ist wahrhaft höchste Zeit, daß die Ärzte nicht nur an der Endstation Arztpraxis oder Spital warten, sondern sich um die gesellschaftlichen Ursachen der Krankheiten kümmern.

Die drei Ursachenmodelle sind als Denkanstoß gedacht und keinesfalls absolut oder dogmatisch zu verstehen. Sie greifen ineinander über, bedingen und ergänzen sich wechselwirkend. In jedem ist ein anderer Aspekt besonders betont, der im Mandala- oder Vernetzungs-Modell enthalten ist.

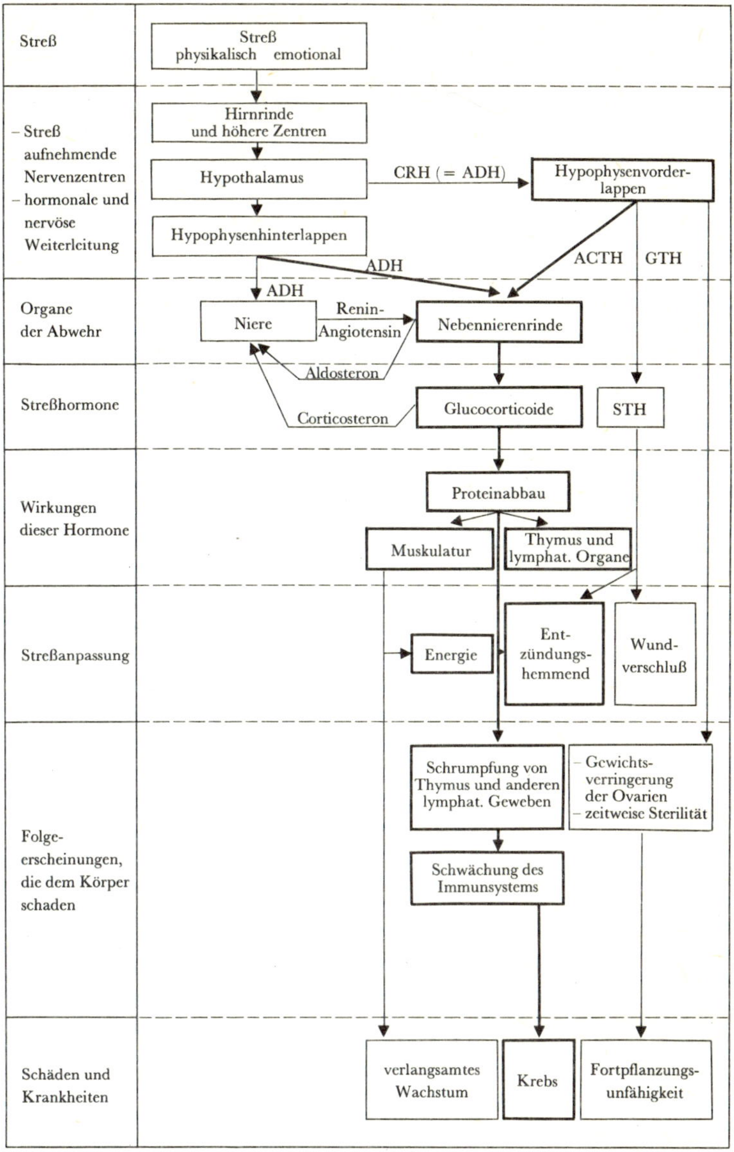

Reaktionen des Organismus auf die Einwirkung von physikalischen und emotionalen Stressoren (– – – Einwirkungen über Nervenbahnen, – humorale Effekte; nach Wörner). (aus: König, S. 128)

Erscheinungsformen

Je nach Standpunkt läßt sich Krebs völlig verschieden beschreiben. Die verschiedenen Ansichten geben jeweils Teile des Ganzen wieder. Sie schließen einander nicht aus, sie ergänzen sich. Der Ausschließlichkeitsanspruch der Schulmedizin, aber auch einiger sektiererischer Außenseiter, fixiert einen oder wenige der möglichen Aspekte. Sie neigen zur Verabsolutierung eines Sektors und verhindern damit ein allseitiges, umkreisendes Anschauen und Denken, ein An- und Umgehen von wechselnden Standpunkten aus. Ein vielfältiges Erkennen der Erscheinungsformen ergibt wichtige Hinweise für die Vorbeugung und Therapie.

Versuchen wir also, die »bösen« Geschwülste einmal unkonventionell zu sehen.

Überproduktion

Rudolf Steiner brachte 1914 den Krebs mit sozialen Verhältnissen in Zusammenhang. Er bezeichnete die entstehende Konsumgesellschaft, die um der Produktion und des Profites, also nicht um des Menschen willen, Überschuß hervorbringt, als Krebs-Gesellschaft. Was in der Natur – Überschuß an Samen und Keimen – sinnvoll und berechtigt ist, wirkt sich in der Gesellschaft und beim einzelnen Menschen verhängnisvoll aus. Die wuchernde Überproduktion von Zellen am falschen Ort ist ein genaues Spiegelbild. Auch Überkonsumation, mehr Einatmen als Ausatmen, mehr Gedanken und Bilder aufnehmen, als man lebendig verdauen kann, führt nach Steiner zu parasitären Ballastbildungen.[15]

Entfremdung

Verschiedene Forscher sehen im Krebsgewebe entfremdete Zellen, die nicht mehr vom Organismus, sondern fremdgesteuert sind. Auch dies ist das Spiegelbild gesellschaftlicher Verhältnisse, die den Menschen seiner Selbstbestimmung (Autonomie) berauben.

Falscher Embryo

Eine Zelle teilt sich und teilt sich und nährt sich dabei vom »Mutterkuchen«. Der Embryo wächst, bis er die Lebenskräfte des Wirtes aufgesaugt hat. Folgerichtig schlug ein Arzt vor, man sollte ein »Abtreibungsmittel« finden. Andere sehen darin ein Spiegelbild des »Ausbeuters«, der das Volk bis aufs Blut aussaugt. Wesentlicher ist die Überlegung: Woher bezieht der Tumor seine Energie, und warum erhält er sie? Wie könnte man den Energiezufluß stoppen oder umleiten? Toussaints Beobachtung, daß Krebskranke im Endstadium aussehen wie Verhungerte, Ausgesogene, mit gelblicher Hautfarbe, knochigen, dünnen Armen und Beinen, aber aufgeblähtem Leib, wird dadurch verständlich. Ein seltsames Paradoxon: verhungernde Menschen in einem Gebiet der Überernährung! Wonach hungern sie wirklich?[16]

Unbegrenztes Wachstum

Kurz nch der Befruchtung gibt es ein Stadium, in dem sich die Eizelle von Teilung zu Teilung verdoppelt. Wohin die unbegrenzte Verdoppelung führen würde, ist aus der Geschichte mit dem Schachbrett und den Weizenkörnern bekannt. Scheinbar harmlos fängt es mit einem Korn an, dann zwei, vier, acht ... Das gleiche gilt für den berühmten Franken, der im Jahre 0 zu 4 % Zins angelegt wurde. Keine Macht der Welt könnte die Weizenkörner des 64. Feldes oder den Zinseszins von 2000 Jahren leisten.

Bei normaler Entwicklung hört das reine Zellwachstum des Embryos bald auf. Eine formende Kraft begrenzt das Wachstum und leitet die Differenzierung zur höheren Organisation ein. Wenn man die Zellen in einem Glas weiterwachsen läßt, verdoppeln sie sich so lange weiter, bis kein Platz oder keine Nährlösung mehr da ist. Gesellschaftlich sind wir jetzt an einem Punkt, an dem das unbegrenzte wirtschaftliche Weiterwachsen aufhören muß, wenn wir überleben wollen. Auch hier ist ein Gestalt-Wille notwendig, um die rein quantitative Wucherung zu begrenzen und um die menschlichen Produktivkräfte in Lebensqualität umzuwandeln. Dies gilt auch für das Forschen: »Je mehr erforscht wird, desto weniger weiß man. Immer neue Aspekte kommen hinzu« (Prof. Gerlach). Die mahnenden Sinnbilder des Turmbaus von Babylon und der Hydra können den Ausweg weisen. Auch das Verbot des Zinsnehmens in der Bibel und im Koran muß wieder ernst genommen werden.

Asoziale Zellen

Es ist auffallend, wie sonst nüchterne Wissenschaftler beim Krebs ins Phantasieren kommen. Je nach Geschmack reden sie von wahnsinnigen, aufrührerischen, anarchistischen, asozialen, bösen, schranken- und bindungslosen, parasitären, absonderlichen, entgleisten, verirrten oder unkontrollierten Zellen. Das sind alles Gleichnisse gestörten Sozialverhaltens. In dem Krebsgewebe findet man übrigens überdurchschnittlich viele Zellen mit zwei Kernen, sozusagen schizophren gewordene Zellen. Auch Politiker sprechen gelegentlich von Krebsnestern, die radikal auszumerzen seien. Die Frage ist naheliegend, wieweit hier nicht Projektionen unbewußter, verdrängter Seeleninhalte vorliegen. Sind die Zellen wirklich so oder spiegeln die Zellen und deren Verhalten psycho-soziale Verhältnisse der Kranken und der Gesellschaft wider? Zellen sind ohne Bewußtsein und ohne Absichten. Wenn das Kleinkind den Kopf am Tisch anstößt und den bösen Tisch beschimpft, lächeln wir überlegen. Wenn ein Auto die Kurve nicht erwischt, sagen wir ja auch nicht, das Auto sei besoffen gewesen.

Auf *derselben* Seite einer Zeitung stand, daß 1977 dank Intensiv-Überwachung im Kreißsaal von tausend Neugeborenen zehn mehr überlebten als 1955 *und* daß ein Drittel aller »Wissenschaftler« für das Militär forscht. Es ist offenbar leichter, nicht dem Menschen, sondern den unschuldigen Zellen Entgleisung und Absurdität anzulasten. Von innenpolitischen Problemen wird auf Außenpolitik abgelenkt.

Krebs und Mäuse[16]

Krebs ist die einzige Krankheit, deren Namen einem Tierkreiszeichen in der Astrologie entspricht. Kannten die alten Namengeber Zusammenhänge? Nach der Überlieferung bedeutet dieses Zeichen u. a. das Sich-einschließen, Abkapseln, Festhalten, das Nicht-mehr-loslassen-Können. Das griechische Wort *karkinos* heißt Krebs. Ein Arzt sagte: »Ein wirklich glücklicher Mensch bekommt keinen Krebs.« Bei vielen Krebskranken sei auffallend, wie sie verbissen an einem zurückliegenden Vorfall festhielten, von Ressentiments gepeinigt seien. Das Wort »zurückkrebsen« weist auch daraufhin. Astrologisch wird der Krebs mit dem Mond verbunden, der das generative Prinzip, also das Zellwachstum beherrscht.

In der Bibel (Samuel 1.5) werden Mäuse und Geschwulstplagen zusammen genannt. Das Bild ist vortrefflich. Wenn sich Mäuse (Geschwulst) in einem Haus (Körper) im Dunkeln einnisten können, vermehren sie sich unheimlich schnell und bauen überall neue Nester (Metastasen). So würden sie innerhalb kurzer Zeit das ganze Haus unterminieren und ausfressen. Natürliche Feinde der Mäuse sind Sauberkeit und die wachsame Katze (Immunsystem), ein Sinnbild völliger Entspanntheit und blitzartiger Sprungbereitschaft. Merkwürdigerweise eignen sich Mäuse auch besonders gut für Krebsexperimente.

Fäulnis, Gärung und fehlende Atmung

Der Stoffwechsel der Tumoren unterscheidet sich grundlegend von dem des gesunden Gewebes. Wilhelm Reich wies darauf hin, daß die Patienten oft nach Fäulnis riechen und bei lebendigem Leibe verfaulen. Eiweißstoffe faulen, Kohlenhydrate gären, und Fette werden ranzig. Fäulnis hängt mit Mangel an Frische und Sauerstoff zusammen. Tatsächlich atmet das Krebsgewebe nicht mehr. Es hat auf Gärungsstoffwechsel umgestellt. Hefe als Gärungsmittel bläht den Brotteig auf durch das Freisetzen von Kohlensäure, ein Gas, das uns zum Ersticken bringt. Deshalb

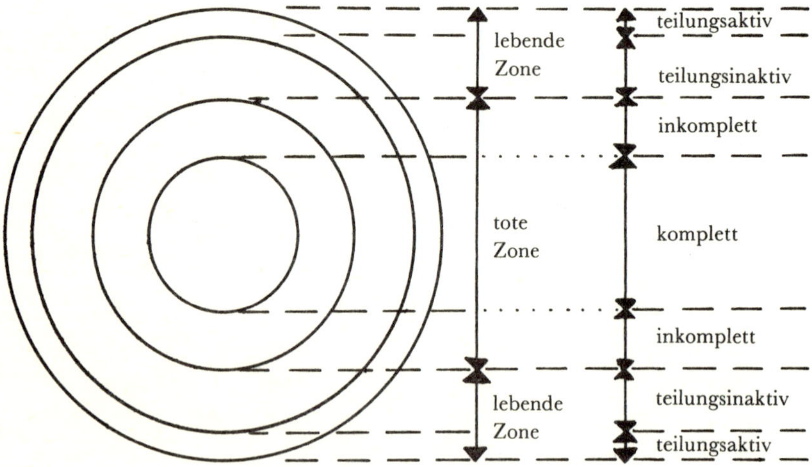

vertragen Krebszellen den Sauerstoff so schlecht. Die fehlende Infrarotstrahlung der Tumoren weist auch auf fehlenden Sauerstoffverbrauch und damit auf Untertemperatur hin. Sowohl im Tumor als auch im Blut findet man einen erhöhten Kalium- und einen verminderten Natriumgehalt.[3] Das gestörte Kalium-Natrium-Gleichgewicht bedeutet nach Rudolf Steiner übersteigerten Stoffwechsel und ebensolches Wachstum. Das fehlende Natrium vermag nicht mehr, das überbordende Wachstum zu begrenzen. Als Ganzes ein paradoxes und absurdes Bild: »Ein verwesendes, fauliges Wachstum« oder »Es wächst sich zu Tode«. Beim untenstehenden schematischen Bild wird dies noch klarer. Im Zentrum, wo sonst das Leben pulsiert und ausstrahlt, wird totes Gewebe abgelagert, der Tod wird ins Zentrum genommen. Das sonst Erfreuliche, das Wachsen, ist lebensgefährlich, und das sonst Gefürchtete, das Tote, ist beruhigend, ist ungefährlich.

Erfolgsorgane

Je nach Schule werden siebzig, einhundertfünfzig und noch mehr verschiedene Krebsarten unterschieden. Ob das wirklich sinnvoll ist, will ich offenlassen. Man spricht ja auch nicht von Fuß-, Finger-, Bauch-Eiterung, als handle es sich jedesmal um eine andere Art von Eiterung. Meiner Ansicht nach gibt es nur *einen* Krebs, der aber an verschiedenen Orten und auf verschiedene Art auftritt, wie *ein* Schauspieler in verschiedenen Rollen, Masken und vor verschiedenen Kulissen auftreten kann. Die Verteilung der Auftrittsorte beim Krebs ist auffallend und weist auf große Zusammenhänge. 74 % der Tumoren kommen in den Stoffwechsel- und Regenerationsorganen (einschließlich weibliche Brust) vor. Nur 1 % betrifft das Gehirn, und auch da gehen Tumoren vom Stoffwechselteil des Gehirns aus. 25 % befinden sich in der Lunge, auf der Haut usw. Diese Verteilung läßt sich vom anthroposophischen Standpunkt des dreigliedrigen Menschen und der Polarität *entzündliche* ↔ *verhärtende* Krankheiten verstehen. (Näheres darüber im Kapitel über anthroposophische Heilkunde.) Es sind dies auch die Orte, wo ein Erwachsener noch weiterwachsen respektive fetter werden kann (Unterleib ...) oder wo das Wachstum schon in der Kindheit abgeschlossen ist (Kopf, Sinnesorgane und Nerven). Das Wachstumsprinzip oder quantitative Prinzip überwiegt das Gestalt- oder Qualitätsprinzip. Überschüssige Wachstumskräfte können nicht ordnungsgemäß abgebaut und ausgeschieden oder in eine höhere Tätigkeit umgewandelt werden.

Von den einzelnen Organen werden die schwächsten betroffen, aber erst, nachdem der Gesamtorganismus durch langandauerndes Stoffwechselchaos anfällig gemacht wurde. Der Name Erfolgsorgan soll ausdrücken, daß das erkrankte Organ nicht zufällig »ausgewählt« wurde. An drei Beispielen – Lunge, Brust und Magen – soll dies verständlich gemacht werden. Kann der zuerst mikroskopisch kleine Tumor nicht ungehindert an seinem Ausgangspunkt weiterwuchern, dehnt er sich über Lymph- und Blutbahnen auf den ganzen Körper aus und bildet neue Siedlungen in bestimmten Organen. Erst in diesem Stadium wird er lebensgefährlich.

Für die Chirurgen und Bestrahler sind die Lokalisationen und die rein körperlichen Manifestationen vorrangig. Dogmatisch wurde Krebs als primär lokale Erkrankung bestimmt. Zwischen den Vertretern der »nur örtlichen Erkrankung« und denjenigen, die Krebs als eine Allgemeinerkrankung betrachten, wird ein erbitterter Glaubenskrieg ausgefochten. Noch vor einigen Jahren schrieb der Chirurg Hackethal in seinem Buch *Nachoperation*[17]: ». . . um zweifelsfrei klarzumachen, daß der Krebs primär eine örtliche, aber keine Allgemeinerkrankung ist. Diese Tatsache kann man als wissenschaftlich gesichert werten. Darauf basiert die Krebschirurgie. Eine Krebsoperation wäre von vorneherein sinnlos, wenn es nicht so wäre.« Etwas weiter hinten, im Kapitel »Naturgemäße statt Vergiftungsmedizin«, kämpft Hackethal für Ganzheitsmethoden und empfiehlt u. a. eine naturgemäße Lebensweise und Sexualität. Damals wohnten noch zwei Seelen, ach, in seiner Brust. Bei seinem Berner Vortrag im Januar 1980 bekannte sich der mutige Arzt nun auch zum Konzept der Allgemeinerkrankung. Er ist einer der wenigen, die auch im Alter lernfähig sind und auch Irrtümer eingestehen können. Auch in bezug auf die seelischen Ursachen hat er umgelernt. Vor Jahren bezeichnete er diese Idee noch als Blödsinn. Inzwischen glaubt er, daß psychische Faktoren einen wesentlichen Anteil bei der Entstehung des Krebses ausmachen. Damit erspart mir Hackethal, den ursprünglich gegen ihn geschriebenen Angriff hier wiederzugeben.

Am besten nachgewiesen schien bis jetzt der Zusammenhang zwischen Rauchen und Lungenkrebs. Von allen Krebsarten hat er auch am meisten zugenommen. In der Schweiz starben 1910 jährlich 30 Menschen an Lungenkrebs, 1940 waren es 300 und 1975 bereits 2210. Die Zigarettenreklame dazu: »Wir nehmen's gerne leicht, besonders mit der Flint – Hart sein: leicht rauchen.«

Ich habe selbst einige Jahre in einer Marktforschungsfirma gearbeitet und über die Motivforschung mitgeholfen, die untergründigen Motive der Raucher auszuloten. Ich weiß, mit welch zynischen Methoden die professionellen Lügner ihre Opfer mit »Tiefenpsychologie« auf Schwachstellen untersuchen. Trotzdem könnten diese Verführungsfritzen bei den Leuten nichts ausrichten, wenn keine entsprechenden Bedürfnisse, Gewohnheiten und Illusionen vorhanden wären. Die meisten Raucher möchten aufhören, aber sie können nicht, sie sind süchtig. Es mag eine Beruhigung sein zu wissen, daß Rauchen allein noch nicht besonders stark in Richtung Lungenkrebs wirkt, sondern erst in der Kombination mit Hoffnungslosigkeit (siehe Tabelle Seite 67). Schwächend auf den Organismus und besonders auf die Lunge wirkt es bestimmt. Wenn dann noch andere Belastungen hinzukommen wie Abgase und Streß, kann zuletzt doch die Lunge das Erfolgsorgan sein. Toussaint nimmt an, »daß eine Krankheit einen Menschen nicht grundlos befällt, daß eine bestimmte Krankheit vielmehr zu einem bestimmten Menschen gehört, ja daß sogar Krankheit eine Art von *Selbstdarstellung* des betreffenden Menschen ist und wir nur noch lernen müssen, die Sprache dieser Ausdrucksweise zu verstehen«[16].

Die Kernfrage liegt also nicht bei der Zigarette, sondern bei der Raucher-Psyche. Betroffen sind die Region der Lippen, des Mundes, Kehlkopfes, der Bronchien und Lungen mit ihren vielen physischen und emotionalen Funktionen wie Saugen, Ein- und Ausatmen, Sprechen, Singen, Küssen . . . Aus der genauen Beobachtung, *wie* und wann jemand raucht, ob langsam, wohllüstig saugend und genießend oder hastig und verlegen, läßt sich schon viel über den persönlichen Grund des Rauchens erahnen. Toussaint weist darauf hin, daß unsere Worte sachlich, gewandt, massenhaft und gehetzt produziert werden. Das menschliche, einfühlende, warme Wort und Gespräch sei am Verkümmern. Wer hat nicht schon beobachtet, wie in einem Restaurant das Gespräch mit einem Unbekannten erst auf dem Umweg über eine Zigarette »gezündet« werden kann. Wie sehnsüchtig wird der blaue Dunst eingesogen, unbewußt die Wärme der Mutterbrust gesucht. Bei den meisten Menschen ist die ruhige, rhythmische und volle Atmung mehr oder weniger gestört und damit auch der Luft- und Blutkreislauf und die entsprechenden seelischen Reaktionen. Wenn es einem stinkt, rümpft man die Nase und atmet möglichst wenig ein. Wenn einem das Leben, der Partner oder die Arbeit stinkt, wird dies allmählich und unbewußt zur Dauerhaltung und prägt sich im Gesicht ein. Man läßt den »Odem«, das Leben, nicht mehr in sich hinein, lebt auf Sparflamme. Die Organe werden ungenügend mit Sauerstoff versorgt und verschlacken . . . Mit der »Zieh-Garette« zieht man nur Ersatzleben ein. Wenn auch die Bauchatmung fehlt, z. B. wegen der wahrhaft atemberaubenden, engen Kleidung nach der heutigen Mode, füllt sich der untere Teil der Lungen nicht, und die regelmäßige Massage der Bauch- und Unterleibsorgane (2500 mal im Tag!) wird geschwächt. Wer mehr darüber wissen will, lese ein Buch über Atemtherapie oder besuche einen entsprechenden Kurs. Ich kann hier nur andeuten, daß nicht allein das Rauchen die eigentliche Ursache der Erkrankung und daß Heilung erst möglich ist, wenn die persönlichen Zusammenhänge geklärt werden.

Auf alle Fälle kann die Atmung im Zusammenhang mit Krebs nicht wichtig genug genommen werden. Beim Krebsgewebe ist der Stoffwechsel wegen Sauerstoffmangels und entsprechender Untertemperatur auf Gärung umgestellt. Professor von Ardenne, Dresden, hat eine Sauerstoff-Mehrschritt-Therapie entwickelt, die in kurzer Zeit den Sauerstoffgehalt des Blutes wesentlich und dauerhaft zu heben vermag und die damit verbundene Jugendlichkeit und Lebendigkeit fördert.

Brust

Was der Krebs der Atemwege für den Mann, ist der Brustkrebs für die Frau. Die Erkrankungshäufigkeit nimmt zu. In den USA ist der Brustkrebs bei Frauen im Alter von 40 bis 44 Jahren die häufigste Todesursache überhaupt. Bei Nonnen tritt der Brustkrebs überdurchschnittlich häufig auf, während Frauen in Asien und Südamerika etwa zehnmal weniger bedroht sind. Es ist äußerst schwierig, diese Unterschiede zu erklären. Die folgenden Ansichten von Toussaint dürften mindestens einen Teil der Problematik erfassen:

»Welche Bedeutung kommt der Frauenbrust zu? Ist sie primär ein milchspendendes Organ? Liegt ihr tieferer Sinn in der schönen Form, die zu allen Zeiten die Künstler inspirierte? Oder besteht ihre Hauptaufgabe darin, Männer anzulocken? Verkörpert sie die Liebende, die Mutter? Oder eine Verbindung aus beiden? Warum empfinden wir die Brustform als schön, angenehm und sinnlich? Es ist doch – isoliert betrachtet – eine merkwürdige Sache, daß eine vorspringende Körperrundung mit einer kleinen Zotte so unterschiedliche und doch so intensive Gefühle wecken kann, und daß dies nur die menschliche Brust tut. Kein Stier gerät beim Anblick eines Kuheuters in Verzückung; kein Affe tastet nach der Brust seines Weibchens. In der Brust offenbart sich mehr als in jedem anderen Körperteil das Wesen der Frau – nicht in ihren Geschlechtsorganen. Diese scheinen auf den ersten Blick gar nicht vorhanden zu sein. Auch nicht in den Gesichtszügen, denn in jedem Gesicht finden wir männliche und weibliche Züge des Menschen: Das Gesicht hat etwas von der Zweigeschlechtigkeit ›vor dem Sündenfall‹ behalten. Aber an der Brust erkennt man die Weiblichkeit. Alles Frauliche hat sich gewissermaßen in dieser Form gestaut. Daher verstümmelt eine Brustoperation die Frau auch so grausam. Sie fühlt sich danach bis ins Tiefste ihres Wesens hinein verletzt, weitaus mehr jedenfalls als nach einer Gebärmutterentfernung.«

»Seltsam ist auch, wie sich Brustkrebs im Körper ausbreitet. Er sucht nämlich vornehmlich die Knochen seiner unglücklichen Opfer auf und frißt große Löcher hinein. Wenn wir uns unseren Körper anschauen, sehen wir, daß ein Teil davon, die Knochen, ziemlich beständig ist, und ein anderer Teil, nämlich alles, was daran und darum ist, wie Muskeln, Bänder, innere Organe, vergeht. Der Körper bietet ein Bild vom Wesen des Menschen, das auch teilweise aus Ewigkeit besteht, die sich hier im Vergänglichen, nämlich der Zeit, offenbart. Und genau der beständige Teil des Menschen wird bei Brustkrebs aufgelöst und ausgehöhlt.«

»Alle Menschen werden von einer Frau geboren. Die Frau ist Mittlerin zwischen der Welt des Geistes, aus der wir kommen, und unserer vergänglichen Welt. Wenn die Frauen nicht tief in diesem Bewußtsein leben, sondern sich selbst nur als zeitliche Produkte, auflebend und vergehend, betrachten, dann wird in ihnen das Ewigkeitsprinzip angegriffen – um es noch einmal zu sagen – nicht durch ihren eigenen Fehler, sondern durch die Struktur der Gesellschaft, in der sie leben. Es gibt nichts Heuchlerischeres, als die Krankheit eines anderen den von ihm gemachten Fehlern zuzuschreiben; das darf man nur bei der eigenen Person tun. Man stelle sich einmal die Frau von heute vor: Ihre Kartoffeln wurden im Laden für sie geschält, ihr Gemüse kommt aus der Büchse, ihre Milch kauft sie in Plastikbeuteln, ihr Feuer brennt beim Umdrehen eines Hahnes von selbst, ihre Kleider sind aus Kunstfasern und im Geschäft fertig gekauft, ihr Baby bekommt neuzeitliche Konservennahrung, ihre vollautomatische Waschmaschine erspart ihr, sich die Hände schmutzig zu machen und im Wasser zu panschen, Radio und Fernseher liefern Unterhaltung auf Abruf, ihre Wohnung ist zentralbeheizt und haargenau so eingerichtet wie die andern achtzig Wohnungen in dem Häuserblock, in dem sie lebt. Auf der Straße benutzt sie ein Moped oder Auto.«

»Wie soll diese Frau noch mit der Erde Kontakt haben? – Mit der wäschebleichenden Sonne, mit dem Duft des frisch aus dem Ofen kommenden Brotes, mit dem vertrauten Saugen des Kindes an der Brust, mit dem Wind in den hohen Bäumen rings ums Häuschen, mit dem Geruch feuchter Erde und des frischen Grases, durch das sie auf dem Rückweg vom Einkaufen läuft. Und wenn sich die Frau von heute dann hilf- und ratlos ihrem Mann zuwendet, um mit ihm ins Gespräch zu kommen – worüber weiß sie selbst nicht –, dann jammert er ihr vom Geschäft oder vom Büro, und sie hört von Ein- und Verkauf, von der Produktion und von jenem bewußten Herrn, der einem so auf die Nerven fallen kann – und dann schaltet er den Fernseher ein und sieht sich ein Fußballspiel an. Wie soll eine solche, in Plastik und Maschinen verpackte Frau noch mit Gott in Einklang stehen? Im Bett? Ach du liebe Zeit, da haben doch die Verhütungsmittel das Direkterlebnis zu einem Zweiterhanderlebnis gemacht, sofern sie nicht die Pille zu sich nimmt, die ihre Empfängnisfähigkeit lahmgelegt hat. Was unsere Zeit aus den Frauen gemacht hat, ist fürchterlich. Und bei diesen Frauen bricht dann auch die entsprechende Krankheit aus, die hart macht, was zart sein sollte, und die aufweicht, was fest sein sollte. Ich glaube nicht an eine Heilung mittels vermännlichender Hormonbehandlung, wohl aber an eine Genesung durch erneuerten Kontakt mit der Erde, durch Weben, Spinnen, Backen – allerdings nicht im Sinne von ›Weben heilt‹; es geht hier vielmehr um die *Einstellung,* mit der die Tätigkeit verrichtet wird. Jedes Tun sollte auf Gott gerichtet sein, so daß in jedem scheinbar unbedeutenden Handgriff die Innigkeit des Glaubens zum Ausdruck kommt.«

Soweit der einfühlsame Toussaint.

Dadurch werden die vorher genannten Zahlen einleuchtender. Gerade im »besten« Alter von 40 bis 44 Jahren, also bevor die Wechseljahre beginnen und die Frau das Altern, den Rollenwechsel fürchtet oder ihr bewußt wird, daß sie das eigentlich

Frauliche nicht gelebt hat, wird der Brustkrebs zur häufigsten Erkrankung der Frau. Ist der krasse Unterschied zu den Asiatinnen und Südamerikanerinnen dadurch zu erklären? Wie konnte sich überhaupt die verrückte Idee durchsetzen, Frauen sollten aus rein »ästethischen« Gründen ihre Kinder nicht säugen? Das Symbol der Weiblichkeit wurde zum Sex- und Präsentierobjekt erniedrigt. Die Brust ist auch der Mitte des Menschen, der Herzgegend zugehörig, wo das Zentrum der Gefühle, der Liebe und der Sehnsucht webt. In unserer versachlichten, von den technomanisch besessenen Männern beherrschten Gesellschaft zählen Gefühle nicht allzuviel. Wie lange hat es gebraucht, bis einige Ärzte merkten, daß eine Brust-Amputation für die Frau mehr ist als eine rein anatomische Sache, daß sie die tiefsten Depressionen auslösen kann und das ganze Familienleben gefährdet! Hackethal führt erschreckende Fälle an, wie leichtfertig und allzu schnell amputiert wird. In einem Falle wurde nicht einmal abgewartet, bis die Krebsdiagnose histologisch abgesichert war. Als die überrumpelte Frau keine Brust mehr hatte, stellte sich heraus, daß sie gar keinen Krebs hatte. Der Vampir-Chirurg verstand es jedoch, die Frau weiterhin in die Irre zu führen und sie vorbeugend fünfzigmal bestrahlen zu lassen! Die neue Generation der Kriminal-Schriftsteller könnte hier wahrhaft makabren Stoff finden! Noch verrückter ist das Ganze, wenn man sich an die von Rieder, Bern, 1930 erstellte Untersuchung erinnert, die bewies, daß nichtbehandelte Frauen ebensolange überlebten wie medizinisch »behandelte«. 1963 fand A. Gregel, daß unbehandelte alte Frauen sogar länger überlebten als behandelte.

Magenkrebs befällt Frauen und Männer mit 17 % Anteil etwa gleich häufig. Als äußeren Grund vermutet man u. a. geräuchertes Fleisch oder geröstete Nahrungsmittel. Im innern Islands, wo der Eiweißbedarf hauptsächlich durch geräucherten Fisch gedeckt wird, sterben 50 % der Krebskranken an Magenkrebs. An der Küste, wo frische Fische verfügbar sind, kommt er kaum vor. Bei Reis und fleischarm Essenden ist er selten. Allgemein geht der Magenkrebs bei uns zurück. Vermutet wird, der Rückgang sei durch den Einfluß der neuzeitlichen Ernährung, z. B. mehr Vitamin C und Milchsäurezufuhr, bedingt. Da Magenkrebs erst in einem sehr späten Stadium zu Beschwerden führt, überleben weniger als 10 % die nächsten fünf Jahre, von seiner Entdeckung an gerechnet. Er kann u. a. aus chronischen Magengeschwüren entstehen. In der Psychosomatik ist die Entstehung des Magengeschwürs besonders gut erforscht.

Schon die Redewendungen »Es schlägt mir auf den Magen«, »Mir ist schlecht«, »Ich hab eine Magenverstimmung« weisen auf die Sensibilität der Magen-Mund-Region hin. Wenn man Ärger herunterschlucken muß, passiert, was Pawlow mit seinen berühmten Hunden erzwang. Er konditionierte die Hunde so, daß bei jeder Fütterung eine Glocke ertönte. Später lief den Hunden auch der Speichel im Munde zusammen, wenn nur die Glocke ertönte. Der Magen bereitete sich reflexartig auch ohne Futter zur Verdauung vor und sonderte Magensäure ab. Zu verdauen bleibt dann nur die Magenwand. Geschieht dies lange genug, vorwiegend wegen Konflikten am Arbeitsplatz oder in der Ehe, arten die Verstimmungen und Verdauungsstörungen schließlich zu einem Magen- oder gar Krebsgeschwür aus.

Als disponierende Ursachen können orale Gehemmtheit (Halt's Maul!), d. h. die Unfähigkeit, seine wahren Gefühle aussprechen zu können, verbunden mit einem Überhunger (= Gier) nach Nahrung, Besitz, Geltung, Anerkennung und Liebe angenommen werden. Dies treibt an zu übermäßiger Aktivität, zu Leistungszwang und Dauerstreß ohne echte Befriedigungsmöglichkeit. Werden die unvermeidlichen Mißerfolge und Enttäuschungen zu schwer genommen, dann wird man überempfindlich und muß noch mehr Verstimmungen herunterschlucken. Ein Teufelskreis. Die zunehmende Verkrampfung bewirkt auch eine Verkrampfung der Magenwand und der Kapillaren. Die mangelhafte Durchblutung schwächt den Widerstand gegen die Magensäure.

Eine Untersuchung von Wolfgang Zander, München, zeigte, daß unbewußte *Neidgefühle* bei der Entstehung von Magengeschwüren eine Rolle spielen. Als Zander vor dem Röntgenschirm Themen erwähnte, die den unbewußten Konflikt ansprachen, verkrampfte sich jeweils der Magen. Bei Kontrollpersonen löste das gleiche Thema keinen Magenkrampf aus. In der Chirurgie hat man eingesehen, daß Operieren wenig nützt, Psychotherapie und geistige Nahrung jedoch viel. Im Kapitel über Ernährung werden noch weitere Zusammenhänge folgen.

Die skizzenhafte Schilderung dreier Organe ist natürlich höchst unvollständig. Sie soll nur Anstoß sein, sich in die universale Körpersprache einzuleben und der rein anatomischen Organbetrachtung eine umfassendere Sehweise beizugesellen. Im Kapitel über »Psycho-Therapie« werden diese Gedanken weiter vertieft.

Dritter Teil

Alternativen

Einführung

Die medizinische Wissenschaft verfolgt
ihre Probleme und die Andersdenkenden.
Prof. Kollath

Vor gut zwanzig Jahren erzählte mir der polnische Universalgelehrte Prof. Stempowski in Bern eine seltsame Geschichte. Er habe als Arzt vor seiner Emigration aus Polen einige Spontanheilungen bei Krebs beobachtet. Erklärungen dafür hatte er keine. Es fiel ihm auf, daß die geheilten Personen an einem bestimmten Berghang spazierengegangen waren. Als er wieder »unheilbare« Patienten betreute, ging er mit ihnen versuchsweise an dem seltsamen Berggrat entlang. Eine deutliche Besserung war zu beobachten, solange sie dies befolgten. Eine vernünftige Erklärung fand sich nicht. Ich hörte ihm ungläubig zu und fragte mich, ob er mir etwas vorgaukeln wolle. Er habe seine Beobachtung einem Krebsforschungslabor in London gemeldet und gefragt, ob sie weiterforschen könnten. Höflich antworteten die Londoner, dies sei sicher eine sehr interessante Sache. Sie bedauerten, daß die Forschungsgelder nicht dazu bestimmt seien, *außerhalb* des Instituts Forschungen zu betreiben. Während des Zweiten Weltkrieges meldeten sich krebskranke englische Piloten freiwillig als Bombenflieger, da sie es nützlicher fanden, ihr Leben so zu riskieren, als im Bett zu sterben. Auch hier traten Spontanheilungen auf. Dies habe nun das betreffende Institut veranlaßt, eine Expedition in die Schweizer Alpen zu machen, um am Jungfraujoch nachzuprüfen, ob etwa die Höhenluft oder sonst etwas einen Antikrebsfaktor enthalte. Die Engländer fanden nichts. In der Zwischenzeit fand ich viel Material, das die etwas mysteriöse Geschichte des liebenswürdigen Polen glaubhafter und erklärlicher erscheinen läßt.

Ethnologen berichten oft von Stämmen und Völkern, die fast

ganz frei von Krebs sind. Albert Schweitzer stellte fest: »Krebs habe ich in Lambarene erst sieben Jahre nach der Einführung der Konserven festgestellt«, d. h. also, als den Eingeborenen die Segnungen unserer Zivilisation beigebracht wurden. Die Krebsforschung findet weiterhin vorwiegend im Labor und an gequälten Versuchstieren statt. Der Krebskranke und der Tumor interessiert, nicht aber der Krebsresistente. Wer außerhalb des engen schulmedizinischen Rahmens forscht, denkt, experimentiert, wird totgeschwiegen, geächtet, verlacht und verspottet oder notfalls mit Gefängnis bedroht wie Issels in der Bundesrepublik Deutschland oder sogar zum Märtyrer wie Wilhelm Reich, der 1957 in den USA im Gefängnis starb. Die Massenmedien und die medizinischen Verlage beugen sich der Krebs-Inquisition und verschweigen seit mehr als fünfzig Jahren die vielen Außenseiter, die natürlich ohne öffentliche finanzielle Unterstützung, also mit äußerst beschränkten Mitteln arbeiten müssen. Solche Erfahrungen mögen den großen Physiker Max Planck zu dem harten Urteil veranlaßt haben: »Irrlehren in der Wissenschaft brauchen fünfzig Jahre, bis sie durch neue Erkenntnisse abgelöst werden, weil nicht nur die alten Professoren, sondern auch ihre Schüler aussterben müssen.«

Der indische Pionier der Farbtherapie Dinshah P. Ghadiali, der zugleich Arzt, Chemiker und Physiker war, warnte seine Schüler, sie sollten »nicht in den üblichen Fehler verfallen und etwas leugnen oder verdammen, nur weil man nicht zugeben will, daß man nichts davon versteht, und weil man zu bequem ist, sich ernstlich mit Fragen zu beschäftigen, deren Antwort man nicht in vorgedruckten Lehrbüchern findet. Es gibt noch sehr viele Fragen, die uns beschäftigen müßten, eben deshalb, weil sie von den ›exakten Wissenschaftlern‹ nicht beantwortet werden können.«[18] Eine der Ursachen, warum Mediziner neue Erkenntnisse leugnen müssen, wird aus dem leider gar nicht unglaublichen Vorfall klar, den Ghadiali erzählt: Er hatte viele von den Medizinern für unheilbar Erklärte allein mit Farbbestrahlung geheilt, darunter auch die Frau eines bekannten Arztes, für die nach medizinischem Ermessen keine Rettung mehr zu erhoffen war. Zum größten Erstaunen ihres Mannes wurde sie schnell wieder gesund. Ghadiali schreibt:

»Nun sollte man meinen, daß sich dieser Arzt mit großer Begeisterung für die Verwendung der Farbentherapie in seinem Krankenhause, wo er tätig war, einsetzte? Ich wollte ihm hierfür sogar kostenlos einen Farbenbestrahlungs-Apparat zur Verfügung stellen. Der Arzt lehnte ab und sagte, daß er zu befürchten habe, sein Chefarzt werde ihm kündigen, wenn er solche Neuerungen einführe, obwohl er selbst davon überzeugt sei, daß viele Leben durch Anwendung der Farbentherapie gerettet werden könnten.«

Der Wissenschaftskritiker Prof. Max Thürkauf äußerte, das wichtigste Meßgerät der heutigen Forschung seien nicht die Mikroskope und andere Instrumente, sondern die Schmiergelder! In seinem bedeutenden Buch *Technomanie – die Todeskrankheit des Materialismus*[19] schreibt er: »Die Hauptbedrohung liegt eigentlich in der *bedenkenlosen Mathematisierung der Welt.* Bereits ist der Computer zum Feind der Freiheit, zum ›großen Bruder‹ ausgewachsen. Jedermann kann sehen, daß die berechenbaren Dinge in der Welt, die Maschinen und Chemikalien, sich mit zunehmender Geschwindigkeit *vermehren* und daß das Nichtberechenbare, das Leben und die Schöpfung überhaupt, ebensoschnell *verschwindet.* Vorläufig sind es nur die Pflanzen und Tiere und die mineralischen Rohstoffe. Die Menschen vermehren sich noch mit der Geschwindigkeit ihrer technischen Produkte. Da die Menschen aber vom Leben und der Stoffwelt der *ganzen* Schöpfung abhängig sind, wird diese Vermehrung bald in ein großes Sterben umschlagen. Der Tod wird durch die Zivilisationskrankheiten reichere Ernte halten als mit den Pestzügen des Mittelalters. Immer mehr und immer jüngere Menschen sterben an Krebs, einer Krankheit, die von innen kommt und nicht von außen – von der Seele und nicht von Bazillen. Sie wird von einer Medizin, die nur den Körper sieht, nie überwunden werden. – Der Arzt ist zum Mediziner und die Heilmittel sind zu Krankheits-Betäubungs-Chemikalien entartet.«

Seit 1980 scheint sich allerdings eine Wende abzuzeichnen.

Immer mehr junge Ärzte neigen den alternativen Heilweisen zu. Der mächtige amerikanische Ärzteverband AMA (American Medical Association) sah sich gezwungen, die geltenden Statuten abzuändern. Jetzt dürfen Ärzte auch Patienten behandeln, die von nicht anerkannten Heilkundigen kommen, und umgekehrt dürfen sie ihre Patienten an Heilpraktiker überweisen. Bisher galt eine solche Zusammenarbeit als ethisch unverantwortlich. Diese Änderung erfolgte unter anderem, weil die Kranken immer häufiger zu den Kräuterkundigen, Akupunkteuren usw. gehen und weil die Mitgliederzahl der AMA innerhalb von fünfundzwanzig Jahren von 75 % aller amerikanischen Ärzte auf weniger als 50 % sank!

In einem fast 600seitigen Lehrbuch der Krebstherapie[20] werden ganze vier Seiten der Alternative gewidmet. Die Autoren wissen natürlich ganz genau, was wissenschaftlich und was pseudowissenschaftlich ist. Die Außenseiter seien »voll von Ressentiments gegenüber der offiziellen Schulmedizin«, sie kritisierten »allgemein anerkannte Behandlungsmethoden« und verdrehten mit Vorliebe wissenschaftliche Fakten subjektiv. Als wissenschaftlich verdächtig gelten z. B. Medikamente, die keine unangenehmen oder gefährlichen Nebenwirkungen (!) haben, nicht exakt definierbare Extrakte aus Pflanzen, biologisch oder homöopathisch wirkende Mittel und die Anwendung einer Diät. Die Alternativmittel werden von vornherein als unwirksam gewertet. Was das medizinische Establishment tut, nämlich Heilerfolge anpreisen, obschon diese nicht nachgewiesen werden können, wird den Außenseitern als unethisches Verhalten vorgeworfen.

Professor P. Veraguth, Direktor an der Berner Klinik für Strahlentherapie und neuerdings Präsident der Schweizerischen Krebsliga, äußerte bei einem Vortrag über »Erprobte Behandlungsmethoden und Aberglaube in der Krebsbekämpfung« im März 1981, er sei erstaunt, daß Ende des 20. Jahrhunderts noch eine große Zahl von Behandlungsmethoden und Heilverfahren angepriesen würden, die von ganz anderen Voraussetzungen ausgingen als die naturwissenschaftlich fundierte Medizin. Obschon diese paramedizinischen Verfahren sich als wirkungslos erwiesen hätten, gerate der Krebspatient in ein Abhängigkeitsverhältnis, u. a. weil er die Tatsachen nicht sehen wolle und sich lieber auf eine irrationale, vielversprechende Theorie einlasse, wie sie ihm die medizinischen Außenseiter anbieten. Nach Veraguth sind die nicht bewiesenen und unerprobten Methoden der Außenseiter *logisch* und *vernunftmäßig nicht nachvollziehbar.* Dazu zählen Homöopathie, Anthroposophie, Revitalisierungs- und Zellulartherapie, immunstimulierende Methoden, Diät-, Vitamin- und Hefekuren usw. Hingegen seien Stahl-, Strahl- und Chemotherapie erprobte, auf erkennbare biologische Vorgänge zurückzuführende Verfahren. Das Heilmittel (!) sei meßbar. Es verursache voraussehbare und nachvollziehbare Wirkungen. Das kann man wohl sagen. Die Dosis der unbiologischen Radioaktivität ist genau meßbar und eine amputierte Brust eine für jeden gut sichtbare Therapiewirkung. Immerhin schlägt Veraguth versöhnlich vor, weil eine Untersuchung in der Schweiz ergab, daß schon 25 % der Krebskranken paramedizinische Mittel und Methoden hinzuzögen, die schweizerische Krebsliga solle zwischen der Schulmedizin und der – zuvor gründlich disqualifizierten – alternativen Medizin vermitteln. Konkurrenz zwischen den beiden Gruppen könne für die Patienten gefährlich sein. Immerhin ein kleiner Hoffnungsschimmer.

An einem Beispiel sei gezeigt, wie die offizielle Forschung auch dort, wo sie selbst auf alternative Möglichkeiten stößt, infolge eines sturen Denkschemas in alten Bahnen weitermacht. Dr. Sydney Salmon von der Universität Arizona ist es gelungen, Krebszellen außerhalb des Körpers von Krebskranken weiterzuzüchten. Dies war bislang äußerst schwierig. In der Laborkultur vermehrten sich nämlich immer die gesunden Zellen und verdrängten die Krebszellen. Selten überlebte mehr als eine von 1000 Krebszellen in einer Kulturschale. Mit Hilfe eines raffinierten Verfahrens gelingt es nun Salmon, 60 bis 80 % der Krebszellen innerhalb von zehn bis vierzehn Tagen zu kultivieren. Dies gilt als großer Durchbruch in der Krebsbekämpfung, denn nun können die Zytostatika in ihrer Wirkung zuerst im Labor getestet werden. Es zeigte sich, daß die Krebszellen bei jedem Patienten eben ein bißchen anders reagieren und vorher die beste Arzneikombination nicht experimentell herausgefunden werden konnte. Mittel, die bei einem Patienten erfolgreich waren, wirkten beim anderen nicht. In einer Versuchsgruppe konnte durch vorherige Labortestung die Überlebenszeit der Kranken von drei auf vierzehn Monate erhöht werden. Warum ich mich hier nur beschränkt freuen kann? Nun, weil die eigentliche Fragestellung, die sich logischerweise ergibt, wieder verpaßt wurde: Warum wachsen außerhalb des Körpers nur die gesunden Zellen? Wie könnte man im Körper ein gleiches Milieu schaffen, das ein Wachstum der Krebszellen blockiert? Aber eine solche Logik ist ja nach Veraguth vernunftmäßig nicht nachvollziehbar, und die Chemotherapie ist noch einmal gerettet.

Man kann die Tatsachen auch anders sehen. Hier ein Zitat aus dem hervorragenden Buch *Die Krebsmafia*[33]:

»Das immer wiederkehrende Argument der Schulmediziner lautet, die Wirksamkeit der internen Ganzheitsmethoden gegen Krebs sei nicht in ›kontrollierten klinischen Versuchen‹ nachgewiesen. Wie unsinnig dieses Argument ist, zeigt sich darin, daß man mit sämtlichen Krebsbehandlungen sofort aufhören müßte, wenn man es auf alle Gebiete der Krebsmedizin anwenden würde. Weder die Operation noch die Bestrahlung wurde je in einem kontrollierten klinischen Versuch auf ihre Wirksamkeit getestet. Es gibt sogar gute und bereits erwähnte Gründe, an ihrer Wirksamkeit zu zweifeln.«

»Die Krebstherapie ist ein Musterbeispiel, daß eine privilegierte Theorie aus irrationalem Grund in den Status eines ›anerkannten Standes der Wissenschaft‹ gestellt wurde«, schreibt Privatdozent Gerhard Kienle und weist darauf hin, daß jene, die nur Behandlungsmethoden mit ›nachgewiesener Wirksamkeit‹ gelten lassen wollen, konsequenterweise auch darauf verzichten müßten, Hustensaft zu geben, oder man hätte seinerzeit, als die Antibiotika aufkamen, diese neuen

Medikamente ›mangels klinischer Studien‹ ablehnen müssen.«

In den folgenden Kapiteln versuche ich, die umstrittene und diffamierte Alternative darzustellen und bitte den Leser, möglichst unbefangen aufzunehmen und sich selbst ein Urteil zu bilden, ob die alternativen Methoden logisch und vernunftmäßig nicht nachvollziehbar sind.

Ernährung

Eure Heilmittel sollen Nahrungsmittel und
Eure Nahrungsmittel Heilmittel sein.
Hippokrates

Der mutige Schweizer Reformer Rudolf Müller berichtet in seinem Buch *Nahrung als Heilmittel*[21], was einem alles widerfahren kann, wenn man den Leitsatz des Hippokrates buchstabengetreu befolgt.

Die IKS (Interkantonale Kontrollstelle für Heilmittel in der Schweiz) beschlagnahmte ihm einen Prospekt, in dem er die heilenden Eigenschaften des Honigs anpries. Die IKS begründete ihre Maßnahme: »Honig ist ein gewöhnliches Nahrungsmittel. Sollte es sich erweisen, daß derselbe heilende Eigenschaften besitzt, müßte dessen Verkauf auf Apotheken beschränkt werden!« Damit die IKS nicht erfährt, daß der Physiker Professor Manfred von Ardenne Sauerstoff und die Kneipp-Ärzte Wasser als Heilmittel einsetzen, bitte ich die verehrten Leser, darüber nur unter der Hand weiterzuberichten, da wir sonst Luft und Wasser in der Apotheke holen müssen.

Seit mehr als fünfzig Jahren beweisen Ernährungsforscher wie Bircher, Waerland, Kollath und viele andere überzeugend die hervorragende Bedeutung der Ernährung für die Gesundheit und Krankheit. Die Grundregel von Hippokrates »Krankheiten überfallen uns nicht aus heiterem Himmel. Es ist die Summe der täglichen kleinen Sünden wider die Natur, die sich anhäuft und scheinbar auf einmal hervorbricht« gilt hier besonders. Gerson, Kuhl, Issels, Zabel, Loeckle, Delbet u. a. konzentrierten sich besonders darauf, die Ernährung als mögliche Krebsursache zu erforschen und geeignete Lebensmittel in die Ganzheitsmedizin einzuführen. Der Reformzahnarzt Schnitzer belegt anhand von 4702 Krankengeschichten, daß allein die Umstellung auf eine bewußte, durchdachte Heilkost eine Bandbreite von gut vierhundert verschiedenen Krankheiten, Leiden und Beschwerden mildern, bessern oder sogar ausheilen kann. Dabei steigern sich die Vitalität, die Leistungsfähigkeit und die Lebensfreude. Der Einfluß der Nahrungsmittel ist so gewaltig, daß man Ernährungsapostel, die alle Krankheiten und Lebensprobleme ausschließlich mit Vegetarismus und gesunder Ernährung aus der Welt schaffen wollen, verstehen kann.

Durch die Nahrung verbinden wir uns mit der Außenwelt, mit mineralischen, pflanzlichen und tierischen Substanzen von unendlicher Vielfalt. Bei der Auswahl der Nahrungsmittel, beim Betrachten, Beschnuppern, Schmecken, Kauen, Zermahlen und Einspeicheln können wir bewußt mitarbeiten. Dann beginnt ein systematischer, unbewußter Zerstörungsvorgang. Fremdes Leben und dessen Eigenheiten werden radikal abgebaut. Ein geheimnisvoller alchimistischer Aufbau- und Ausscheidungsprozeß folgt. Was nicht der Eigenorganisation einverleibt werden kann – jeder Mensch hat sein nur ihm eigenes Eiweiß – gilt als Fremdstoff, wirkt giftig und muß unerbittlich ausgeschieden oder, wenn dies nicht möglich ist, als Schlacke abgelagert werden. Das Wort Mahl-Zeit, das an Ver-Mählung und Abend-Mahl erinnert, weist auf die übermateriellen Seiten des Essens, auf das Sich-Vereinen mit der gesamten Umwelt hin. Es spielt wirklich eine Rolle, mit welchem Bewußtsein, in welchem Gefühlszustand, in welcher Umgebung und auf welche Art gespeist wird. Unbefriedigte Menschen essen leicht zuviel (Kummerspeck) und überlasten damit den Organismus. Von 100 000 Personen sterben 95 Untergewichtige, jedoch 143 Übergewichtige an Krebs. Ein großer Teil der krebsfördernden Stoffe wird mit der Nahrung aufgenommen. Den Unterschied zwischen Nahrungs- und Lebensmitteln erklärt Loeckle[22] so:

> »Ein Lebensmittel ist immer ein Naturprodukt, das mit der Ernte weitgehend tischfertig ist oder jedenfalls keiner technischen Aufbereitung bedarf, um mundgerecht zu werden. Es ist sowohl ein Mittel zum Leben als auch ein Vermittler von

Lebensvorgängen, mit denen sich das Stoffwechselsystem des Menschen auseinandersetzt.
Ein Nahrungsmittel ist demgegenüber Ergebnis technischer Verarbeitung. Stets geht es auf Naturprodukte zurück. Wir können uns während unserer Mahlzeiten nicht oft genug und nicht deutlich genug vor Augen führen, daß der Mensch trotz seiner imponierenden Wissenschaft und Technik nicht in der Lage ist, auch nur ein einziges Mittel zu seinem Lebensunterhalt herzustellen. Es ist allein jener Bereich der Natur, den wir als belebt bezeichnen, als *organ*isch, dem wir alle Nahrungsmittel verdanken. Keine Forschung und kein Laboratorium vermochten bislang aus den 92 Elementen des periodischen Systems in noch so ›chemisch reiner‹ Form oder aus allen Tausenden von chemischen Verbindungen ein Nahrungsmittel herzustellen, geschweige denn ein Lebensmittel.«

Dänemark war das Land mit dem höchsten Fleisch- und Fettverbrauch der Welt und übergroßer Krebssterblichkeit. Infolge staatlicher Aufklärung ging der Fleischkonsum zurück. Dafür wurden 300 % mehr Gemüse gegessen. Nach zwölf Jahren sank die Magenkrebssterblichkeit um 40 bis 50 %! »Im Darm sitzt der Tod!« warnte schon Metschnikoff. »Die Zivilisationskrankheiten, zu denen auch der Krebs gehört, entstehen zur Hauptsache durch falsche Ernährung, die die Disposition und Abwehrschwäche vorbereiten. Sie können darum nur durch eine richtige Ernährung und vernünftige Lebensweise verhütet werden.« So folgert der Arzt H. P. Rusch.

In dem Buch *Blut- und Säftereinigung*[23] gibt der Arzt Erich Rauch eindringlich wieder, wie Krankheiten als Vergiftungsstadien der Säfte verstehbar werden. Vereinfacht stelle ich die verschiedenen Phasen von der vollen zur relativen Gesundheit über die versteckten und offenen Krankheitssymptome des Säfte-Systems bis zum zellulären, degenerativen Krebsbildungsstadium dar:

Stilles Stadium

Zu den vorgeburtlichen Schäden kommen Fremd- und Giftstoffe aus Umwelt, Natur, Wasser, Medikamenten, Genuß- und Suchtmitteln sowie zuviel und zu schnell gekautes, falsches Essen. Dies führt zu innerer Selbstvergiftung der Säfte und des Darmes. Erste Warnzeichen wie Verdauungsstörungen, belegte Zunge, Zahnschäden, Mundgeruch, Blähungen, Gase, »Blinddarmschmerzen«, Verstopfung, übelriechender Kot . . . zeigen sich. Können diese Selbstvergiftungen nicht aus dem überlasteten Darm ausgeschieden werden, folgen Darmverschlackung, Ansiedlung schädlicher Bakterien, die wiederum viel Sauerstoff und Energie (bis zu 600 Kalorien täglich) verbrauchen und Gifte produzieren. Überschreiten die Gifte die Darmbarriere, muß die Leber das eingeschleuste Gift bewältigen, was bei Dauerzustand wiederum die Leber (von Leben!) schädigt. Vermag die Leber nicht mehr alles unschädlich zu machen, gelangt das Gift in den gesamten Blutstrom und in die Zellen und führt zu weiteren Symptomen wie Kopfweh, Benommenheit, Gereiztheit, Verstimmung, Bedrücktheit, Müdigkeit bis zu Kreuz-, Rücken- und Gelenkschmerzen, Herz- und Kreislaufschwäche. Der Körper versucht nun, durch Selbstreinigung den gesteigerten Giftspiegel über Haut, Nieren und Lungen auszuscheiden, was übelriechenden Schweiß, Mundgeruch und trüben Urin zur Folge hat. Genügt dies nicht, benützt der Körper weitere Notventile wie Menstruation, Samenfluß, Ausfluß, Tränendrüsen, blutende Hämorrhoiden. Dadurch wird die Abwehrkraft geschwächt, und weitere Krankheitsherde wie chronische Entzündungen und Eiterungen, vereiterte Mandeln und Zähne beeinträchtigen die Nieren, die Gelenke und das Herz.

Humorales Stadium

Mit »humoral« sind alle zirkulierenden Säfte in Blut, Lymphe, Drüsen und Zellen gemeint. Der Krankheitsverlauf erfolgt noch vorwiegend im Säftesystem. Gelingt die Selbstreinigung nicht, muß der Körper heftiger mit akuten Symptomen wie Appetitlosigkeit reagieren, die zum Zwangsfasten führt und die Neuaufnahme von Gift verhindert. Nun werden alle Schleusen mit Hilfe von Katarrhen, Grippen, Anginen geöffnet, um die Gifte auszuschwitzen; Schleim wird ausgehustet, die Nasen- und Schleimhäute fließen, Durchfall und Harnflut schwemmen aus, und das Fieber verbrennt die Schlackenstoffe und Mikroben. Genügt diese gesundmachende Generalreinigung noch immer nicht, folgen Entzündungen, um die Schlacken und Mikroben abzubauen. Es bilden sich Eiter, Schleim, Abzesse, Hautausschläge und all die Gelenk-, Nerven-, Leber-, Dickdarm- und Nierenentzündungen. Die betroffenen Organe schreien gleichsam nach reinem Blut, wie Erich Rauch das treffend formuliert.

Gelingt auch diesmal die Ausscheidung der Gifte nicht, muß der Körper die Schlacken in der hierarchischen Reihenfolge von den weniger wichtigen zu den lebenswichtigen Geweben ablagern: Fett- und Bindegewebe, Gelenke, Wirbelkörper, Gefäße, Herz, Nerven, oder es bilden sich Leberflecke, Unreinheiten der Haut, Steine in der Blase, den Nieren oder der Gallenblase, Gichtknoten, Ödeme (Wasserbeine . . .), gutartige Geschwülste, Arterienverkalkung. In Vietnam hatten 77 % der 22jährigen scheinbar gesunden amerikanischen Soldaten schon beginnende Verkalkung der Herzkranzgefäße!

Zelluläres Stadium

Wenn die Barriere des Säftesystems überschritten wird, werden die Zellstrukturen der vorgeschwächten Organe angegriffen. Es entstehen Magen- und Darmgeschwüre, schwere Leberschäden, Herzklappenfehler, Lymphknotenschwellungen, Kalkverarmung und -pathien bis hin zu nicht mehr heilbaren Entartungen und Schrumpfungen wie Leberzirrhose, Schrumpfnieren, Multiple Sklerose, Knochenmarkschwund, Lähmungen oder bösartigen Tumoren. Rauch schreibt:

»Der Vorgang der Krebsentstehung gibt der Wissenschaft heute noch zahlreiche Rätsel auf. Ohne Zweifel sind beim Krebs spezifische Krebsgifte, sogenannte Karzinotoxine, am Werk. Es spricht alles dafür, daß diese nur dort angreifen können, wo schon vorher durch lang andauernde oder besonders hochgradige Vergiftung eine Anfälligkeit, eine Krebsbereitschaft erzeugt wurde. Auf dem Boden einer vorgeschädigten und strukturgestörten Zellpartie können einwirkende Krebsgifte viel eher das schrankenlose Zellwachstum und die Organzerstörung hervorrufen. Es dürfte im grundsätzlichen immer das gleiche sein:
Bei Krebsleiden, bei Infektionskrankheiten, und – im Großen gesehen – in der freien Natur: Aasgeier treten nur auf und vermehren sich nur dort, wo reichlich Aas anfällt; Ratten befallen nur Keller, die Abfälle bieten, und Kröten besiedeln nur Wiesen, die versumpft sind. Wo kein Aas, kein Abfall und kein Sumpf ist, dort gibt es keine Aasgeier, keine Ratten oder Kröten. Wo die Körpersäfte und Gewebe sich beständig rein halten, dort ist für feindliche Parasiten, Mikroben, Krebsgifte kein geeigneter Angriffsplatz. Wo kein ›versumpfter‹ Nähr- und Mutterboden besteht, dort ist die Möglichkeit, an Krebsleiden zu erkranken, auf ein Minimum herabgesetzt, wenn ihre Entstehung dort nicht überhaupt ausgeschlossen ist. Daher muß die Gefahr, an Krebs zu erkranken, um so geringer sein, je gesünder, entgiftungs- und abwehrfähiger Blut, Säfte und Gewebe sind. So besteht guter Grund zur Auffassung, daß regelmäßig durchgeführte Säftereinigungskuren die Möglichkeiten verringern, sowohl an Infektionskrankheiten als auch an gut- und bösartigen Leiden erkranken zu müssen.«

Mundverdauung

In dem schon erwähnten grundlegenden Buch[22] von Löckle, das in der ersten Auflage »Mundverdauung und Krebsvorsorge«

hieß, werden die vorherigen Zusammenhänge bestätigt. Die Bedeutung des Kauens und der Mundverdauung wird jedoch eingehender dargestellt. Die Auswahl der Nahrung, die Zubereitungsart, das Wie und Wieviel des Essens unterliegt dem bewußten Willen des Menschen und läßt sich durch Einsicht rechtzeitig und freiwillig ändern oder wird durch die leibliche Nötigung erzwungen. Beim Gesunden erfolgt die Darmausscheidung nach Loeckle folgendermaßen: »So wichtig wie Entleerungsrhythmus und -menge ist die Beschaffenheit der Verdauungsschlacken. Die geformte Weichheit dieser herbstfarbenen Exkremente hat beim gesund Verdauenden in den rund zwanzig Stunden ihrer Darmpassage nicht den abstoßenden Charakter und Geruch angenommen wie beim Kranken. Er entledigt sich ihrer gleichsam en passant in kürzester Frist, prompt und ohne alle Unannehmlichkeiten. So kurios der Unerfahrene das Thema empfinden mag, aber der Gesunde benötigt eigentlich kein Toilettenpapier, es bleibt auch bei Benutzung weitgehend rein. So wie der Mensch im Naturzustand und das freilebende Tier dieser Errungenschaften entraten. Weshalb schon humorvoll, aber treffend jene bewußte Rolle, die man bezeichnenderweise in den Nahrungsmittelstapeleien heutiger Großstädte gleich mitverkauft, als Reagenzpapier der Stoffwechselgesundheit angesprochen wurde. Die Gesellschaftsordnung aber, in der derartige Störungen zur Norm wurden, erhielt jene etwas pointierte Bezeichnung als – Toilettenpapierzivilisation. Harmonie oder Disharmonie zwischen Ernährungsweise und Güte der Stoffwechselfunktionen spiegeln sich in Rhythmik und Beschaffenheit der Darmausscheidungen. Niemand anders wacht darüber als jeder einzelne selbst.«

Jeder, auf den diese Charakterisierung nicht zutrifft, befindet sich schon im Vorfeld der Ungesundheit, er leidet unter Darmträgheit und Stoffwechselstörungen. Eine Heilung ist ohne Änderung der Mundverdauung nicht möglich.

»Die Muße des gelassenen Aus-Schmeckens ist nun der Angelpunkt des gesamten Stoffwechsellebens, denn der Stoff-Wechsel des Menschen ist ein einheitliches Funktionsgefüge, eine wohlabgestimmte Arbeitsteilung, eine unvertretbar aufeinander angewiesene Gemeinschaftsleistung sämtlicher spezialisierter Abschnitte. Das Bild der arbeitsteiligen Volkswirtschaft oder das der Fließbandproduktion in seiner ausgeklügelten Aufeinanderabstimmung sämtlicher Abteilungen ist noch zu grob für die Feinheiten, die hier miteinander in Wechselwirkung treten. Die Mundverdauung entscheidet über Gesundheit und Krankheit tiefergreifender als irgendein anderes stoffliches Lebenselement. Denn sie bezieht sich auf *jeden* Schluck fester und flüssiger Nahrung, also mehrere hundert Male am Tag und Millionen Male im Lebenslauf. Selbst die beste Ernährung ist weitgehend zur Wirkungslosigkeit verurteilt, wenn sie nicht richtig verwertet werden kann, wie der größte Kapitalgewinn demjenigen wenig nutzt, der nicht damit umzugehen vermag.«[22]

Ausgiebiges Kauen (30- bis 50mal) kleiner Bissen ohne Hast und bewußtes Schmecken verhindern das Zuvielessen. Der Speichel mit seinen Fermenten und Desinfektionsstoffen bereitet die Speise und die Verdauungsorgane richtig vor. Was hier vernachlässigt wird, können die nachfolgenden Verdauungskräfte nicht mehr gutmachen. Eine der schwerwiegenden Folgen ist die sich ansiedelnde parasitäre Darmbakterienkolonie, die bis zu 30 % der Nahrungsenergie für sich selber verbraucht. An Stelle der Verbrennung entstehen *Gärungs-, Fäulnis-* und *Vergasungsprozesse.* Der anschwellende Bauch wird zum ständigen giftigen Abfallhaufen, die Atmung wird beengt und die Bewegungsfähigkeit beeinträchtigt. Das Lymph- und Blutgefäßsystem und andere Organe, die eigentlich höheren Funktionen dienen sollten, werden mit Nachverdauungsaufgaben belastet.

Durch Umerziehung zur Eßkultur und Vorverdauung läßt sich also enorm Geld sparen – ein Drittel weniger Nahrung als vorher! – und die Gesundheit wesentlich verbessern. Nochmals Loeckle:

»Das Erlebnis des Wohlgeschmacks schrumpft auf ein Minimum zusammen, wenn die Speisen verschlungen werden, den Gaumen zu schnell passieren. Der Tyrann Gaumen verlangt nach Wiederholung dieses Lusterlebnisses. Er wird sich aber früher zufriedengeben – ›weniger wäre mehr‹ – wenn man ihn sein Pensum wirklich ausschmecken läßt. Das Geschmackserlebnis ist von Natur nicht als Anreiz zur möglichst großen Nahrungsaufnahme verliehen, sondern als Krönung ausgiebiger Mundverdauung. Nur wer den Kauprozeß gelassen auskostet, wird seiner Nahrung gerecht *und* seinem Organismus. Die Mundverdauung ist der einzige Abschnitt des ganzen Ernährungsvorganges, auf den der Mensch direkten Einfluß nehmen kann. Sie bestimmt das Gepräge des gesamten nachfolgenden Verdauungsprozesses. Die gescheiteste diätetische Krankenbehandlung bleibt nahezu wirkungslos, liegt die Mundverdauung im argen. Mit der Qualität von Kauen und Einspeicheln steht und fällt auch die Heilung jeder Stoffwechselträgheit.«

Zusätzlich ist zu beachten, was der große Verdauungsforscher Dr. Franz X. Mayr[24] entdeckte, nämlich, daß der Darm und die Verdauung nachts ruhen. Das heißt also, daß die Nahrung, die später als bis 18 Uhr eingenommen wird, liegenbleibt. Anstelle der normalen Verdauungsprozesse entstehen wiederum Gärungs- und Fäulnisprozesse. Zudem wird der sonst erholsame Schlaf »schwer« und unruhig. Das schwere Aufwachen am Morgen ist eine Folge davon. Es gilt also die uralte Regel: Am Morgen essen wie ein Fürst, am Mittag wie ein Bürger und am Abend wie ein Bettler.

Lebenskraft der Nahrungsmittel

Wer ungesund lebt und sich falsch ernährt,
bereitet sich ein Leben lang auf den Krebs vor!
Kollath

Ohne hier im einzelnen auf die höchst unterschiedlichen Ernährungslehren einzugehen, sei hier auf das Wesentliche der Lebensmittelqualität hingewiesen. Es sollte zum Allgemeinwissen gehören, daß durch künstliche Düngung und chemische Spritzmittel beeinflußte Pflanzen nur äußerlich ansehnlicher scheinen und das Mehrgewicht vorwiegend aus Wasser und Gift besteht. Die höhere Qualität der biologisch oder biodynamisch erzeugten Früchte, Gemüse, Milch und Getreidearten ist nach einiger Erfahrung spätestens am Geschmack zu erkennen. Grundsätzlich genügt der lapidare Grundsatz von Kollath: *Ganzheit und Frische oder das Natürliche so natürlich wie möglich.*

Ein ganzer Apfel ist mit der Schale gegessen hochwertiger als ein geschälter und zerschnittener. Je frischer und roher die Milch, um so besser. Fast alle Arten der Bearbeitung, Raffinierung, Lagerung und Konservierung und des Kochens beeinträchtigen den ursprünglichen Wert und verhindern teilweise das wichtige Kauen und Einspeicheln. Das gemahlene Getreide verliert schon nach zwei Stunden wichtige Aromastoffe. Beim Kochen und Erhitzen werden nicht nur Bakterien getötet, sondern auch die Vitalität und viele Vitamine. Deshalb zersetzen sich ja gekochte Kartoffeln, die roh fast ein Jahr lagerbar sind, innerhalb kurzer Zeit. Nach Bircher verändert das Abkochen der Milch folgende Eigenschaften bzw. Bestandteile: Das Aufrahmvermögen des Fettes wird beeinträchtigt, Lezitin wird zerstört, lösliche Kalksalze werden unlöslich, die Kohlensäure vermindert sich, Enzyme, Vitamine und auch die bakterizide Abwehrkraft der Milch wird zerstört und das Kasein denaturiert.

Der amerikanische Biologe Professor Kurt A. Oster fand z. B., daß durch das Homogenisieren der Milch das Milchenzym Xanthinoxydase von der Außenseite der ursprünglich unzertrümmerten Milchbläschen auf die Innenseite der nach dem Vorgang kleineren Bläschen gebracht wird. Die eingeschlossenen Enzyme können nun wie die Krieger des trojanischen Pferdes die Darmbarriere durchdringen, da die Magensäure und die Verdauungssäfte den geschützten Eindringling nicht mehr angreifen können. Das Enzym setzt sich in den Gefäßwänden fest und soll so Mitverursacher der Arteriosklerose sein. Oster fordert, man möge wieder unhomogenisierte Rohmilch verkaufen und trinken. Durch Kochen wird der Eigengeschmack der Milch weitgehend zerstört. Da hilft auch Nachwürzen nicht mehr wirklich. Die teilweise abgetötete Nahrung belastet den Stoffwechsel, läßt den Gaumen entarten und die Verdauungsorgane erschlaffen, da ihnen ja ihre Eigentätigkeit teilweise abgenommen wird. Nicht ohne Grund sagt Zabel: »Der Kochtopf ist ein wesentlicherer Krebsfaktor als die Vererbung.« Damit sei nicht gesagt, daß durch schonendes Kochen nicht auch Eigenschaften herausgeholt werden können, die sonst nicht erschließbar sind. Wer mehr darüber wissen möchte, lese bei Loeckle[22], besonders Kapitel 25 »Roh oder gekocht« und Kapitel 26 »Warme Mahlzeit«.

Heute stellt sich buchstäblich die Frage, ob wir Lebens- oder Sterbemittel zu essen bekommen. In der Leber von Leberkrebskranken und auch allgemein an Krebs Erkrankten fanden Forscher in Miami, USA, dreimal mehr DDT als bei Unfalltoten mit gesunder Leber! Von einem Bauer erfuhr ich, daß die Leber der geschlachteten Kühe heute nicht mehr verkauft werden kann, da sie zu viel Gift enthalte. Der indische Reichsbotaniker Howard beobachtete anfangs 1900, daß auf den Feldern der Bauern, die noch nach den alten Regeln anbauten, kaum Pflanzenseuchen vorkamen und die Herde der Arbeitsochsen nie von Maul- und Klauenseuche befallen wurde, solange sie nur von den Produkten der biologisch angebauten Gebiete fraßen. Diese Tiere waren übrigens nicht geimpft und kamen öfters mit erkrankten Tieren zusammen.

An der Tierärztlichen Hochschule in Hannover konnte 1972 durch Fütterungsversuche an Zuchtbullen nachgewiesen werden, daß die Befruchtungsfähigkeit um so stärker zurückgeht, je mehr mineralische Düngemittel verwendet werden. Lebewesen können nur durch lebendige Substanzen gesund und am Leben erhalten werden. Frischkost ist ständige Frischzellentherapie in der einfachsten und billigsten Form.

Auch mit den von *Popp* verwendeten Meßgeräten, die die Bio-Photonen (Lichtabstrahlung) der Zellen registrieren, läßt sich der Qualitätsunterschied zwischen industriell angebauten Nahrungsmitteln und biodynamisch erzeugten deutlich nachweisen. Bei frischen Säften ist die Strahlenaktivität höher als bei alten.

Die folgenden Bilder aus einer Arbeit des Holländers Haijo Knijpenga (veröffentlicht in: Bockemühl, Jochen: *Lebenszusammenhänge,* herausgegeben von der Naturwissenschaftlichen Sektion der Freien Hochschule für Geisteswissenschaft am Goetheanum, Dornach/Schweiz) am Forschungslaboratorium am Goetheanum, Dornach, zeigen deutlich den Zerfall der lebendigen Kräfte, vor allem verursacht durch die Bearbeitung der Milch. Genaueres über die Methode der empfindlichen Kristallisation finden Sie im Kapitel »Alternative Früherkennung«.

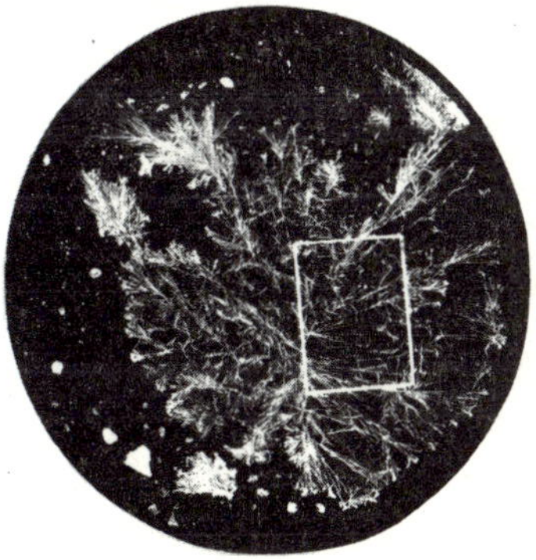

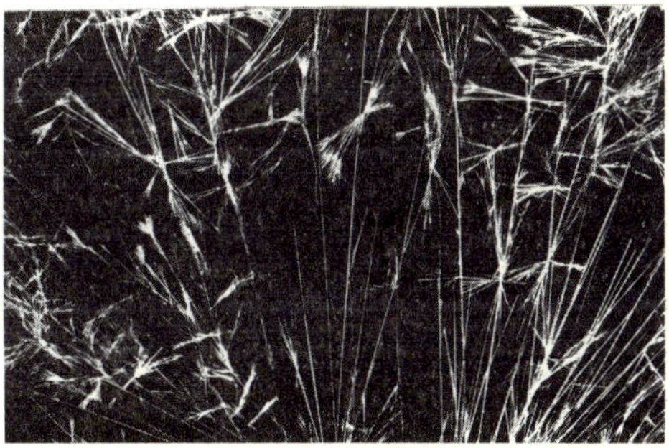

Kupferchlorid (2,5 %) rein auskristallisiert, ohne Zusatz. Die Kristalle strahlen nicht bis an den Rand aus. In der Vergrößerung sieht man die lineare, nadelartige Struktur mit verstreuten Keimzentren.

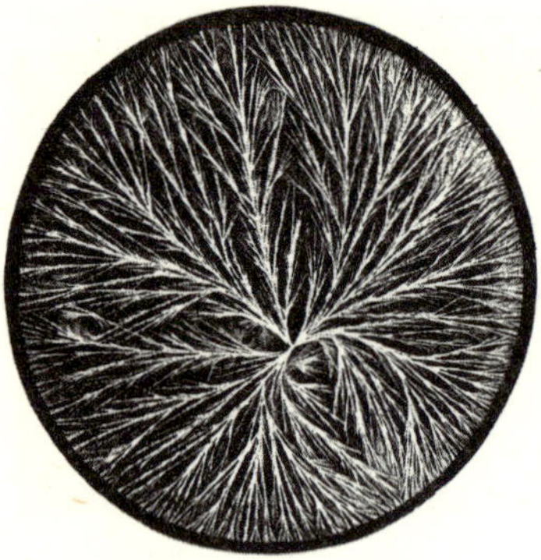
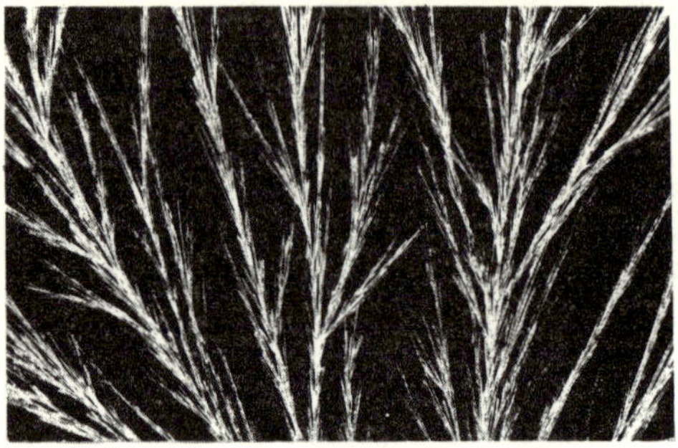

Das Kristallisationsbild, verändert durch Rohmilchzusatz in geeigneter Konzentration von 0,1 ml. Von einem Zentrum ausgehend wird die ganze Fläche bis zum Rand durchgestaltet. Die Vergrößerung zeigt die feinen Verzweigungen in Haupt- und Nebenäste und die leicht geschwungenen Formen.

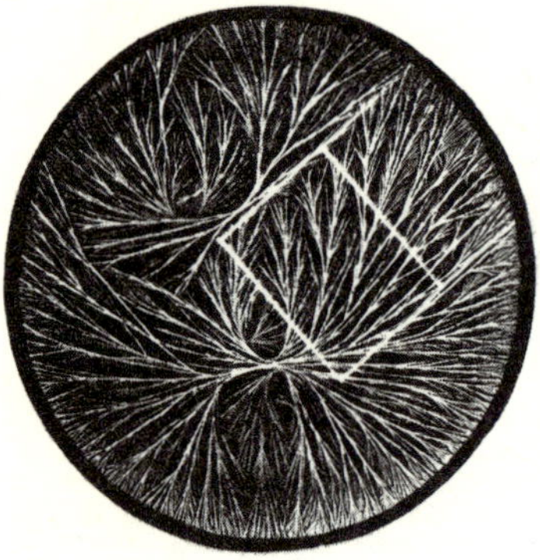
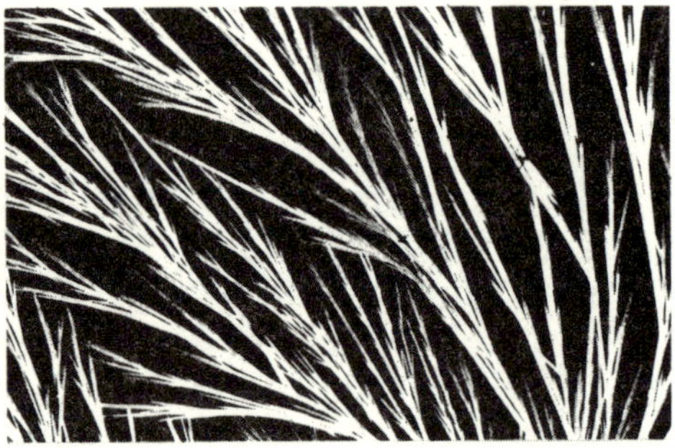

Pasteurisierte Milch (72° C während 15 Sekunden). Die Veränderung ist gering. Der Verzweigungsgrad ist etwas geringer als bei der Rohmilch.

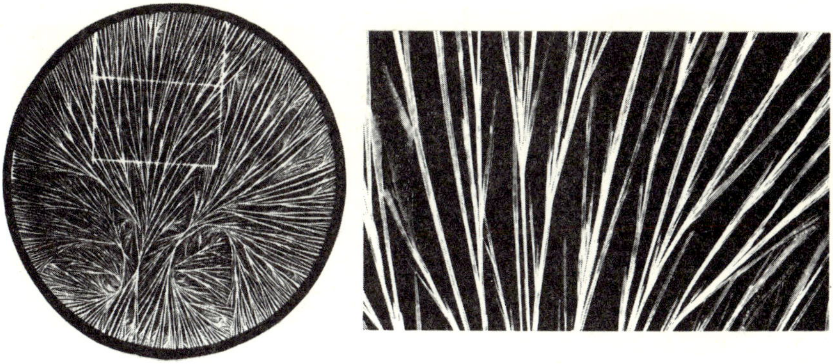

Milch, die pasteurisiert und homogenisiert wurde (141° C während 14 Sekunden, resp. 200 kg/m²). Die Veränderung des Kristallisationsbildes ist erheblich. Besonders in der Vergrößerung sieht man eine Annäherung an die linearen Strukturen, wie sie beim Bild des reinen Kupferchloridsalzes auftreten.

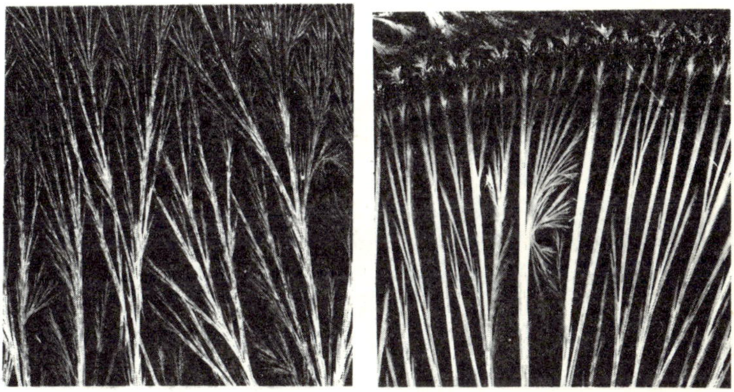

Hier noch zwei Vergrößerungen der Ränder. Links sieht man die feinen, reichhaltigen Verzweigungen der unbehandelten Rohmilch, rechts die nadelartigen, fast »leblosen« Strukturen bei der pasteurisierten und homogenisierten Milch.

Milchsäure

> Die Entlarvung der schulmedizinischen Krebsmärchen, mit denen die universitäre Medizin seit Jahrzehnten die Öffentlichkeit zu verdummen sucht, ist eine moralische Pflicht.
>
> Johannes Kuhl

Dieses Kapitel ist dem Lebenswerk von Professor Johannes Kuhl gewidmet, der fast dreißig Jahre vor Hackethal sich nicht scheute, seinen Kollegen, seien sie nun Vertreter der offiziellen Schule oder Reformer aus dem Lager von Bircher oder Waerland, die Augen auszuhacken. Kuhl mußte 1950 sein Buch *Über die erfolgreiche Arznei- und Ernährungsbehandlung gut- und bösartiger Geschwülste* im Selbstverlag herausgeben, da seine Thesen den Verlegern riskant schienen! Mit welch unfrommen Methoden damals gekämpft wurde, zeigt folgende Geschichte:

Ein prominenter Anhänger der klassischen örtlichen Krebstherapie drohte, man werde »denjenigen den Star stechen, die den Krebs als Allgemeinerkrankung hinstellten.«[25] Charles S. Cameron, Präsident der amerikanischen Krebsgesellschaft, polemisierte in seinem Buch *Die Wahrheit über Krebs* (deutsch 1956): »Aber verstehen zu wollen, wie ein Doktor der Medizin zu einem Kurpfuscher und Doktor Quacksalber wird, manchmal nach Jahren geachteter, rechtschaffener beruflicher Tätigkeit, würde uns in die tiefsten Bereiche der Psychiatrie führen.«[25] Und dann die repressive Drohung: »Von den Pfuschern, die medizinische Doktoren sind, gehören nur wenige den offiziellen ärztlichen Gesellschaften als Mitglieder an. Wenn sie es sind, dann nicht für lange, da jede Ärztekammer ein Mitglied ausstoßen wird, das sich einer unehrenhaften ärztlichen Praxis schuldig macht.« Am 21. Juni 1960 wurden Kuhl vom Bundesgericht Gefängnis und Geldstrafen angedroht. Seine Antwort lautete ähnlich wie die von Wilhelm Reich: »Der Arzt ist nur seinem Wissen und Gewissen und nicht dem Urteil medizinisch ungeschulter Bundesrichter verpflichtet.« Kein Wunder, wenn Kuhl von Krebs-Diktatur und Krebs-Inquisition schreibt. Der Sonderbeauftragte der amerikanischen Regierung, Benedict Fitzgerald, der die Frage der Krebsbehandlung durch biologische Methoden untersuchte, urteilte in seinem Bericht: »Hinter und über allem findet sich die unheimlichste Mischung aus korrupten Motiven, Intrigen, Selbstsucht, Neid, Obstruktion und Verschwörung, die ich je gesehen habe.« Man kann eben das Krebsproblem nicht wirklich verstehen, wenn man nicht sieht, wie verkrebst die offizielle Forschung mit ihren Hohenpriestern ist.

Die Geschichte der Milchsäuretherapie fängt 1903 in Rußland an. Der russische Militärarzt Iwan Efimow erkannte die günstig beeinflussende Wirkung der Milchsäure. In einer russischen Ärztezeitung berichtete er 1908 über seine Erfahrungen. Er wies darauf hin, daß sich bei Magenkrebs Milchsäure im Magensaft findet. Er vermutete, die Milchsäure entstünde als Kampfmittel gegen chemische oder organische Agentien, die im Blut zirkulieren und den Krebs hervorrufen. Bekannt war damals schon, daß Milchsäure Wanzen zerstört, bakterientötende und gärungshindernde, ja sogar anästhetische Wirkungen habe. In der russischen Volksmedizin wurde Milchsäure als Krebsheilmittel eingesetzt. Efimow beobachtete einen Bauern, der frischen Quark auf sein Krebsgeschwür legte. 1903 behandelte er selbst einen Finnen mit unoperablem, widerlich riechendem Lippenkrebs. Er träufelte eine 1%ige Milchsäurelösung auf die Geschwulst und ließ den Patienten auch Milchsäure trinken. Nach vier Tagen verlor sich der Geruch, der schmierige Grund des Geschwürs säuberte sich. Nach drei Wochen sah das Geschwür weniger häßlich aus und wurde allmählich kleiner. Der Finne mußte wegreisen und wollte das Rezept wissen. Nach einem Jahr traf Efimow ihn wieder. Das Geschwür war am Vernarben und um ein Drittel kleiner geworden. Da dem Militärarzt keine weiteren Krebsfälle begegneten (!!), konnte er seine Therapie nicht weiter erproben. Er bat seine Kollegen, die Milchsäurebehandlung weiterzuverfolgen. Sein Vorschlag wurde nicht ernst genommen.

Kuhl stammt auch aus Rußland. In der Ukraine z. B. wurden damals täglich Borschtsch und Kascha gegessen, dazu eingesäuertes Gemüse wie Sauerkraut, saure Gurken, Tomaten, Randen (rote Beete) und auch Äpfel ... Krebs kannte man nur vom Hörensagen. Borschtsch ist eine kurz gekochte Gemüsesuppe mit Kohl, gesäuerten Randen, Kartoffeln, Bohnen, Sellerie, Zwiebeln und anderem Gemüse. Dazu werden ein bis zwei Löffel gesäuerte Sahne genommen. Fleisch gab es nicht täglich. Kascha ist ein Brei aus grob geschroteten Getreidekörnern (Hafer, Hirse, Weizen, Gerste und vor allem Buchweizen) und wird mit Milch gegessen, manchmal mit Quark oder mit saurer Milch. Nach Weihnachten bis Ostern gab es lange Fastenzeiten. Kuhl konnte bis 1941, als er emigrierte, keine Zivilisationskrankheiten beobachten.

Kuhl wollte nun genauer wissen, wie Milchsäure wirkt und warum sie sich als krebsvorbeugend und -heilend erwies. Hier vereinfacht die Ergebnisse:

> Der Nobelpreisträger und Entdecker der Atmungsenzyme Warburg fand im Krebsgewebe weniger Atmungsenzyme als im gesunden. Der Stoffwechsel findet mehr durch Gärung als durch Atmung statt. Dabei bildet sich Milchsäure. Das gleiche gilt für Embryonalzellen und frisch regenerierende, noch nicht differenzierte Zellen. Im Kohlenhydratstoffwechsel der Muskeln wird Glykogen in den Energieträger Milchsäure verwandelt. Der unverbrauchte Teil wird wieder in Glykogen verwandelt. Der Herzmuskel, der ja nie krebskrank wird, kann seinen Energiebedarf mit Milchsäure decken. Kuhl nimmt nun an, daß Milchsäure eine der Voraussetzungen für die Wachstumsphase der Zellen ist und bei toxischen (giftigen) Anhäufungen die Grundlage für das Weiterwuchern von Krebsgewebe bildet.
>
> Milchsäure hat eine desinfizierende Wirkung. Wenn man z. B. Wunden mit Molke bestreicht, heilen sie rascher. Milchsäure konserviert das Gemüse und läßt keine Fäulnisbakterien

aufkommen. Im Darm schützt sie vor vergiftenden Bakterien. Der Gehalt an Azetylcholin regt die Darmbewegung an. Einige Ärzte betrachten einen Mangel an Cholin als wesentliche Krebsursache. Die Milchsäure erleichtert die Ausscheidung von Cholin und den Leberstoffwechsel. Im scheinbar so einfachen Sauerkraut, das die Seefahrer seinerzeit vor dem Skorbut bewahrte, sind außer Milchsäure die Vitamine A, B1, B2, B6, B12, C, D, E und K enthalten.

Wenn die überschüssige Milchsäure aus dem Tumor abgeleitet werden könnte, entzöge man ihm die Energie fürs Weiterwachsen. Bei normaler Zellatmung kann sich die Milchsäure nicht in giftig wirkenden Mengen ansammeln, d. h. bei gesunden und vollausgebildeten Zellen findet unter normalen Bedingungen keine Milchsäureproduktion statt. Beim Krebsgewebe besteht eine chronische Milchsäure-Stoffwechselstörung. Der pH-Wert (Wasserstoffionenkonzentration) weicht erheblich vom neutralen Wert (pH 7) ab, nämlich bis zu pH 7,8. Das Säure-Basen-Gleichgewicht ist also gestört. Das Blut ist zu alkalisch und das Gewebe übersäuert.

Krebszellen sind also sozusagen Zellen, die in der Pubertät steckenbleiben und ihr Wachstum nicht einstellen können. Sie produzieren Milchsäure, die sie weder in Stärke umwandeln noch durch Verbrennung/Atmung in die Endprodukte Kohlensäure und Wasser abbauen können.

Neue Zellen bilden sich an Orten, wo alte, geschädigte ersetzt werden müssen. Es handelt sich also um einen Heilungsvorgang. Infolge ständiger Störung kann die Heilung nicht abgeschlossen werden. Der Körper gibt aber nicht auf und produziert noch mehr Milchsäure, um zerstörtes Gewebe zu ersetzen. Irgendwann ist die Überlastung vollständig, die Zellen können nicht mehr ausreifen und vermehren sich nur noch. Der Tumor wäre also ein übers Ziel hinausschießender Heilungsvorgang, ein verzweifelter Kampf bis zur vollständigen

Erschöpfung gegen einen ununterbrochen angreifenden Feind. Damit erweist sich Krebs als Allgemeinerkrankung, die erst auf dem Boden eines Stoffwechselchaos gedeihen kann. Weder Operation noch Bestrahlung noch Chemotherapie stellen einen gesunden Stoffwechsel wieder her, sondern sie verschlimmern ihn noch.

Die Praxis hat nun gezeigt, daß mit der Nahrung aufgenommene Milchsäure in die Ursachenkette eingreifen, die »giftige« Milchsäure aus dem Gewebe abführen und die Zellatmung verbessern kann. Aber warum? Kuhl wußte auch keine genaue Antwort. Er vermutete, »Gleiches wird durch Gleiches geheilt« (das Motto des Homöopathen Hahnemann), und sprach vom isopathischen Prinzip. Experimentell wurde das Prinzip oft bewiesen, unter anderem auch von Professor Bier mit Schwefel und Äther.

Durch die neuere Forschung wurde einiges geklärt. Es gibt zwei Milchsäurearten, die linksdrehende l- und die rechtsdrehende d-Milchsäure. Chemisch sind sie beide gleich, aber wenn man Lichtstrahlen durchschickt, werden sie rechts- oder links abgedreht, wie sich Bohnen z. B. je nach Lichteinfall links oder rechts heraufwinden können. Der menschliche Organismus verwertet die rechtsdrehende d- Milchsäure. Führt man 1,5 g je kg Körpergewicht linksdrehende l-Milchsäure zu, so wird der Zellstoffwechsel beeinträchtigt, und es kommt zu einer krankhaften Vermehrung saurer Stoffwechselprodukte. Im Krebsgewebe findet man die linksdrehende Milchsäure. Die Versuche von M. Brin und seinen Mitarbeitern mit radioaktiv markierten Milchsäure-Isomeren ergaben, daß die d-Milchsäure neutralisierend auf die l-Milchsäure wirkt. Es zeigte sich, daß die d-Milchsäure die Zellatmung aktiviert und damit dem Erstickungs-Stoffwechsel entgegenwirkt. Weiter fand man, daß die gestörte Darmflora anstelle von d-Milchsäure die nachteilige l-Milchsäure erzeugt.

Kuhl hat nach seinen Angaben Hunderte von Patienten mit seiner Milchsäuretherapie geheilt, darunter solche, die als unheilbar galten. Heute können Sie in jedem Reformhaus Sanoghurt, Molkosan und ähnliche Produkte kaufen, die mindestens 95 % d-Milchsäure enthalten. Der Schweizer Arzt Tissot verwendete Molke schon im 18. Jahrhundert gegen Gicht und Leberkrankheiten, Darmträgheit und Ausdünstung. Gegen 1900 wurden wir so fortschrittlich, daß wir es uns leisten konnten, solche Volksheilmittel zu vergessen. 1967 anerkannte auch die Weltgesundheitsorganisation (WHO) die Bedeutung der Milchsäure. Die WHO warnt davor, die l-Säure an Säuglinge zu verabreichen und empfiehlt d-Milchsäure ihrer antimikrobiellen Wirkungen wegen. Ein Patientenbericht von Kuhl möge zeigen, wie Kranken oft überraschend geholfen werden konnte.[25] Ich gebe den Bericht gekürzt wieder:

Ein Bankdirektor aus Frankfurt erfuhr, nachdem eine Gewebeprobe untersucht worden war, er habe einen unaufhaltsam wachsenden Tumor in der Blase, dessen radikale Operation unvermeidlich sei. Der behandelnde Professor drängte: »Wenn Sie sich nicht bis zum kommenden Sonnabend bei mir in der Klinik zur Operation einfinden, muß ich jede Verantwortung für Ihren Fall ablehnen! Ihre Krankheit wird ohne Operation einen bösen Verlauf nehmen!« Der Bankdirektor vertraute einem Freund an, er wolle lieber ein früheres Lebensende als eine verlängerte qualvolle Krüppelexistenz. Der Freund riet zu einer Milchsäuretherapie und Anwendung von Waerlandkost. Professor Bauer aus Heidelberg wurde hinzugezogen. Er bestätigte den Befund, war aber auch gegen die Operation. Nach fünf Monaten konnte der Bankdirektor in gutem Gesundheitszustand in seinem Büro arbeiten. Er war überzeugt, die Krankheit überwunden zu haben. Er fühle sich so gut wie selten in seinem Leben. Er bleibe natürlich bei den neugewonnenen Grundsätzen. Kontrolluntersuchungen von Professor Bauer ergaben, daß der Tumor verschwunden war.

Natürlich konnte auch Kuhl nicht alle heilen. Eine genaue Vergleichsstatistik liegt leider nicht vor. Kuhl hat eine komplizierte Ursachenkette über die Entstehung des Krebses formuliert, die hier vereinfacht wiedergegeben wird. Sie stimmt im wesentlichen mit der von Mayr/Rauch (siehe Kap. »Ernährung«) überein, greift aber andere Komponenten des Stoffwechselchaos heraus:

Langdauernde Mangelernährung, eventuell zusätzlich schwere seelische Erschütterungen.
Stark alkalisches Blut.
Chronische Zellschädigung.
Störung des Enzym- und Hormonsystems.
Störung der normalen physiologischen Zellfunktion.
Überproduktion giftiger l-Milchsäure.
Wirksamwerden äußerer Krebsursachen wie kanzerogene Chemikalien, Rauchen, radioaktive Strahlen, Viren, Infektionsherde . . .
Stetig steigende Wasserstoffionen-Konzentration im Gewebe.
Anhäufung der giftigen Gewebemilchsäure (= Wachstumsstoff) an geschwächten Organen.
Tumor und Metastasen.

Das bei Krebskranken ausnahmslos festgestellte Stoffwechselchaos weist u. a. folgende charakteristische Anzeichen auf:

Verminderung der weißen Blutkörperchen
Hypo- oder hyperchrome Blutarmut
Verändertes Bluteiweißbild
Vermindertes Sauerstoffbindungsvermögen des Blutes
Erhöhter Blutzucker
Stark alkalisches Blut
Verminderte Kalzium- und Phosphatspiegel
Erhöhung des Cholesterinspiegels im Blut
Allgemeine Erschlaffung
Gestörte Zusammensetzung der Darmflora
Mangelhafte Magensaftabsonderung

Störung des Eisenstoffwechsels und der Schwermetallkatalysatoren in den Geweben
Zuviel unphysiologische Blutkeime
Überwiegen des Vagus beim vegetativen Nervensystem
Zu langsamer, kleiner Puls und Blutdrucksenkung
Entgleiste oder ungenügende Funktion der Hirnanhangdrüse, des Sympathikus, der Schilddrüse, der Nebennieren und Nieren
In der Vorgeschichte fehlen oft Kinderkrankheiten und Infektionen

Bei diesem Befund wundert man sich über die Doktrin der örtlichen Erkrankung und über die offizielle Lehrmeinung, eine wirksame Krebsdiät gebe es nicht!

Kuhl beobachtete bei seinen Patienten, daß sie eine Abneigung gegen alles Süße, denaturierte Kohlehydrate, ja, sogar gegen süßes Obst hatten und nach »Saurem« verlangten. Er deutet dies als instinktiven Selbstheilungsversuch, der aber nicht zu unterscheiden weiß zwischen der hilfreichen Milchsäure und andern Säuren wie Essigsäure u. a. Den starken Rückgang des Magenkrebses in den USA führt er auf die Verbesserung der Ernährung zurück (mehr Obst, Gemüse und Yoghurt ...). Unterdessen haben auch die offiziellen amerikanischen Forscher laut einem Bericht von Prof. Edmund Renner, Leiter der milchwirtschaftlichen Abteilung der Universität Gießen, *bei Sauermilchprodukten eine hemmende Wirkung auf das Tumorwachstum* festgestellt.

Kuhl wurde später Professor am C.I.R.E.N. (Ital. Forschungszentrum für Elektronik und Kernkraft). In diesem Zusammenhang ist seine grundlegende These vom »biologischen Strahlenschutz« höchst aktuell.[26] Schon 1957 gab Prof. Higuchi in Tokio bekannt, daß fünfzig Personen, die ein Jahr lang täglich radioaktiven Strahlen ausgesetzt waren, keine Schäden erlitten, weil sie jeden Tag einen Liter Yoghurt aßen. Zudem sei es gelungen, sieben Ärzte und Techniker mit Strahlenschäden innerhalb eines Vierteljahres durch Yoghurt zu heilen.

Kuhl hatte bei bestrahlten Patienten beobachtet, daß diejenigen, die eine Milchsäurekur durchführten, fast beschwerdefrei blieben. Er fand, daß der Brot- und Getreideschimmel (= Penizillin) das größte zellatmungsbeschützende und regenerierende Mittel der Natur sei, was den alten Ägyptern und Chinesen bekannt war. Er entwickelte ein Verfahren zur gefahrlosen Herstellung eines Schimmelschrot-Müslis[26], das nach seinen Angaben in bezug auf seinen universellen Vitalstoffreichtum und seine biologischen Regulatoren von keiner anderen Speise übertroffen wird. Der so hergestellte Schimmel (evtl. auch bei Edelschimmelkäse) weicht biochemisch erheblich vom künstlich hergestellten Antibiotikum (anti bios = gegen das Leben!) Penizillin ab. Dem natürlichen Schimmel fehlen gerade die antibiotischen Eigenschaften. Der Naturschimmel schützt vor Röntgen- und anderen »schwarzen« Strahlen. Damit behandelte Mäuse ertrugen eine etwa dreifache Strahlenbelastung. Durch Genuß des Schimmelmüslis erfolgt bei blonden Menschen eine bessere Pigmentbildung in der Haut. Das Schimmel-Müsli wirkt bei Kranken heilend und bei Gesunden vorbeugend. Im Verein mit Milchsäurespeisen dürfte hiermit eine wesentliche Verbesserung der Widerstandskraft der Bevölkerung zu erreichen sein. Man hätte gescheiter dem mutigen Arzt Kuhl den Nobelpreis verliehen als den heute üblichen Spezialisten der Molekularbiologie.

Die Tauben des Doktor Moerman

In einem gesunden Körper
kann kein Krebs entstehen.
Dr. C. Moerman

Der holländische Arzt C. Moerman[27] entwickelte schon in den dreißiger Jahren eine erfolgreiche Ernährungstherapie. Als er 1939 seinen ersten inoperablen, mit Metastasen übersäten Krebspatienten zugewiesen erhielt, versuchte er den schon »Totgesagten« zu einem Experiment zu bewegen. Brinkmann, so hieß der Schicksalspatient, antwortete: »Herr Doktor, ich weiß, daß mein Zustand hoffnungslos ist – aber bei Gott ist nichts unmöglich. Ich bin davon überzeugt, daß Sie alles menschenmögliche für mich tun werden, und sollte die Behandlung mir nichts nutzen, so diene ich Ihnen mit meinem kranken Körper doch wenigstens bei der Suche nach Mitteln und Wegen zur Lösung des Problems.« Moerman verabreichte ihm nun eine Diät mit acht Stoffen, vor allem Vitamin C und Zitronensäure, die er vorher an Tauben getestet hatte. Die Metastasen verschwanden, und ein Jahr später war Brinkmann völlig geheilt. Die Kollegen wollten, wie immer, die Sache nicht glauben und argumentierten ewig gleich stur: »Mit Medikamenten und Diät läßt sich Krebs nicht heilen, und wenn Sie meinen, ihn geheilt zu haben, hatte er eben keinen Krebs!«

Moermans Forschungsansatz ist der üblichen Krebsforschung völlig entgegengesetzt. Aus eigener Erfahrung als Brieftaubenliebhaber wußte er, und dies bestätigte ihm ein großer Pharma-Konzern, daß Tauben, solange sie gesund sind, künstlich nicht krebskrank gemacht werden können, im Gegensatz zu Mäusen und Ratten. Daraus schloß er, die Tauben hätten einen Abwehrstoff gegen Krebs. Die offizielle Forschung beobachtet nur die Krankheit, in diesem Falle das Endstadium Krebs. Bei Krebs allgemein oder in diesem Stadium läßt sich aber der Antikörper oder Krebsunterdrücker vielleicht schon nicht mehr nachweisen, eher beim noch Gesunden. Moerman fand in langwierigen Fütterungsversuchen heraus, welche Nahrungsmittel oder Bestandteile unbedingt nötig sind, damit die Tauben gesund blieben. Durch den Mangel eines oder mehrerer Stoffe entgleiste oder degenerierte der Stoffwechsel der Tauben. Erst in diesem geschwächten Zustand war es möglich, bei den Tauben Krebs zu erzeugen. Moerman identifizierte die folgenden acht unentbehrlichen Stoffe:

1. Jod
2. Zitronensäure
3. Eisen
4. Schwefel
5. Bierhefe (Vitamin B-Komplexe und Enzyme)
6. Vitamin A
7. Vitamin C
8. Vitamin E

Durch sorgfältige Dosierung und individuelle Reihenfolge gelang es Moerman während Jahrzehnten, sogenannte »unheilbare« Patienten zu retten und in Holland viele Ärzte für seine Methode zu gewinnen. Es würde zu weit führen, jeden der acht Stoffe und seine Wirkungen bis ins einzelne zu beschreiben. Hier nur einige der wichtigsten Ergebnisse:

Jod

Chronischer Mangel an Jod führt – auch bei ausreichendem Sauerstoffangebot – zur Herabsetzung der intrazellulären Sauerstoffverwertung und zu mangelnder Zellatmung. Dies begünstigt den Gärungsstoffwechsel. In den Mitochondrien (= Träger der Atmungsenzyme, Energiegewinner durch Verbrennung der Nährstoffe, Rohstofferzeuger für Aufbaustoffe) findet man 15 % Jod und Schwefel. Bei Jodmangel kann ein Kropf entstehen, und wenn die Schilddrüse, die das jod-haltige Hormon Thyroxin erzeugt, mangelhaft funktioniert, kann Idiotie die Folge sein, was ein deutlicher Ausdruck für den Rückzug der ordnenden, geistigen Kräfte ist. Bekannt ist die desinfizierende Wirkung von Jod. Zuviel Jod führt zu Entzündungen, Übererregung, also zum Gegenteil der Erschlaffung, der Nicht-Entzündlichkeit.

Schwefel

Schwefel wirkt mit Jod zusammen in den Zellen. Nach Rudolf Hauschka[28] ist der Schwefel der chemisch aktivste Stoff, verbindend, Möglichkeiten schaffend, brütend, wärmend, die Stoffe durchkochend, Träger des vitalen Aufbaus organischer Substanzen. Er unterstützt die Verdauung, so daß besonders das Eiweiß in der richtigen Art eingebaut werden kann. Beim Krebskranken dürfte vor allem die befeuernde, wärmende Wirkung wichtig sein. Schwefel kommt vor in Zwiebeln, Knoblauch, Lauch, Meerrettich, Senf, wo er sozusagen direkt riechbar ist. Nach Wilhelm Pelikan[29] findet man Ätherschwefelsäuren im Harn. Sie binden die schon erwähnten giftigen Eiweißfäulnisprodukte in der Leber (Indol, Phenol, Kresol). Das Antiberiberivitamin B_1 enthält Schwefel. Schwefel gibt dem »Eiweiß den Impuls zur Durchatmung, vermittelt die Verbindung zwischen Blutzirkulation und Atmung«.

Eisen

Das Blattgrün ist chemisch fast gleich aufgebaut wie das rote Blutkörperchen, im ersteren ist aber Magnesium, im zweiten Eisen. Durch Anreicherung des Brotes mit verwertbarem Eisen konnte in Schweden mutmaßlich der Speiseröhrenkrebs zurückgedrängt werden. Nach Hauschka[28] ist die Beziehung des Eisens zum Magnetismus ein Hinweis für dessen Orientierungskraft im Raum. Es hilft im Blut, die Persönlichkeit im Leibesprozeß verankern und gibt dem ICH die Orientierung im Leben. Eisen vernichtet das ständig im Körper entstehende hochgiftige Zyan. Ohne Eisen könnten die roten Blutkörperchen den Sauerstoff nicht binden und im Körper verteilen. Nach Pelikan[29] ist Eisen ein Lichtkatalysator. Auf der Lichtempfindlichkeit gewisser Eisensalze beruht das Blaupausen (veraltetes Fotokopierverfahren). Nach Rudolf Steiner ist der Eisenprozeß im Menschen ein Urbild des Heilens und im Menschenbereich das Ur-Heilmittel überhaupt. Eisen dient als Werkzeug des wollenden ICH im Blut. Die typische Eisenpflanze ist die Brennessel (6 % Eisenoxyd in der Asche!). Sie regt die Blutbildung an und enthält u. a. viel Karotin, das im menschlichen Organismus zu Vitamin A aufgebaut wird. Das Eisen ermöglicht die richtige Durchwärmung des Körpers, was wiederum Voraussetzung ist für das ICH, seine Willensentschlüsse durchzusetzen. Und gerade der Krebskranke ist, wie wir im Kapitel über Psychotherapie sehen werden, ICH-schwach, fremdgesteuert.

Zitronensäure

Nach Moerman verringert sie die Klebrigkeit des Blutes, mindert den Wassergehalt der Gewebe, ist der Feind der Gärungsenzyme, setzt den Cholesteringehalt des Blutes herab und wirkt der Alkalose entgegen. Gärung und Alkalose sind uns als Anzeichen der Krebserkrankung schon bei Kuhl begegnet.

Vitamine

Die Mangelerscheinungen beim Fehlen der Vitamine sind allgemein bekannt. Bis heute sind dreizehn Vitamine (vita = Leben, amin = Eiweißkörper) bekannt. Die Vitamine A, D, E, und K sind fettlöslich, die Vitamine der B-Gruppe sowie C wasserlöslich. In den Nahrungs- und Genußmitteln liegen Antivitamine vor, d. h. Stoffe, die Vitamine unwirksam machen, z. B. Alkohol, Tabak. Bei Streß, Wachstum, Schwangerschaft oder Krankheit erhöht sich der Vitaminbedarf. Darmkrankheiten, Verstopfung oder falsche Ernährung können die Aufnahme des Vitamin-B-

Komplexes verhindern. Fernsehsucht und Nachtfahrten steigern den Bedarf an Vitamin A.

Hauschka weist darauf hin, daß nicht die chemische Zusammensetzung über die Vitaminwirkung entscheidet. So wie Musik auf verschiedenen Tonträgern (Schallplatte, Tonband ...) gespeichert und von ihnen abgerufen werden kann, läßt sich die »Lebenswirkung« der Vitamine auch von verschiedenen materiellen Trägern abrufen. Wichtig ist also nicht der chemische Träger, sondern die Musik, respektive die lebensspendende Wirkung. Hauschka ordnet die Vitamine in vier Gruppen, die mit den vier klassischen Aggregatzuständen Feuer = A, Luft und Licht = C, Wasser = B und Erde/Gestalt = D in Zusammenhang stehen. Vitamin A ist Träger wärmender, ausdehnender, wachstumsfördernder, nach außen bis zur Haut wirkender Kräfte. Ein Mangel bewirkt Zwergwuchs. B hat ordnende Kraft, setzt Grenzen. Mangel erzeugt Beriberi, eine Krankheit, die geordnete Strukturen auflöst. Muskelbündel zerfallen dabei, und Lähmungen treten auf, Nerven degenerieren. Vitamin C regelt den Licht-Stoffwechsel zwischen innerem und äußerem Licht. Gesundes Durchstrahltsein zeigt sich an der frischen Haut, am Haarglanz und dem Leuchten lebendiger Augen. Mangel führt zum »Welken«, Erschlaffen, zu Skorbut mit gelbbrauner Haut (wie bei den Krebskranken!). Vitamin D baut Stützgewebe und Zellmembranen auf, verdichtet, mineralisiert. Mangel bewirkt Rachitis, fehlende Gestaltungs- und Verfestigungskraft. Wie Ehrenfried Pfeiffer nachweisen konnte, haben die rein chemisch produzierten Vitamine längst nicht die gleiche Wirkung wie die natürlichen. Überhaupt haben isolierte Wirkstoffe bestenfalls symptomatische Wirkung. Sie umfassen nicht das ganze Krankheitsbild wie die im organischen Zusammenhang belassenen Stoffe z. B. einer Zitrone.

Die Gesamtwirkung der acht Stoffe beschreibt Moerman so:

1. Der pH-Wert des Blutes wird normalisiert. (Bei Krebskranken ist der pH-Wert stark ins alkalische Milieu verschoben.)
2. Latent lauernde Krebs-Viren gelangen nicht ins Blut.
3. Es bildet sich wieder normales Regenerationsgewebe.

Ähnlich wie Kuhl u. a. betrachtet er die vorwiegend durch falsche Ernährung bewirkte Stoffwechselentgleisung als Voraussetzung für die Krebsbildung. Die Therapie besteht in einer strengen, bis ins einzelne von Moerman vorgeschriebenen Diät und der Zufuhr der acht unentbehrlichen Stoffe. Hauptziel ist es, die Abwehrkräfte zu steigern. Wenn es nicht zu spät ist, bilden sich in der Regel die Metastasen zurück, der Tumor wird isoliert und besser abgegrenzt und dadurch auch operabel. Oft bildet er sich auch ganz zurück. Anhand einer holländischen Statistik zeigt Moerman, wie die durch den Krieg erzwungene Ernährungsweise auch die Krebssterblichkeit senkte. Zwei Jahre nach dem Krieg geht die Kurve wieder aufwärts, dem Fortschritt entgegen!

Doch die offizielle Forschung nimmt davon weiterhin kaum Notiz, obschon einige Nobelpreisträger direkt oder indirekt zu ähnlichen Ansichten neigen. Linus Pauling gratulierte Moerman und äußerte die Vermutung, daß Vitamin C durch die Bildung von Y-Interferon einen Krebs-Antikörper herstellt. Domagk verficht die immunologische Krebstheorie, Szent-Györgi, der 1928 das Vitamin C rein darstellte, weist in seinem Buch *Bioenergetics* darauf hin, daß mangelnde Sauerstoffverwertung zum Gärungsstoffwechsel und damit zur Tumorbildung führt.

Neuere Forschungen ergaben, daß Eisen um das 2- bis 5fache besser in Blut aufgenommen wird, wenn Vitamin C bei der Mahlzeit eingenommen wird. Nach jahrelangen vergeblichen Kämpfen erhielt nun endlich der Nobelpreisträger Linus Pauling vom amerikanischen Nationalen Krebsinstitut finanzielle Mittel zugebilligt, um die Wirksamkeit von Vitamin C in der Verhütung und Behandlung von Brustkrebs bei Mäusen zu erforschen (*Science,* Bd. 212/S. 1126). 1971 begann Professor T. W. Anderson, Toronto, einen breit angelegten Versuch mit Vitamin C in der ausdrücklich erklärten Absicht, Paulings Theorien zu widerlegen. Die Ergebnisse zwangen Anderson zuzugeben, daß Pauling recht hatte. Darauf machte der schottische Chefchirurg Ewan Cameron mit einhundert »unheilbaren Krebskranken« einen Langzeitversuch (1971 bis 1976). Der

Vergleich mit einer Kontrollgruppe ergab, daß die Vitamin-C-Schlucker viermal so lange überlebten wie die konventionell betreuten Patienten! Nun will auch die Mayo-Klinik den Versuch wiederholen . . .

Ein anderer Forscher, Dr. Richard Doll, Präsident der Britischen Gesellschaft für Krebsforschung, gibt bekannt, daß Fütterung mit Beta-Karotin (Vorstufe des Vitamin A) Tiere um 40 % weniger krebsanfällig machte. Bei einer Untersuchung an 16 000 Patienten zeigte sich, daß diejenigen mit einem hohen Vitamin-A-Spiegel auffallend seltener krebskrank wurden. Doll empfiehlt, mehr Rübli (Karotten) zu essen. Und all dies und viel mehr wußte Dr. Moerman schon um 1939!

Zum Abschluß seien hier noch zwei Krankengeschichten aus der Praxis von Dr. Moerman wiedergegeben:

Frau S. aus Rotterdam war ein sogenannter hoffnungsloser Fall. Ihre Prognose war infaust, d. h. hoffnungslos, da sie an einem inoperablen Mammakarzinom (Brustkrebs) litt. Ein chirurgischer Eingriff verbot sich

1. wegen ihres besonders schlechten Allgemeinzustandes,
2. wegen denkbar schlechter Blutbeschaffenheit,
3. weil die Krebswucherungen weit fortgeschritten und mit der Brustwand verwachsen waren, ja sogar bereits – röntgenologisch festgestellt – auf die Lungen übergegriffen hatten.

Nach fünfmonatiger Behandlung hatte sich ihr Allgemeinbefinden derart gebessert, daß man sie buchstäblich nicht mehr wiedererkannte. Der Tumor, der sich blauschwarz verfärbt hatte, lag nun frei und ziemlich scharf abgegrenzt in der Mamma. Die nunmehr durchgeführte Operation verlief erfolgreich. Und was war aus den Metastasen in der Lunge geworden? Sie waren gewissermaßen »eingeschmolzen« und spurlos verschwunden. Die Patientin erfreut sich nun seit vielen Jahren bester Gesundheit und hat keinerlei Beschwerden mehr.

Einer seiner Kollegen, Dr. Duivendak aus Oud-Beijerland, schickte Dr. Moerman eines Tages Herrn K., der gerade eine

Bauchoperation durchgemacht hatte. Die histologische Untersuchung hatte ergeben, daß Herr K. ein inoperables Sarkom (bösartige Bindegewebswucherung) hatte. Der Patient wurde fünfmal erfolglos bestrahlt. Es bildeten sich verschiedene Metastasen im Leib. Der Tumor im Leistenbereich wuchs zu Kokosnußgröße heran. Unter diesen Umständen waren sich alle mit diesem Fall befaßten Personen und Instanzen, sogar das bekannte Rotterdamer Bestrahlungsinstitut, darin einig, daß hier nicht die mindeste Aussicht auf Heilung bestand. Hätte Dr. Moerman bei der Übernahme des Falles diesen Personen und Instanzen mitgeteilt, daß er beabsichtige, diesen enormen Tumor »einzuschmelzen«, man hätte ihn zumindest für einen Phantasten gehalten. Aber wie hoffnungslos die Sache auch aussah, das Unmögliche geschah, der Tumor bildete sich zurück; der Hausarzt und auch Dr. Moerman sahen die »Kokosnuß« kleiner und kleiner werden und schließlich ganz verschwinden. Heute leistet Herr K. wieder Schwerstarbeit im Polderland. Wenn man ihn fragt, wie er das nur schaffe, erwidert er: »Ich bin seit Jahren nicht mehr so gesund gewesen wie jetzt, bin also – wie man so sagt – stark wie ein Pferd.«

Die vielen Heilungen der Moerman-Therapie scheinen nur »Wunderheilungen«, wenn man die Zusammenhänge nicht versteht oder beim Beton-Standpunkt der Schulmedizin sitzenbleibt.

Zucker

> Der Entdecker eines Infektionskrankheitserregers konnte damit rechnen, Anerkennung und Ehrung zu finden; der Entdecker des Erregers einer Zivilisationskrankheit muß aber zunächst einmal mit der Geschäftsschädigungsklage der Hersteller rechnen.
>
> Steiniger

Das Folgende gilt nur für den weißen, chemisch rein raffinierten Industriezucker, nicht jedoch für die natürlichen Zuckerarten in Früchten und Honig. Zuerst eine unvollständige Liste der bisher festgestellten Schäden, die durch Industriezucker begünstigt werden:

Zahnzerfall;
Verarmung an Vitaminen B_1 und B_2 und Kalkmangel;
Übergewicht (überschüssiger Zucker wird in Fett umgewandelt);
Arteriosklerose und Infarkt;
Zuckerkrankheit;
Kinderlähmung;
Mangel an Spurelementen (besonders Chrom);
Akne;
Rachitis;
Leberschäden (wirkt wie Alkohol);
Rheuma und Gicht;
Verzögerung von Heilungsvorgängen;
Magen- und Darmfloraschäden;
Müdigkeit, Leistungsschwäche, psychische Störungen.

Solche Tatsachen veranlaßten den Arzt M. O. Bruker, für Ärzte ein Buch mit dem Titel *Krank durch Zucker* zu veröffentlichen[30]. Professor Bunge in Basel sprach schon vor siebzig Jahren vom Zucker als Gift für Kinder. Dr. Marthaler wertet den Industriezucker als »das minderwertigste, ja gefährlichste und schädlichste Nahrungsmittel«. Da der Staat den Weißzucker subventioniert und als »Notvorrat« empfiehlt, müßte er logischerweise als Volksvergifter bezeichnet werden. Es gibt aber kein Gericht, bei dem man den Staat verklagen kann. Daß von der Zucker- und Süßwarenindustrie geschmierte »Experten« den Zucker in Lehrbüchern als »kalorienreiches unschädliches Kohlenhydrat« oder »wertvolles Nahrungsmittel« bezeichnen, gehört zu den leider fast normalen Ungeheuerlichkeiten unserer Zeit. Ähnliches gilt übrigens, wenn auch in geringerem Maß, für Weißmehl und raffinierten Reis. Die zoologischen Gärten verbieten, die Tiere mit Zucker zu füttern, da z. B. Elefanten an Überfütterung starben. Im Berner Bärengraben war bis vor kurzem eine Tafel mit einem Totenkopf und der Inschrift »Kein Zucker« angebracht.

Im Zusammenhang mit dem Krebs sind folgende Tatsachen zu beachten. Durch den von Weißzucker und Weißmehl verursachten Vitamin-B_1-Mangel können die Kohlenhydrate nicht richtig mit Hilfe von Magnesium-Ionen abgebaut und verwertet werden. Besonders der Abbau der Brenztraubensäure und die Glykogenbildung werden gestört. Deren Vermehrung im Blut bedeutet zugleich *erhöhten Links-Milchsäuregehalt* im Blut und Gewebe, also ein erhöhtes Krebsrisiko.

Vitamin B_2 beeinflußt die Zellstruktur und die Zellgrenzflächen. Ein Mangel an Vitamin B_2 beeinträchtigt die Zellstruktur und die Zellatmung. Bei Tierversuchen an Föten wurde die Umbildung undifferenzierten Knochengewebes in differenziertes gestört. Allgemein kann also gesagt werden, daß der Zucker als Vitamin-B_1- und B-$_2$-Räuber tiefgreifende Stoffwechselstörungen, degenerative Veränderungen an den Schleimhäuten und Abwehrschwäche verursacht. Leupold berichtet in seinem Buch *Die Bedeutung des Blutchemismus, besonders in Beziehung zu Tumorbildung und Tumorabbau*, wie er experimentell durch Veränderung des Systems Cholesterin/Zucker/Phosphatide bei Kaninchen Tumoren erzeugte und wieder zum Verschwinden brachte. Der Gesunde kann Kohlenhydrate ohne Schaden verarbeiten. Der Krebskranke kann sie wegen der geschwächten Zellatmung nicht mehr voll umwandeln, sie steigern die krankhafte Milchsäurebildung, was wiederum die Zellatmung schädigt und das Weiterwuchern ermöglicht. Trotzdem wird in öffentlichen Kliniken als einzige Maßnahme »kräftige Nahrung« empfohlen und manchmal Traubenzucker verabreicht!

In einer epidemiologischen Untersuchung von Cleave und Campell zeigte sich, daß bei Völkern, die weder Weißmehl noch Industriezucker kennen, Zahnkaries, Zuckerkrankheit, Herzinfarkt, Fettsucht, Magen- und Zwölffingerdarmgeschwüre, Krampfadern, Koli-Infektionen u. a. nicht vorkommen. Sie prägten den Begriff Saccharidose als Grundkrankheit der Zivilisation. Vergleiche ergaben, daß gut zwanzig Jahre nötig sind, bis die vollen Auswirkungen sichtbar werden. Das Verrückte ist nun, daß die solchermaßen erkrankten Menschen die gesunde, heilende Kost zuerst gar nicht mehr vertragen. So entsteht ein Teufelskreis wie bei den Süchtigen. Bruker hat für solche Fälle eine Kombinationsdiät entwickelt, die eine Umstellung auf gesunde Ernährung ermöglicht.[30]

Es ist nicht so schwer, das berechtigte Bedürfnis nach Süßem mit natürlichen Süßmitteln wie Trauben- und Birnendicksaft, Honig oder Vollzucker zu decken. Die untenstehende Tabelle gibt die Analyse von drei Zuckerarten wieder. Dabei ist zu berücksichtigen, daß solche Analysewerte je nach Untersuchungsmaterial und -methode ziemlichen Schwankungen unterliegen. Der Vollzucker kann unter dem Namen Sucanat in den Reformhäusern bezogen werden.

Analyse	100 g Weißzucker	100 g brauner Zucker	100 g Vollzucker
Mineralsalze (Asche)	30–50 mg	330–740 mg	1500–2800 mg
Kalium (K)	3–5 mg	15–150 mg	600–1000 mg
Magnesium (Mg)	0 mg	13–23 mg	60–130 mg
Kalzium (Ca)	10–15 mg	75–95 mg	40–110 mg
Phosphor (P)	0,3 mg	3–4 mg	14–100 mg
Eisen (Fe)	0,1 mg	0,5–1,3 mg	4–40 mg
Vitamine			
Provitamin A	0 mg	0 mg	3,9 mg
Vitamin B 1	0 mg	0,01 mg	11,7 mg

Analyse	100 g Weißzucker	100 g brauner Zucker	100 g Vollzucker
Vitamin B 2	0 mg	0,006 mg	0,14 mg
Vitamin B 6	0 mg	0 mg	0,4 mg
Nikotinamid	0 mg	0,03 mg	0,19 mg
Kalziumpantothenat	0 mg	0,02 mg	1,18 mg
Vitamin C	0 mg	0 mg	38 mg

Professor Brüning beobachtete, daß sich bei Zuckerkranken, die zugleich krebskrank waren, durch Insulin und Diabetikerkost (Verbot von Weißzucker und -mehl) Geschwülste von selbst zurückbildeten.

Fett

Das Wort Fett ruft vorerst Gedanken an Verfettung und Übergewicht hervor. Der Titel eines 1956 erschienenen Buches der hervorragenden Fettforscherin Dr. Johanna Budwig *Krebs, ein Fettproblem*[31] mag schockieren und übertrieben tönen. Lassen Sie vorerst einmal die Tatsachen auf sich wirken, und urteilen Sie nachher.

Budwig entwickelte vor 1950 eine papierchromatographische Methode, die eine genauere Untersuchung des Fettstoffwechsels im Blut und im Tumor ermöglichte. Vor allem wurde die biologische Wirkung der verschiedenen Fettarten vergleichbar. Als Frau Budwig 1953 ihre neuen Erkenntnisse auf einem Kongreß vortrug und die These vertrat, die Atemgifte der modernen Ernährung drohten den Westen zu ersticken, sagte ihr ein japanischer Arzt: »Sie haben recht; wir sagen: Der Untergang des Abendlandes ist eine innere Erstickung.« Tumoren enthielten Fette, die aus Erdnußfetten – dem vielfach üblichen Salatöl – oder aus hocherhitzten Walölen isoliert werden können. Im Blut zeigten sich wichtige Unterschiede bei den Fetten im Zusammenspiel mit dem Eiweiß. Schlechte Fette erzeugen funktionsschwache Blutkörperchen und damit eine schlechtere Sauerstoffverwertung. Gibt man den Kranken Quark (enthält Milchsäure) mit nicht denaturiertem *Leinöl* zu essen, so werden sehr schnell – manchmal schon nach einer Mahlzeit – die schlechten Fette im Blut aufgesaugt und die Blutkörperchen wieder spannkräftig. Paradox scheint, daß naturbelassene, kaltgepreßte Pflanzenfette das verschlackte Fett abbauen gemäß dem alten Grundsatz: »Gleiches mit Gleichem«, was streng genommen ja nicht stimmt. Es müßte heißen, Schlechtes wird durch Besseres ersetzt.

Unter allen Fetten erzielt das Leinöl (auch Leinsamen) die intensivsten Wirkungen. Es enthält den Wirkstoff Linolensäure. Chemisch behandelte und durch Hitze denaturierte Fette, eigentlich Pseudofette, lähmen die Atmungsvorgänge, die Bildung von Atmungsenzymen, die Fettverbrennung, die Energieerzeugung, das normale Zellwachstum, die Abwehrkraft und die normale Fortpflanzung. Beispielsweise werden Würsten zum Haltbarmachen Nitrite zugesetzt, die sich sauerstoffeindlich verhalten. Auch im Organismus wirken die Nitrite so, und sie können in die krebserregenden Nitrosamine umgewandelt werden. Damit ist ein weiterer Faktor für die Erzeugung des allgemeinen Stoffwechselchaos aufgedeckt. Die Gift- und Schlackenstoffe können nicht mehr verbrannt (veratmet) werden und bleiben als Ablagerung in den Fettdepots des Körpers. Also, nicht Fett an sich, sondern schlechtes Fett führt zur Verfettung, so wie schlechtes Heizmaterial die Öfen und Kamine, schlechtes Öl und Benzin die Motoren schneller verrußt. Loeckle dazu[22]:

»Fett ist wie eine bösartige Geschwulst. Es neigt zum schrankenlosen Wachstum, beeinträchtigt die benachbarten Organe und sperrt sich gegen Behandlungsmaßnahmen. Wessen Organismus sich nicht rechtzeitig durch Hautabscheidung, Ausatemluft, Harn- und Darmballast entledigen konnte, kann es doch nicht in seinem Blut dulden. In seiner Bedrängnis stapelt er es im Zwischengewebe, er ›legt es auf Fett‹, gleichsam auf Eis. Wollte der Organismus diese Pandora-Büchse konservierter Ballast-Stoffe wieder öffnen, würde er sich geradezu überschwemmen mit mehr oder weniger giftigen Stoffen.«

In diesem Schutthaldenmilieu entfalten sich Blutarmut, Zuckerkrankheit, Leistungsschwäche, Ablagerungskrankheiten wie Arteriosklerose, Infarkt und eben auch Krebs.

Beschwörend schreibt Johanna Budwig: »Die Hausfrau muß wach werden gegenüber irreführender Werbung. Die Bürger müssen mithelfen, daß der Staat wieder werde, was er sein sollte: Hüter der Gesundheit des Volkes. Dies ist eine offene Frage an den Ernährungsminister: Wann werden Sie wieder ›Minister‹ d. h. Diener des Volkes, und nicht derer, deren Macht man überschätzt?« In ihrem volkstümlich geschriebenen Buch gibt sie genaue Hinweise, welche Öle und Fette günstig wirken, und viele Rezepte für kranke und gesunde Tage. Wie Kuhl empfiehlt sie alle Milchsäure-Produkte.

»Gute Fette sind voller Sonnen-Elektronen, sie ziehen das Eiweiß an und werden so wasserlöslich, fördern die Schleimbildung in allen Drüsen und Schleimhäuten. Sie laden die Herzaktionsströme mit immer neuen Impulsen. Sie ziehen Sauerstoff an und schaffen Sauerstoffreserven. Fette beherrschen den gesamten Stoffwechsel, Energiegewinn und die Zellneubildung stärker als jedes andere Nahrungsmittel.«

In einem erschütternden Bericht[32] schreibt Frau Budwig über die unglaublich anmutenden Erfolge bei Hunderten von Krebskranken mit Hilfe der Öl-Eiweißkost: »Die Kranken, die fast immer über große Energie-Armut klagen, fühlen sich nach Beginn der Öl-Eiweißkost innerhalb weniger Tage eindeutig besser. Blaue Lippen oder Blaufärbung größerer Hautpartien, z. B. des gesamten Gesichtes, verschwinden in wenigen Tagen. Die Sauerstoff-Utilisation, die Sauerstoffverwertung im lebenden Substrat, ist gebessert. Der Einfluß auf Verstopfung, Wasserausscheidung ist objektiv leicht feststellbar und ist unverkennbar außerordentlich günstig. Die Sekretionen der Schleimhäute und die Aussonderungen über Darm und Blase sind angeregt, ihre Funktionen bessern sich sehr schnell. Auch der positive Einfluß auf das Nervensystem wird von dem Kranken und seinen Angehörigen sehr bald empfunden. Ein Stimmungsumschwung ist häufig sehr bald zu beobachten.

Doch besser objektivierbar ist Folgendes: der Tumor wird ausgeschieden. Dies läßt sich bei Darm- und Magentumoren gut verfolgen. Darüber hinaus aber konnte festgestellt werden: Metastasen, z. B. auch in der Lunge, am Augenhintergrund oder in Knochenpartien, verschwinden. Dies wurde durch Röntgenaufnahmen oder durch fachärztliche Untersuchungen eindeutig festgestellt. Die Blutbildung und der Hämoglobingehalt werden besser. Stauungen im Lymphsystem, z. B. die übergroßen Lymphknoten, werden abgebaut. Ödeme verschwinden (Membranfunktion). Die objektiv feststellbaren Befunde des Blutes, Hämoglobingehalt, Leukozytenzahl und die physikalischen Daten des Blutes wie Blutsenkungsgeschwindigkeit u. a. sind bei Krebskranken und auch bei der Leukämie häufig bereits nach vier Wochen normalisiert.

Die Krebskranken klagen fast immer darüber, daß sie die Sonne nicht vertragen können. Der Arzt rät, die Sonne zu meiden. Nach Beginn der Öl-Eiweißkost können dieselben Kranken zu ihrer eigenen Überraschung plötzlich innerhalb weniger Tage die Sonne wieder gut vertragen, ja sie empfinden diese als außerordentlich wohltuend. Die gesunde Hautbräunung bestätigt diesen Vorgang.

Die im Blut der Krebskranken festgestellten sogenannten *Canceroben* in den Erytrozyten verschwinden nach dem Beginn der Öl-Eiweißkost. Sie ziehen sich zuerst in die Erythrozyten zurück und gehen dann mit diesen unter. Im Zwei-Phasen-Kontrast-Mikroskop können die sich intensiv bewegenden Canceroben und ihr allmähliches Verschwinden nach Beginn der Öl-Eiweißkost beobachtet werden. Die Canceroben können sich nicht weiterentwickeln, weil das elektrische Potential des Blutes dies verhindert. Ich beurteile das Vorhandensein dieser Canceroben als weniger entscheidend für den Ausgang als das Nahrungsfett.

Viele Patienten, die in moribundem Zustand (als Todgeweihte) mit der Öl-Eiweißkost begonnen haben, sind bereits bei Nachuntersuchungen als gesund bezeichnet worden. Es gibt z. Z. bereits Personen, die vormals krebskrank waren und nun seit Beginn der Öl-Eiweißkost vor zehn Jahren den damals vorausgesagten kurzfristigen Tod in bester Gesundheit bis zum heutigen Tage überlebt haben. Wesentlich erscheint mir aber auch, daß das Lebensgefühl und die Leistungsfähigkeit entscheidend positiver sind als bei vielen der sogenannten Gesunden. Ein Brief aus der allerjüngsten Zeit (an Frau Budwig) ist hier vielleicht erwähnenswert.

»Eine Patientin konsultierte mich mit einer Ärztin. Zahlreiche Professoren, die eingeschaltet waren, hatten laut Angabe die Situation für hoffnungslos erklärt. Das Auge der Patientin quoll heraus, war gelb, eine Operation am Untergrund des Auges war erfolglos geblieben. Äußerlich sichtbar nahmen die Tumormassen auf der gesamten Gesichts- und Kopfhälfte zu. Diese Kranke berichtete mir nun auch schriftlich: ›Am 1. März begann ich mit Ihrer Öl-Eiweißkost. Von dem Tage an fühlte ich mich so wesentlich besser, daß ich das Gefühl hatte, ich könnte Bäume ausreißen. Ab 1. Juli gingen die Tumormassen sichtbar zurück.‹ (Ich hatte bereits Anfang April beobachtet, daß das Auge in die normale Lage zurückgetreten war.)« Der Bericht lautet nun weiter: »Ende Juli war ich in M. zur Untersuchung. Man war überrascht und äußerte: ›Wenn ich nicht wüßte, was Sie gehabt haben, so würde ich sagen, es ist überhaupt nichts mehr feststellbar.‹

Hunderte von derartigen oder ähnlichen Berichten bestätigen: Die Natur selbst spricht für die Gültigkeit meiner Hypothese Johanna Budwigs. Die Erfolge sind so gut, daß der beobachtende Arzt in den meisten Fällen meint, ein Wunder sei geschehen. Der in alten Vorstellungen erstarrte Wissenschaftler will nicht glauben, daß dieses Problem auf so einfachem Wege und auf so natürliche Weise lösbar ist. Die Befragung der Natur bestätigt alle Erwartungen.«

Soweit der Bericht der tapferen Forscherin, die den »schwarzen Röntgenstrahlen« das lebenspendende Sonnenlicht und deren Speicher (Fette und Öle) entgegensetzt. Der Nobelpreisträger Warburg konnte seinerzeit seine an sich richtige Idee von der atemanregenden Wirkung der Fette nicht beweisen, weil er die falschen Fette verwendete. Die erfolgreiche Johanna Budwig wird vermutlich den Nobelpreis nie erhalten.

Feuerwerk Magnesium

Der französische Forscher und Arzt Professor Delbet konnte durch Versuche schon vor 1930 nachweisen, daß sich Krebs zurückbildet oder ausheilt, sofern genügend Magnesium in der täglichen Nahrung enthalten ist. Er zeichnete zwei Karten von Frankreich: Die eine zeigt die regionale Verteilung der Krebskrankheit und die andere das Vorkommen von Magnesium im Boden. In den Gebieten mit Magnesiummangel sind die Krebsfälle 2,5mal häufiger! Die gleichen Ergebnisse fand man am oberen und unteren Rhein und in England. Auch der Magnesiumgehalt des Wassers und der Nahrung schwankt entsprechend den Bodenverhältnissen. In Paris stimmte die Krebshäufigkeit mit dem geringen Magnesiumgehalt der Wasserreservoirs überein. Der italienische Wissenschaftler Carlo Marchi untersuchte, angeregt von Delbet, das Kochsalz auf seinen Magnesiumgehalt[21] und unterbreitete am 29. 4. 1930 die Ergebnisse der medizinischen Fakultät:

Mg-Gehalt		Krebstote auf 1000 Todesfälle
Ravenna	0.0 %	96.77
Rom	0.08 %	46.90
.Bari	0.26 %	19.99

Die gesalzene Rechnung für diese Forschungen könnte nicht zynischer sein: Aus »hygienischen« Gründen wurde das Salz von Magnesium gereinigt, weil es hygroskopisch (wasseranziehend) wirkt und das Salz feucht macht! Nicht umsonst kaufen Wissende unraffiniertes Meersalz, in dem neben 1,3 g Magnesium je kg etwa fünfzig wertvolle Spurelemente vorhanden sind. Als der Pionier Rudolf Müller[21] in der Schweiz über die USEGO Meersalz einführen ließ, verboten fast alle Kantone dessen Verkauf. Mit dem Trick »Badesalz« ließ sich auch dies umgehen, aber nicht lange, denn der Staat ließ das Badesalz mit Geruchsstoffen ungenießbar machen. Der Staat monopolisiert den Salzhandel und läßt erst noch krebserzeugendes Fluor beisetzen! Der Magnesiumgehalt des Trinkwassers wird auch infolge der »besseren« Filtrierung und Chemisierung niedriger. Die künstliche Düngung bewirkt größere Getreidekörner, aber mit geringerem Magnesiumgehalt als früher. Wenn das Gemüse im Wasser (tot)gekocht und das Gemüsewasser weggeschüttet wird, verschwindet mit anderen Spurelementen auch dieses Magnesium in der Kanalisation. Vielleicht überleben deshalb die Ratten so gut. Weißmehl enthält rund 10mal weniger Magnesium als Vollmehl. Der tägliche Bedarf wird auf 0,5 g geschätzt. Infolge der oben erwähnten zivilisatorischen Raffinessen leiden viele Menschen an Magnesiummangel.

Was ist Magnesium, und wie wirkt es? Im Asbest ist es feuerfest, und zugleich erzeugt es in den Feuerwerkskörpern das blendendste, weißeste Licht. Diese Lichtbeziehung wird durch seine zentrale Stellung im Blattgrün betont, wo mit Hilfe des Sonnenlichtes Kohlensäure und Wasser zu Stärke umgewandelt werden. In der anthroposophischen Lehre wird dem Magnesium eine bedeutende Stellung im Lichtstoffwechsel zugeschrieben. Magnesium trägt das Licht in die Pflanze und in unsern Körper, hellt bei verdunkeltem Gemüt (Depression) auf, treibt im Frühling die Keime aus dem Boden heraus. Als Bittersalz (Magnesium-Sulfat) treibt es drastisch die Darmschlacken heraus. Bei der Gesteins-, Knochen- und Zahnbildung dient es als Härter und verleiht der Materie strahlige Strukturen. Eine polare Beziehung des Blattgrüns besteht zum roten Blutkörperchen, was schon aus den komplementären Farben grün–rot sichtbar wird. Ersetzt man das Magnesium im Porphyringerüst des Chlorophylls durch Eisen, entsteht der rote Blutfarbstoff

Hämoglobin, der den Lebens- beziehungsweise den Sauerstoff im ganzen Körper verteilt.

Magnesium trägt das Licht in den vegetativen (pflanzlichen) Teil des Körpers. Eisen befreit und verwertet die Lichtenergie. Magnesium aktiviert und entfaltet den Stoffwechsel. Die in den Mitochrondrien freiwerdende Energie wird mit Hilfe des Magnesiums in ATP (Adenosintriphosphorsäure) umgewandelt. ATP ist die biologisch brauchbare Energieeinheit, die überall dort eingesetzt werden kann, wo chemische, kinetische, osmotische, elektrische oder thermische Zellarbeit geleistet wird wie Zellteilung, Baustoffproduktion, Transport, Sekretion und Resorption, Wachstum und Regeneration. Im Zellplasma ist Magnesium ionisiert und bestimmt in feinabgestimmten Verhältnissen mit Kalium, Natrium und Kalzium den Wasserhaushalt und die Atmungsprozesse. Professor Delbet konnte 1944 durch Magnesium die sonst durch Teerpinselung erzeugten Tumoren verhindern. Magnesium verzögert die Sklerosierung des Bindegewebes im Alter und regt die Bakterienphagozytose durch Leukozyten an. Das für die allgemeine Abwehr verantwortliche Properdin-System (Properdin = thermostabile Serumkomponente) funktioniert ohne Magnesium nicht. Tumorzellen sind magnesiumarm. Dies ist ein kleiner Teil der schon erforschten Stoffwechselfunktionen, bei denen Magnesium eine Rolle spielt und ein Beispiel für Bio-Chinesisch.

Wer wundert sich da noch, wenn bei Magnesiummangel schwerwiegende Stoffwechselprobleme, besonders im Zellbereich, entstehen und das Altern beschleunigt wird. Bei schweren Leberleiden (Zirrhose) findet man Magnesiummangel im Blut. Bei Krebskranken ist die Leber regelmäßig schwer geschädigt. Für sich allein wirkt Magnesium giftig. Im Zusammenspiel mit Kalzium als Entgifter bildet es Knochen, Zähne, wirkt auf die Lebenskräfte, auf Muskeln, Nieren und Gehirn. Magnesium und Phosphor (Licht-Träger) zusammen wirken entkrampfend, aufbauend und richtungsgebend. Stagnierender Stoffwechsel kommt wieder in Fluß, besonders in der Leber. Der Körper wird bis zur Haut, bis ins Augenleuchten durchstrahlt.

Der Italiener Giudice aus Palermo beobachtete, daß Seeigelembryonen in Einzelzellen zerfielen, wenn man sie in kalzium- und magnesiumfreies Meerwasser brachte. Sobald die Zellen in normales Meerwasser gebracht wurden, bildeten sie wieder lebensfähige Embryonen. Dieser fast mystisch anmutende Vorgang weist auf geheimnisvolle Kräfte hin, die sich der bloß biochemischen Betrachtung entziehen. Auf alle Fälle: Ohne Magnesium geht es nicht.

Als seinerzeit Rudolf Müller nach Nahrungsmitteln Ausschau hielt, die viel Magnesium enthalten, stieß er in Frankreich zufällig auf die damals in anderen Gegenden noch unbekannten Kichererbsen. Als die USEGO in der Schweiz diese in ihren Läden anbot, wurden überraschend viele verkauft. Wie aber Rudolf Müller bald herausbekam, wurden sie nicht von den Schweizern, sondern von den italienischen Fremdarbeitern gekauft. Die nachstehende Liste von R. Müller gibt Anhaltspunkte, wo Magnesium in der Nahrung zu finden ist:

Kichererbsen	940 mg/100 g
Schnittbohnen	310 mg/100 g
Vollreis	250 mg/100 g
Paranüsse	225 mg/100 g
Soja	223 mg/100 g
Hirse	170 mg/100 g
Mandeln	170 mg/100 g
Erdnüsse	167 mg/100 g
Haselnüsse	140 mg/100 g
Roggen	155 mg/100 g
Vollweizen & Hafer	120 mg/100 g
Mais	121 mg/100 g
Gerste	117 mg/100 g
Spinat	117 mg/100 g
Kohl	32 mg/100 g
Fleisch	10–30 mg/100 g

Der Tagesbedarf an Magnesium beträgt ca. 300–500 mg bei Erwachsenen. Ob der Magnesiumbedarf während der Schwangerschaft größer ist, wurde bisher nicht geklärt. Für die Analysewerte der Tabelle gilt, daß die Angaben je nach Untersuchungsgut und -methode stark schwanken können. Beispielsweise finden sich nach den »Wissenschaftlichen Tabellen Geigy« 1977 die höchsten Magnesium-Gehalte in Sojabohnen (235 mg), Trockenhefe (231 mg), Cashewnüssen (267 mg), Mandeln (252 mg), Paranüssen (225 mg), Pinienkernen (268 mg), Weizenkeimen (336 mg), Schnecken (250 mg) sowie in vielen Würzkräutern, wie z. B. Basilikum, Estragon, Kümmel, Majoran und Salbei.

Blausäure und Mandeln

Dies ist eine seltsame Geschichte. Dr. Nieper aus Hannover behauptet nach zwanzigjähriger Erfahrung, daß Amygdalin (in den USA Laetril, Abkürzung für Laevomandelonitrile-beta-glucuronid), eine der Blausäure ähnliche Verbindung, das wirksamste Präparat gegen Krebs sei, das er kenne. In den USA wurde diese als Extrakt aus Aprikosen- oder Mandelkernen gewonnene Substanz verboten, so daß sie aus Mexiko eingeschmuggelt werden muß. Der Streit um dieses Mittel hat die Nation gespalten. Es wurde zum Wahlkampfthema. Ärzte, die sich dafür einsetzten, wurden »exkommuniziert« oder mußten ins Gefängnis. Merkwürdig, daß Amerikaner noch Aprikosen, Pfirsiche, Pflaumen, Äpfel . . . mit den Kernen kaufen dürfen!

Schon um 1900 herum empfahl der »Schlafende Prophet« Edgar Cayce Mandeln für die Vorbeugung gegen Krebs. Ein bis zwei Mandeln täglich genügen. Auch in der Bibel spielt die Mandel eine große Rolle. Sie eilt allen andern Blüten voraus wie der Erlöser. Der Siebenarmige Leuchter ist den Knospen und Blüten des Mandelbaumes nachgebildet. Der Mandelbaum gilt als Sinnbild des Lebens und der Auferstehung. Solche prophetischen und religiösen Ansichten sind natürlich nicht wissenschaftlich und beeindrucken unsere heutigen Forscher nicht. Vielleicht regt jedoch das Folgende zum Nachdenken an: 1902 findet der Begründer der Enzymtherapie gegen Krebs John Beard, daß sich die Trophoblasten der befruchteten Eizelle ähnlich verhalten wie Krebszellen. Sie haben die Aufgabe, dem Ei in der Gebärmutterschleimhaut ein Loch zu fressen und den Einnistplatz vorzubereiten. Sie leben bis zum 56. Tag. Ihr Absterben wird durch ein Bauchspeicheldrüsenenzym ausgelöst. Würden sie nicht abgetötet, fräßen sie sich möglicherweise durch andere Organe und würden die umliegenden Zellen zum Wuchern bringen. Beard wurde vergessen. 1936 griff Ernst Krebs – nomen est omen – die Arbeit auf. Er fand nach der Krebsbildung größere Mengen eines dem Bauchspeicheldrüsen-Enzym verwandten Enzyms: Beta-Glukosidase. Er vermutete, es handle sich um einen Krebs-Abwehrstoff. Das Enzym vermochte die giftige Zyansäure (Blausäure) freizusetzen. Beinahe hätte Krebs das letzte Mal an seinem Reagenzglas gerochen, als er einen Pflanzenextrakt, der Zyanverbindungen enthielt, mit Beta-Glukosidase mischte. Er brach zusammen, ahnte den Zusammenhang und rannte in seinen Garten. Durch tiefes Atmen gelang es ihm, sich von seiner leichten Blausäurevergiftung zu erholen.

Warum nun sterben wir denn nicht beim Essen von Mandeln? Jede lebendige Zelle enthält ein Enzym namens Rhodanese, das die Blausäure entgiftet. Bei Krebszellen fehlt Rhodanese. Sie werden deshalb von der Blausäure abgetötet! Daraus schloß Ernst Krebs: solange die Bauchspeicheldrüse intakt ist und Antikörper bildet, kann kein Krebs entstehen. Der aus den Kernen von Mandeln oder Aprikosen gewonnene Extrakt wird zu Wahnsinnspreisen im Fachhandel angeboten. Ich schließe mich Toussaint[16] an, der darauf hinweist, daß man die Substanz billiger aus der Natur beziehen kann (sofern biologisch angebaut). Sie kommt auch noch außer in den schon erwähnten Obstkernen in Buchweizen, Mais, Wildfrüchten und in Leinsamen (siehe Kapitel über Fette) vor.

Gegenwärtig prüft die amerikanische Krebsforschung wieder, ob am Laetril etwas wirksam ist. Es sei hier noch erwähnt, daß Mandeln im idealen Verhältnis Kalzium und Phosphor und auch Eisen enthalten. Eisen ist nach anthroposophischer Auffassung nötig, um Blausäure zu vernichten. Es ist auch einer der acht unentbehrlichen Stoffe der Moerman-Therapie. Wie nun auch der Streit um dieses Mittel ausgehen mag, mir scheint es nicht intelligent, ein so billiges und unschädliches Mittel nicht einzusetzen, nur weil die offizielle Wissenschaft ihren Segen noch nicht geben konnte. Möglicherweise wird sich herausstellen, daß religiöse Überlieferungen, Hellsehen und Naturwissenschaft einander keineswegs ausschließen müssen.

Im Herbst 1981 erschien das Buch *Die Krebsmafia* des Wissenschaftsjournalisten Christian Bachmann.[33] Dort finden sich noch einige wichtige Ergänzungen zum Laetril-Streit. Bachmanns Recherchen ergaben, daß beide Seiten geschwindelt haben, sowohl die Schulmediziner als auch die Laetril-Verkäufer. Der gleichnamige Sohn des Forschers Ernst T. Krebs ließ, da die patentierte Wirksubstanz nicht synthetisch hergestellt werden konnte, einen Extrakt aus Aprikosenkernen produzieren und gab ihr den falschen Namen Vitamin B_{17}, obschon es kein Vitamin ist. Er verschwieg, daß das theoretisch wirksame Laetril nicht identisch ist mit dem Amygdalin des Extraktes. Aber auch die kalifornische Untersuchungskommission wies 1953 nicht darauf hin und gebärdete sich, als ob die Unterschiede zwischen beiden Substanzen unwesentlich wären. Die ersten klinischen Tests waren ermutigend. Ein offizielles Gegengutachten war vernichtend. Es stellte sich jedoch heraus, daß die Gutachter mit je 50 000 Dollar geschmiert worden waren. Immer mehr Ärzte verwendeten Laetril. Der Handel zwischen den Bundesstaaten wurde verboten, Apotheker wurden mit Boykott bedroht, Verleger erpreßt, die Medien durften keine Stellungnahmen von Befürwortern veröffentlichen. Laetrilanwendende Ärzte wurden wie Schwerverbrecher verhaftet und abgeführt. Die Laetril-Welle nahm hysterische, Watergate-ähnliche Ausmaße an. Die Öffentlichkeit wehrte sich gegen die Repressionen. Das Sloan-Kettenring Institut begann 1972 mit Tierversuchen. Dr. Kanematsu stellte eine stark hemmende Wirkung von Laetril auf Lungenmetastasen fest. Das Allgemeinbefinden besserte sich. Trotzdem publizierte Kanematsus Chef Chester Stock: »Wir haben gefunden, daß die Tiere bei Laetril in allen Versuchen negativ reagierten!« Die Presse und auch kritische Ärzte posaunten hinaus, Laetril habe sich als ein Schwindel erwiesen. Auf die Frage, warum Stock nur die negativen, nicht aber die positiven

Resultate bekanntgegeben habe, kam die verblüffende Antwort: »Wenn wir diese frühen positiven Daten veröffentlicht hätten, würde das alle möglichen Verheerungen angerichtet haben.« Selten wurde so offensichtlich, daß der Begriff »wissenschaftlich« Wissenschaftspolitik bedeuten kann. Lesen Sie selbst im Buch *Die Krebsmafia* über die leider nicht allzu unglaublichen Intrigen der offiziellen Krebsforscher nach. Es ist wie in einem Krimi. Als ein Direktor der Pressestelle des Sloan-Kettenring Instituts dem üblen Spiel nicht mehr zusehen konnte und die Unterdrückungspolitik des Instituts ans Tageslicht brachte, wurde er fristlos entlassen. Auf Druck der Öffentlichkeit mußte Laetril teilweise wieder freigegeben werden.

Die Wende kam, als sich der israelische Krebsforscher Rubin 1976 des Problems annahm. Es gelang ihm auch nicht, echtes Laetril direkt herzustellen. Da die Leber jedoch imstande ist, den gesuchten Entgiftungsprozeß zu vollziehen, kam er auf die Idee, Ziegen mit Blättern von giftigen Sträuchern, darunter Mandelblätter, zu füttern. Er konnte dann das gesuchte echte Laetril aus dem Urin extrahieren. In der Volksmedizin galt Urin seit Jahrtausenden als Krebsmittel. Aber für solchen Aberglauben interessiert sich bedauerlicherweise kein Wissenschaftler, der einen Ruf zu verlieren hat. Es zeigte sich, daß im Krebsgewebe gerade der umgekehrte Prozeß stattfindet wie in der Leber. Da die meisten Krebskranken lebergeschädigt sind, mußte angenommen werden, sie seien nicht mehr imstande, das körpereigene Zytostatikum aus Glukuronsäureverbindungen herzustellen. Der von Rubin gefundene Extrakt aus Ziegenurin DMBG (Abkürzung für die chemische Bezeichnung) wirkte bei den ersten Versuchen stark auf die Tumoren. Als dies durchsickerte, begann ein richtiges Sperrfeuer gegen Rubin. Die israelischen Behörden ließen sich jedoch nicht einschüchtern. Die Versuche und Forschungen gehen weiter. Die neuen und natürlichen Zytostatika sind etwa fünfmal weniger giftig als die handelsüblichen und verursachen entsprechend weniger Nebenwirkungen.

Die blaue Blume im Saft der roten Rübe

Seit Jahrtausenden gelten rote Rüben (rote Bete oder Randen) als Heilmittel. Theophrast Dyplios (4. Jahrhundert v. Chr.) weist auf ihre harntreibende Eigenschaft hin. Celsus (25 n. Chr.) nennt sie als Abführmittel. Dioskorides (100 n. Chr.) hält sie als Mittel gegen Entzündung der Haut und Schleimhaut geeignet. Nach Galenus (200 n. Chr.) helfen rote Rüben als Leber- und Milzmittel. Arabische Ärzte beobachteten ihre fiebersenkende Wirkung, und der große Paracelsus empfahl sie bei Blutkrankheiten und zur Stärkung der Abwehrkräfte. Nicht erwähnt wird sie als Krebsheilmittel.

Der Pharmakologe Hugo Schulz weist 1919 in seinen Vorlesungen möglicherweise als erster darauf hin, daß Randensaft bei Geschwüren, auch bei krebsartigen, wirksam sei. Erdos berichtete, daß ein arabischer Heilpraktiker in Algerien Geschwülste mit Randen erfolgreich behandelte und daß in Jugoslawien, wo mehr Randen als anderswo gegessen werden, Lungen- und Magenkrebs weniger häufig vorkommen. Seit 1950 arbeitete Ferenczi erstmals an seiner Klinik in Csorna in Ungarn mit Randen bei Krebskranken, angeregt durch Kunstmann, der bei Leukämie gute Erfolge erzielte.

Es spielt sonderbarerweise keine Rolle, ob die rote Beete resp. deren Saft roh oder gekocht verwendet wird. Die Wirkung bleibt dieselbe. Dies als Hinweis dafür, daß die spezifischen Wirkstoffe auch das Kochen ertragen.

Die von Ferenczi[34] dargestellten Krankengeschichten verlaufen fast ausnahmslos gleich. Von den Ärzten aufgegebene Krebskranke erhalten mindestens 1 kg Randen als Salat oder als Preßsaft/Konzentrat. Zuerst zeigen sich ans Wunder grenzende Erfolge. Die Anzahl der weißen Blutkörperchen sinkt, die Zahl der roten steigt enorm an. Innerhalb kurzer Frist (zwei bis vier Wochen) normalisierten sich das Blutbild und die Blutsenkungsgeschwindigkeit. Der Appetit und das Gewicht der Patienten nahmen zu, das chronische Fieber verschwand ebenso wie die Metastasen. Die Tumoren stabilisierten und verkleinerten sich. Subjektiv fühlten sich die Kranken wesentlich besser. Nebenwirkungen gab es keine. Hätte sich kein Haken gezeigt, das Krebsproblem wäre gelöst. Bei einer Patientin zerfiel der Tumor sogar so schnell, daß sie daran starb, weil der Körper das im Tumor gespeicherte Gift nicht genügend schnell ausscheiden konnte. Bei den anderen Patienten entwickelte sich nach einiger Zeit ein unüberwindlicher Widerwille gegen den Randensaft. Einige sagten dem Arzt offen, sie seien lieber bereit zu sterben als weiterhin den helfenden Saft zu trinken. Innerhalb weniger Wochen gab es Rückfälle, und meist starben die schon fast Geheilten. Nur etwa ein Drittel der Patienten vermochte die Kur längere Zeit durchzuhalten, obschon sie genau wußten, daß unweigerlich ein Rückfall kommen werde.

Ferenczi gab sich noch nicht geschlagen. Die krebshemmende Wirkung der Randen war eindeutig. Nur bei einem einzigen Patienten war keine Wirkung zu beobachten. Eindeutig war aber auch, daß Randensaft keine Ausheilung bewirkt, sondern eine Art Ersatzmechanismus für fehlende Funktionen war wie das Insulin beim Zuckerkranken. Es galt also, den Wirkstoff zu finden und ein Konzentrat herzustellen, das die Kranken wenn möglich lebenslänglich einnehmen konnten. In Ungarn fand Ferenczi keine Hilfe. Er konnte seine Ergebnisse nicht einmal publizieren, und eine klinische Überprüfung wurde ihm von seinen Kollegen und der Bürokratie mehrmals verweigert. Mit etlichen Schwierigkeiten gelang es ihm, 1955 in Berlin seine Erfahrungen zu veröffentlichen. Aufgeschlossene Ärzte in Deutschland nahmen seine Mitteilung ernst und prüften nach. Erdos in Mexico erzielte mit einem Extrakt die gleichen Erfolge und Mißerfolge. In der Universität Graz wurden Tierversuche gemacht und die krebshemmende Wirkung bestätigt. Dies löste eine fieberhafte Suche nach dem Wirkstoff aus. Die folgende Tabelle zeigt, daß die bisher in den Randen gefundenen Stoffe ihren Ruf rechtfertigen und das Wort von Paracelsus von der »Apotheke in der Natur« keineswegs übertrieben ist.

1 kg Randen (Fruchtknollen) enthält:
(nach Prof. Schweigart, Hannover, Vitalstofftabellarium 1962)

Mineralien

2,5800 g Natrium
1,0000 g Kalium
0,1380 g Magnesium
0,3000 g Kalzium
0,8400 g Phosphat
0,1800 g Schwefel
0,3500 g Chlor
0,2000 g Kieselsäure (nebst der Zwiebel am meisten)
0,0530 g Eisen
0,0014 g Kupfer
0,0058 g Mangan
0,0028 g Fluor
0,0080 g Bor
0,0020 g Zinn
0,0020 g Jod
außerdem Zellatmungskatalysatoren wie Rubidium, Caesium.

Wie bei allen derartigen Untersuchungen variieren die Werte je nach analytischer Methode und Herkunft (z. B. Bodenverhältnisse) der Früchte. Auch die Frische des Untersuchungsgutes spielt eine Rolle.

Organische Wirkstoffe
(nach E. Thyak, Budapest)

6 rote, 2 zitronengelbe und 2 orangefarbene Farbstoffe, darunter der rotblaue Farbstoff Anthozyan, der wahrscheinlich der Hauptwirkstoff ist.

14 Aminosäuren (9 identifiziert)
Farnesol (ätherisches Öl mit Juvenilhormonwirkung)
Allantoin
Cholin
Asparagin
Flavone (Hunderte von Verbindungen!)

Vitamine (je kg Rüben)

0,11 mg	A
0,22 mg	B1
0,42 mg	B2
0,50 mg	B6
130,00 mg	C
1500,00 mg	P
0,50 mg	Nikotinsäureamid
0,20 mg	K

Diese Vielfalt an möglichen Wirkstoffen machte es nun nicht leichter, *den* Wirkstoff oder besser *die* Kombination einer Wirkstoffgruppe zu finden. Einige Wirkstoffe wie Magnesium, Vitamine, Jod, Eisen und Schwefel sind schon in den vorherigen Kapiteln aufgetaucht. Vom Allantoin vermutet Thyak, es sei identisch mit dem aus dem Beinwell gewonnenen. Beinwell galt im Mittelalter als krebshemmende Pflanze. Allantoin zerfällt bei der sauren Hydrolyse in Harnstoff und Glyoxylsäure. Nach Koch kann es 2 Wasserstoffatome binden. Ebenso kann Betanin (Randenfarbstoff) 4, Farnesol 2, Vitamin C 2 und Rutin 6 Wasserstoffatome binden, also zusammen 16. Der Biochemiker

Seeger folgert, daß diese große Bindungsfähigkeit die enorme Steigerung der Zellatmung erklärt.

Der hohe Gehalt an Kieselsäure aktiviert die körpereigenen Abwehrzellen wie Lymphozyten, Plasmazellen und Mastzellen. Dies könnte erklären, warum nach der Verabreichung von roten Rüben 4- bis 13mal mehr abgetötete Krebszellen zu finden sind. Der Phosphatgehalt könnte neben dem Cholin Ausgangspunkt für den Neuaufbau der zerstörten Phosphatide vom Lezithin-Typ sein.

Als interessantester Wirkstoff erwies sich die Farbstoffgruppe der Anthozyane. Übersetzt aus dem Griechischen heißt Anthos = Blume und Cyanos = blau. Welcher Romantiker hätte geträumt, die Blaue Blume hier wiederzufinden? Der gleiche Farbstoff findet sich in der Heidelbeere, der roten Traube, in der Brombeere und im Holunder. Erstmals wurde dieser Stoff in der Kornblume gefunden. Seeger konnte nachweisen, daß auch diese Pflanzen resp. ihr Farbstoff die Zellatmung aktiviert, wenn auch schwächer als die Randen. Anthozyane, von denen es vier Grundtypen gibt, färben sich in Säuren rot und in Basen blau. In neutraler Form sind sie violett, also eine Mischung von rot/blau. Im Gegensatz zu den bisher untersuchten Anthozyanen fand man 1962 im Farbstoff der Randen Stickstoff (8,6 %). Diesen Farbstoff nennt man Betanin. Er kann 4 Wasserstoffatome binden. Im Gärungsstoffwechsel der Krebszellen wirkt Betanin als Methyl-Spender. Dies sind einige wenige Angaben aus der ungeheuer komplizierten biochemischen Forschung. Ich bin bewußt ein wenig in die Details gegangen, um die falsche Vorstellung von der »einfachen« Natur etwas zu erschüttern. Wenn man den Randensaft vollständig verstehen wollte, müßte man mehrere Bücher darüber schreiben. Als Naturforscher wird man immer wieder staunend und andächtig vor der Weisheit und Fülle der Schöpfung stehen. Kein Wunder, wenn bisher noch niemand wirklich weiß, welcher Wirkstoff oder welche Komposition von Wirkstoffen wirksam ist, und wenn nur schwache Erklärungsversuche möglich sind.

Ein solcher Versuch, *Atmungsmangel* als Ursache von Krebs zu begreifen, sei hier gemacht. Seeger konnte 1937 (!) aus normalen Zellen durch Sauerstoffentzug Krebszellen künstlich erzeugen. Mit elektrochemischen Atmungsmessungen wurde gezeigt, daß die Atmungsintensität in Krebszellen auf ½ ⅓, ¼ bis zum Extrem von $^1/_{20}$ vermindert ist. Typische Krebszellen enthalten nur noch wenig Atemenzyme. Seeger formulierte das Gesetz, daß die Vermehrungsrate der Krebszellen umgekehrt proportional zur Atmungsintensität ist. 1926 konnte Jung mit einem Tuberkulosemittel Krebszellen zur Rückbildung bringen. Er schloß daraus, »daß eine Krankheit, die sich durch Normalisierung der Atmung beheben läßt, auch durch eine Schädigung der Atmung entstanden sein« müsse. In einem »Sauerstoffbad« mit 3 Atü Druck gelang es Seeger 1937, die Krebszellen wieder zu normalisieren! Er konnte damals auch schon nachweisen, daß das bioelektrische Potential als Gradmesser der normalen Lebenstätigkeit einer Zelle gewertet werden muß und ein bioelektrisch positives Potential Ausdruck einer normalen Oxydationsfähigkeit ist. Die Außenseite der Zellmembran ist negativ, die Innenseite positiv geladen. Die Normalspannung von ungefähr 60 Millivolt wird durch die Oxydationsprozesse in den Mitochondrien aufrechterhalten. Der Zellstoffwechsel erfolgt nach elektromagnetischen Gesetzen. Die Elektrolyte Kalium, Kalzium und Magnesium können z. B. die Eiweißporen der Zellwand nur als Kationen passieren. Die Zellatmungsstörung läßt das elektrische Potential bis zum Nullpunkt absinken und führt zu einer Umpolung. Jetzt ist die Zellaußenwand positiv, die Innenwand negativ geladen. Dadurch werden die Elektrolyte Kalium, Kalzium und Magnesium aus der Salzbrücke der Eiweiße herausgelöst und ionisiert. Sie wandern aus der Zelle aus. Dafür werden Natrium und Wasserstoffionen hineingezogen. Der Zellstoffwechsel ist grundlegend gestört. Unter anderem wird durch den Überdruck der Wasserstoffionen in der Zelle das Lezithin herausgelöst und die Brücke der Atemenzyme gesprengt. Zusätzlich entwickelt sich auch Eisenmangel (nach Euler 1942 im krebskranken Organismus auf $^1/_{30}$ reduziert). Damit ist auch die Atemfähigkeit der roten Blutkörperchen beeinträchtigt.

Seeger konnte 1940 in Krebszellen einen Mangel an den Vitaminen A, B_1 und C nachweisen. Im Experiment zeigt sich, daß im gesunden Gewebe durch Glukosezufuhr (Zucker) die Atmung erhöht, im Krebsgewebe jedoch gesenkt wird! Je größer die Atmungstätigkeit im Krebsgewebe, desto mehr körpereigene Abwehrzellen (Lymphozyten) bilden sich als Schutzwall um den Tumor. Nun leidet aber der Krebskranke nicht unbedingt an Sauerstoffmangel. 1925 fanden C und F. Cori im Venenblut des kranken Beins mehr Sauerstoff als im gesunden Bein. Es handelt sich um eine Störung der Sauerstoffverwertung. Durch krebsfördernde Stoffe wie Zellatmungsgifte, harte Strahlen u. a. Ursachen werden die Atmungsfermente aus der Zelle herausgerissen und inaktiviert. Es folgen Zellatmungsstörungen, vermehrte l-Milchsäureproduktion, Anfall von Zellstoffwechselgiften, überstürzte Zellteilung und ungehemmtes Wachstum.

Mit einer Kombination von Randensaft, d-Milchsäure, Vitamin C und Redoxfarbstoff gelang es Seeger, in Krebszellkulturen die Zellatmung innerhalb Sekunden (!) um 400 bis 1000 % zu erhöhen. Man konnte zusehen, wie der größte Teil der Krebszellen abstarb und die überlebenden Zellen sich auf einen normalen Atmungsstoffwechsel umstellten. Auch Heidelbeersaft und roter Traubensaft waren wirksam. Der Alkohol im Rotwein schadete dem Gesundungsprozeß. Damit war der experimentelle Beweis für die Wirksamkeit des Randensaftes erbracht. Die Zufügung anderer Heilmittel verstärkte die Wirkung.

Über die günstige Wirkung der roten Beten konnte nun kein Zweifel mehr bestehen. Aber für die Praxis war noch kein gangbarer Weg gefunden. Sicher war auch, daß Randen allein nicht heilen, sondern nur als Prothese benutzt werden können, die das Überleben solange garantiert, wie der Randensaft in ausreichender Menge – mindestens 1 kg Randen täglich – eingenommen wurde. Da auch rote Trauben, Heidelbeeren, Holunder wirkten, konnte etwas Abwechslung in die Dauermedikation gebracht werden. Bei Krebskranken mit Salzsäuremangel wirkten die Randen nicht, und der Urin färbte sich rot. Durch Salzsäurezusätze konnte dies behoben werden.

Der eigentliche Durchbruch erfolgte, als es Dr. S. Schmid gelang, die Firma »Hefa« zu veranlassen, aus 1 kg Randen einen Extrakt von 25 g Pulver herzustellen. Nun genügten 1 bis 2 Eßlöffel dieses Pulvers, das man mit anderen Nahrungsmitteln vermischen konnte. Es war leichter möglich durchzuhalten, obschon sich auch so noch oft Widerwillen und Unverträglichkeit entwickelten. Bei der Randenzusatztherapie zeigte sich überraschend noch eine weitere günstige Nebenwirkung: Die sonst beträchtlichen Schäden der Röntgenbestrahlung oder der Chemotherapie konnten gemildert oder sogar neutralisiert werden. Der Allgemeinpraktiker Klaus Fedderson berichtet, daß »man den Eindruck hat, daß unter der zusätzlichen Therapie mit ausreichenden Mengen von Randen das Allgemeinbefinden gebessert wird, daß Appetit und Gewicht in den meisten Fällen wieder zunehmen, daß auch andere Nebenwirkungen wie Haarausfall usw. seltener und geringfügiger auftreten, und daß auch Störungen des Blutes mit Leukopenie, Thrombozytopenie und Anämie aufgehalten und sogar gebessert werden können«. Nach seiner Erfahrung sprechen Weichteiltumoren gut an, Knochenmetastasen aber nicht.

Tragisch ist das Bekenntnis von Klose, der 1962 auf einer Tagung offen bekannte, der moralische Druck der Schulmedizin sei so groß, daß er wider besseres Wissen nicht den Mut habe, ausschließlich ohne Stahl und Strahl zu behandeln. Der Arzt Siegmund Schmid läßt vorsichtshalber auf den Rat von Oberstaatsanwalt Dr. Partsch (aus dem Issels-Prozeß) die Einwilligung zur Randentherapie schriftlich geben, um nicht als Prügelknabe verschiedener Therapiedoktrinen herhalten zu müssen. Er würzt den Randensaft mit Nelken und Zitrone, mischt das Pulver mit Sanoghurt, rotem Wein, Hafer, Merrettich . . . Anhand von meist hoffnungslosen Patienten (90 Krebskranke und 28 Leukämiepatienten) faßt er seine Erfahrung zusammen:

»Es gelang mir bei den meisten Patienten, längere Zeit eine Schmerzfreiheit und Lebensverlängerung zu erreichen. Die erhöhte Blutsenkung normalisierte sich, der Appetit nahm schnell zu, und die Patienten ›fühlten‹ sich längere Zeit nicht mehr krank. Eine Gewichtszunahme stellte sich ein dank der vielen Mühen bei der Zubereitung der Randen. Leider verführte das Wohlbefinden die Patienten zur Vernachlässigung der Diät und Randenkur. Erst erneute Rückschläge ermahnten dann zur Einhaltung der strikten Diät und Randenkur. Bei Patienten, denen noch Zytostatika gegeben wurden, traten keine Unverträglichkeitserscheinungen auf. Die Zytostatika wurden durch die zusätzliche Gabe von Randen besser vertragen, es kam in keinem Fall zu einem Absinken der Leukozyten, was sonst zu beobachten ist. Die Zytostatikagaben konnten sogar noch erhöht werden. Der sogenannte Strahlenkater bzw. auch das übliche Absinken der Leukozyten nach Röntgenbestrahlung konnte durch regelmäßigen Gebrauch von Randen vermieden werden.«

Schmid erwähnt noch, daß bei vorbeugenden Kuren oder bei Verdacht auf Krebsanfälligkeit ein Monat bis zwei Monate Randenkur genügen. Er selber setzt je nach Situation noch viele andere ergänzende Therapiearten ein wie Neural- und Immuntherapie, Eigenblut- und Nabelschnurorganpräparate, Milchsäure, Leberextrakte, Ozon, Mistel, Enzyme, Vitanova-Feldaktivatoren, Sport und Bewegung, Blutreinigungstee und allgemeine Diät mit einem Drittel Rohkost und lebendiger, nicht denaturierter Nahrung.

Breuß-Gemüsesaftkur

In einer Meldung der Schweizerischen Depeschenagentur vom 24. August 1979, die mit mehr oder weniger polemischen Titeln und Untertiteln wie »Krebs gestorben – Patient lebt« oder »Es gibt keine wirksame Krebsdiät« verbreitet wurde, warnte man die Schweizer Bevölkerung in der Tagespresse wieder einmal vor den unsauberen Geschäften mit der Krebsangst, insbesondere vor der Inflation an »natürlichen« Heilmitteln. Angegriffen wurde die Therapie eines achtzigjährigen gelernten Elektromonteurs aus Bludenz in Vorarlberg. Sein Name wurde nicht genannt und das »achtzigjährig« sollte wohl den Eindruck von »senil« oder nicht mehr ganz zurechnungsfähig erwecken. Da er kein gelernter Arzt ist, muß seine »Krebskur – total« von vornherein wertlos sein. Die Quintessenz dieser Fruchtsaftkur sei: »Der Krebs lebt nur von festen Speisen, die der Mensch zu sich nimmt. Wenn man also sechs Wochen nur Fruchtsäfte trinkt, stirbt die Krebsgeschwulst ab, aber der Mensch kann derweil noch gut leben.« Diese medizinisch ungeheuerliche Behauptung habe, so die zwei Verfasser aus St. Gallen in der Schweizer Ärzte-Zeitung, bereits zu einer ganzen Reihe erschütternder Erfahrungen bei Patienten geführt. Die Bevölkerung wird vor solch gefährlichen Kuren eindringlich gewarnt.

Immerhin geben die beiden Ärzte zu, daß die Naturmedizin immer populärer werde, weil die Medizin allzu unpersönlich, rational und technisiert sei und der Kranke und auch seine Angehörigen selber etwas zur Heilung beitragen möchten. Sie rufen die Ärzte, Spitäler und Schwestern auf, nicht nur die rein fachliche medizinische Ratio anzuwenden, sondern sich auch eingehend mit der Emotio (dem Gemüt) des Patienten zu beschäftigen.

Wenn diese »geschäftstüchtigen Naturheiler« dazu beitragen würden, daß die Schulmedizin wieder den Menschen und seine Seele vermehrt berücksichtigt, hätten die unerwünschten »Kurpfuscher« schon allein deshalb unsern Dank verdient. Wie steht es mit dem Wahrheitsgehalt der polemischen Agenturmeldung? Leider nicht sehr gut, wenn man sich die Mühe macht, nachzuforschen und zu vergleichen. Es handelt sich um Rudolf Breuß und dessen Büchlein.[35] Der Autor empfiehlt in seiner Krebskur nicht Fruchtsäfte, sondern *Gemüsesäfte.*

Warum müssen Ärzte und Zeitungen solche falsche Informationen verbreiten? Was würden dieselben Ärzte wohl sagen, wenn über sie geschrieben würde, sie spritzten den Zuckerkranken eine Zuckerlösung anstatt Insulin? Fruchtsäfte, insbesondere süße, neigen zur Gärung und können das Tumorwachstum fördern. Wie steht es mit den erschütternden Erfahrungen der Patienten? Gibt es die in der offiziellen Medizin, auf den Intensivstationen nicht? Sterben die Krebskranken der Schulmedizin sanft und verklärt? Und das Geschäft? Eine sechswöchige Breuß-Kur kostet etwa 300 bis 500 Schweizer Franken für die Gemüsesäfte. Wenn vollständig »gefastet«, d. h. nur Gemüsesaft getrunken wird, kostet die Kur also unter Umständen weniger als die Ausgaben fürs normale Essen in dieser Zeit. Breuß verdient meines Wissens daran nichts und die Reformhäuser und Fabrikanten den branchenüblichen Prozentsatz. Die Rechnung der Spitäler und Mediziner bei einer Krebsoperation, und Bestrahlung kann in die Zehntausende, bei Chemotherapie in die Hunderttausende gehen. Das ist natürlich kein Geschäft, sondern reinster Helferwille.

Nun noch das Wichtigste: Sind die Breuß-Kuren heilsam oder nicht? Für den Schulmediziner ist das von vornherein klar. »Es gibt keine wirksame Krebsdiät«, ist sein Dogma. Also braucht überhaupt nichts nachgeprüft zu werden. Als Galilei den Scholastikern anbot, selbst im Fernrohr nachzusehen, ob es auf dem Mond Berge und Krater gebe, lehnten die Herren das ab mit der

Begründung, dies sei nicht nötig, denn bei Aristoteles stehe ja, daß es auf dem Mond keine Berge gibt.

Die Breuß-Gemüsesaft- und -Teekur wird seit 1950 angewendet. Breuß gibt an, daß über 1000 Krebskranke, davon viele als unheilbar geltende, damit geheilt wurden. Gestorben seien nur solche, die neben der Saftkur noch Medikamente oder Spritzen bekommen hätten. Er empfiehlt, die Kur nur unter ärztlicher Aufsicht durchzuführen! Etwa 10 000 Personen hätten die 42tägige Kur ohne jede weitere Nahrung schadlos überstanden. Es wären also theoretisch genügend Krankengeschichten vorhanden, um die Angaben von Breuß zu überprüfen.

Ich kenne einen jungen Arzt, der die Breuß-Kur schon erfolgreich einsetzte und sich bemüht, Einblick in die Patientenkartei von Breuß zu erhalten. Bevor eine genauere Prüfung gemacht wurde, ist ein abschließendes und damit von vornherein unwissenschaftliches Urteil nicht möglich. Breuß veröffentlichte viele Gutachten und Dankschreiben mit den Namen von Patienten. Meistens waren Ärzte als Zeugen dabei. Es gibt keine Anhaltspunkte anzunehmen, Breuß habe es nötig zu lügen. Sein lapidarer Satz – »Wenn ein Kurpfuscher Kranke nur wegen des Geldes behandelt, dann ist er eben ein Kurpfuscher; wenn er es aber nur macht um zu helfen, dann ist er eben nur – ein Helfer in der Not« – ließe sich auch auf die diplomierten Ärzte anwenden.

Breuß gibt keine eigentliche wissenschaftliche Erklärung über die Wirkungsweise seiner Säftekur. Der gefilterte Gemüsesaft setzt sich zusammen aus

3/5 Randen (rote Beten)
1/5 gelbe Rüben (Karotten)
1/5 Sellerieknollen und ein wenig Rettich sowie eine hühnereigroße Kartoffel
tägliche Ration ¼ bis 1 Liter.

Er geht von der Annahme aus, der Tumor beziehe seine Energie von den festen Speisen. Wenn man dem Tumor also sechs Wochen keine feste Nahrung zuführt, so hungert er sozusagen aus und stirbt ab. Die Kranken nehmen während dieser Zeit fünf bis fünfzehn kg ab, fühlen sich jedoch dabei wohl. Wer es mit dem Saft allein nicht aushält, kann Nudelsuppen mit Zwiebeln oder Haferschleimsuppe dazu nehmen. Die ersten drei Wochen trinkt man Nierentee und im übrigen Salbei-, Pfefferminz- und Melissentee, soviel man mag. Breuß gibt an, daß seine Kur nur bei etwa 85 bis 90 % aller Krebskranken wirkt. Den Grund dafür wisse er auch nicht. In der Regel bildet sich der Tumor zurück und verschwindet oft ganz nach sechs bis sieben Wochen.

Wenn man die vorhergehenden Kapitel aufmerksam gelesen hat, ist es nicht mehr so schwer, sich die ungefähre Wirkungsweise der Kur vorzustellen. Durch das relative Fasten wird der Verdauungsapparat entlastet, die Gewebe und Säfte werden entschlackt und gereinigt. Das Milieu, auf dem der Parasit gedeihen konnte, verschwindet. Der Randensaft wirkt blutbildend und fördert die Durchatmung der Gewebe. Sellerie enthält Phosphor und wirkt auf den Lichtstoffwechsel. Rettich und Kartoffelsaft wirken auf die Leber, die ja bei Krebskranken immer geschädigt ist und als wichtigstes Entgiftungsorgan wiederhergestellt werden muß. Im Gegensatz zu Chemotherapie und Bestrahlungen kann die Kur, sofern sie fachgerecht durchgeführt wird, das Abwehrsystem nicht schädigen.

Nun noch etwas zum Heilfasten. Paracelsus nennt es den »inneren Arzt«. Die Hochschulmediziner wissen darüber so wenig, daß viele ernsthaft glauben, man könne ohne Fett und Eiweiß gar nicht sechs Wochen überleben. Die alten Völker und Religionen wußten es besser. Schon eine einfache Rechnung ergibt, daß ein Kilogramm gespeichertes Körperfett mit seinen ca. 9000 Kalorien gut vier bis fünf Tage ausreicht. Ghandi hat öfters sechs Wochen gefastet. Beim richtigen Fasten hungert man nicht. So paradox diese Behauptung tönt: Hungern beim Fasten ist ein Zeichen, daß man nicht richtig fastet! Ich kann es aus eigener Erfahrung bezeugen. Wenn sich der Körper etwa nach zwei bis drei Tagen auf Fastenstoffwechsel umgestellt hat, kann er jahrelang aufgespeicherte Ballaststoffe und Schlacken ausscheiden. Dabei tritt normalerweise eine Heilkrise ein, die den Unerfahrenen leicht dazu bringen kann, mit dem Fasten aufzuhören. Wenn nötig, kann man während des Fastens sogar Schwerarbeit leisten! Besser aber sind Entspannung und Meditation. Richtiges Fasten ist eine Art geistige und physische Neugeburt. Wer noch keine Übung hat, sollte es zuerst nur unter Anleitung von Fastenärzten durchführen oder mindestens ein gutes Fastenbuch konsultieren. Ja nichts erzwingen wollen! Zuerst nur wenige Tage und später länger fasten. Der Prozeß der Selbsterkenntnis und des Wachwerdens ist dabei ebenso wichtig wie die rein körperliche Wirkung des Fastens.

Andere Naturheilmittel und Krebsdiät

> Der Krebs hängt zusammen mit intimen Fragen der Ernährung. Gesunde Ernährungsweise wird, wenn allgemein eingeführt, ihm entgegenwirken.
>
> Rudolf Steiner (1908!)

Die vielen, oft nicht übereinstimmenden Standpunkte und Ergebnisse der verschiedenen alternativen Schulen und Forscher könnte leicht verwirren. Leichter und bequemer und vordergründig auch »überzeugender« scheint es allerdings, nur eine einzige, natürlich die »richtige« Linie zu propagieren und die anderen entweder gar nicht zu beachten oder aber entsprechend abzuwerten. Der Stil »Rudolf Steiner hat gesagt ...« oder »mein Guru bzw. Professor hat gesagt ...« enthebt einen der Aufgabe, unbefangen zu vergleichen, nachzudenken und selbstverantwortlich zu entscheiden. Rudolf Steiner betrachtet z. B. Tomaten für Krebskranke als schädlich, weil sie sich ihrem Wesen nach tumorähnlich auf Kosten der ganzen Pflanze entwickeln. Tierversuche ergaben bei einseitiger Tomatenverfütterung Geschwulstbildungen gut- und bösartiger Natur. In der Moerman-Krebsdiät hingegen werden Tomaten empfohlen, weil sie Vitamin A enthalten. Yoghurt ist bei Moermann verboten, wird aber bei Kuhl nachdrücklich empfohlen. Man könnte ganze Listen von solchen Ungereimtheiten aufstellen ...

Ich habe bis jetzt nur eine kleine Auswahl möglicher Alternativen skizziert. In Frankreich hat der Journalist Palaisent im Auftrag einer großen Zeitschrift individuelle und kuriose Heilverfahren aus Westeuropa gesammelt. Sein Bericht füllt fünf dicke Bände. So wurde z. B. das Universalheilmittel der alten Römer, der *Kohl,* von dem französischen Arzt Dr. Blanc neu untersucht und erfolgreich eingesetzt. Auf die Haut gelegte Kohlblätter ziehen die Giftstoffe heraus und können auch Geschwüre heilen. Die offizielle Forschung weiß davon nichts und will davon auch nichts wissen. Meiner Ansicht nach haben fast alle diese Außenseiter und Einzelgänger in irgendeinem Punkt etwas Richtiges gefunden. Aber sie sind oft zu einseitig und übersehen andere ebenso wichtige Faktoren.

Um sich zurechtzufinden, bedarf es übergeordneter Gesichtspunkte. Rudolf Steiner fügt z. B. den Ansichten der herkömmlichen Ernährungswissenschaft die seelischen und geistigen Wirkungen der Nahrungsmittel erweiternd hinzu. Pflanzliche Nahrung fördert großzügige Gesichtspunkte und lebendiges Denken; Fleisch regt die Vorurteile, Leidenschaften und Triebe an. Zucker, auch in Form von Stärke, verstärkt den Charakter, aber auch die Ichbezogenheit. Der Honig enthält in sich die Kraft, dem Menschen Gestalt zu geben. Da Krebs Gestaltdeformierung ist, wirkt Honig dieser Erscheinung entgegen, besonders im hohen Alter.

Diese Andeutungen mögen zeigen, wie falsch jeglicher Fanatismus oder jede einseitige Auswahl von Kriterien ist. Was bei dem einen Kranken günstig wirkt und bekömmlich ist, kann beim nächsten, anders gearteten unwirksam oder schädlich sein. Ich gebe nun noch einige weitere Naturheilmittel an, die sich bei Krebs als wirksam erwiesen.

Knoblauch. Neben blutdrucksenkenden und verdauungsfördernden Enzymen, Vitaminen und Sexualhormonen ist auch noch ein Bakterizid (Allicin) im Knoblauch enthalten, das gewisse Vorgänge in der Krebszelle zu hemmen vermag.

Selen (ein Mineralstoff, der in vielen Organen nachweisbar ist). Es soll die Abwehrkräfte fördern. Es kommt vor allem in der Bierhefe vor. Zwischen Krebshäufigkeit und Selen-Blutspiegel bestehen offenbar Zusammenhänge.

Interferon. Ein körpereigener Abwehrstoff im Eiweiß des Blutes. Die künstliche Herstellung ist noch so teuer, daß eine Therapie Hunderttausende kostet. Da wahrscheinlich Vitamin C die Interferon-Produktion anregt, könnte es die billigste »Interferonfabrik« sein. Allein durch Behandlung mit Vitamin C konnte die Überlebensdauer von Krebskranken wesentlich erhöht werden.

Enzyme (auch Fermente genannt). Eiweißspaltende Enzyme können das Fibrinnetz der Krebszellen auflösen. Dadurch werden die Krebszellen gleichsam enttarnt und den T-Lymphozyten zugänglich, die das Abwehrsystem alarmieren. Die verschiedenen Helfer des Abwehrsystems vernichten die Krebszellen, zum Teil mit Hilfe von Enzymen. Im Handel ist eine als »Wobe-Mugos« bezeichnete Mischung erhältlich. Diese Mischung läßt sich auch vorbeugend einsetzen. Sie reinigt den Blutkreislauf und die Blutgefäße, verflüssigt klebriges Blut und verhindert Blutpfropfenbildung (Thrombosierung). Das Enzymgemisch liefert den Lymphozyten und Makrophagen die nötigen Enzyme für die Vernichtung der Krebszellen und enthält noch einen abwehrstärkenden Thymusextrakt. Schädliche Nebenwirkungen sind bis jetzt nicht bekannt. Wenn jedoch Köhnlechner z. B. die dauernde tägliche Einnahme von Wobe-Mugos-Dragees empfiehlt und behauptet, die Unterbrechung der Einnahme hebe auch den Schutz auf, so bedeutet das wiederum ein Abhängigmachen von Medikamenten und ein Ausschalten der Selbstregulation. Eine solche Dauermedikation sollte nur befolgt werden, wenn keine Aussicht mehr besteht, die Selbstregulierung wiederherzustellen.

Kräuter und andere Heilpflanzen. Aus dem Altertum bereits sind einige Pflanzen bekannt, die als Krebsheilmittel eingesetzt wurden. Zu ihnen zählen Bittersüß (Bittersüßer Nachtschatten), Immergrün, Fußblatt (Podophyllum), Herbstzeitlose, Osterluzei, Beinwell, Pflanzen mit roten Farbstoffen wie Randen (rote Beten), Heidelbeeren, rote Trauben, Holunder, Kohlblätter, Pestwurz u. a. Aus einigen gewinnt man die sogenannten Zytostatika. Genauere Forschungen liegen meistens noch keine vor.

Pestwurz und *Alzoon.* Etwas genauer erforscht wurde seit 1934 die Pestwurz (Petasites hybridus). Neben vielen andern Stoffen fand man drei spasmolytisch wirksame, d. h. also krampflösende Verbindungen. Pestwurzextrakte werden von vielen Ärzten eingesetzt gegen Krebs. Sie können im Endstadium Schmerzen lindern, sogar bei Kranken, denen Morphium nicht mehr hilft. Im allgemeinen bessert sich das subjektive Befinden der Kranken schon nach vier Tagen; der Appetit nimmt zu. Bei den Sektionen fehlen regelmäßig die Metastasen. Wieweit Pestwurz heilende Eigenschaften hat, ist bisher nicht hinlänglich bekannt, da diesbezügliche Forschungen noch nicht abgeschlossen sind.

1943 erhielt der Basler Chemiker von Niederhäusern ein Patent für die Herstellung eines Extraktes, der heute unter dem Namen »Alzoon« erhältlich ist. Der Extrakt in Form von Sirup oder Pulver besteht aus Pestwurz, Wachholder, Farnen, Brunellien und Löwenzahn, die Gerb- und Bitterstoffe, Eiweiß, ätherische Öle, Pflanzenschleim und Harze enthalten. Der Extrakt wird mit Sauerstoff und Ultraviolettlicht behandelt. Eindeutig günstige Wirkung bei Krebs hat Alzoon bei sogenannten hoffnungslosen Fällen oder im Endstadium. Es zieht die erweiterten Lymphdrüsen und -bahnen zusammen und verschiebt die Eiweißstoffe im Blutplasma. Die Schmerzen verschwinden, der Appetit kommt wieder, das Gesamtbefinden bessert sich. Tumoren bilden sich manchmal zurück, und die Metastasen verschwinden sehr häufig. Wird Alzoon nicht mehr eingenommen, kommt es regelmäßig zu Rückfällen. Ein Chefarzt verlangte mindestens 1000 gut beobachtete und dokumentierte Krankheitsfälle, wenn er überhaupt bereit sein sollte, Alzoon auszuprobieren und wissenschaftlich ernst zu nehmen. Eine solche Untersuchung kostet aber Hunderttausende. Dies übersteigt bei weitem die Finanzierungsmöglichkeiten eines Kleinunternehmens. So entsteht ein Teufelskreis. Weil die verlangten Untersuchungen nicht finanziert werden können, nimmt die offizielle Wissenschaft meist keine Notiz, und weil sie nicht bereit ist, selbst die Untersuchungen zu machen, fehlen die wissenschaftlichen Grundlagen. Obschon Dutzende, wenn nicht Hunderte von Ärzten Alzoon anwenden und auch weiterempfehlen, bleibt es vorläufig eine Art Untergrundmedikament.

1948/49 fiel dem Diätforscher Gerson auf, daß die Diät weniger gut anschlug als früher. Eine Untersuchung ergab, daß infolge der künstlichen Düngung der Kaliumgehalt in den Nutzpflanzen stark abgenommen hatte. Dadurch bekam das Kochsalz ein Übergewicht. Die Diät wurde wieder wirksam, als nur noch Gemüse und Früchte aus biologischem Anbau verwendet wurden.

Professor Dietrich Schmähl, Direktor des Instituts für Toxikologie und Chemotherapie in Heidelberg, gab kürzlich bekannt, daß die vor allem in Kohlarten vorkommenden Stoffe wie Flavone, Laktone und Indole hemmend auf die Krebsentstehung wirken. Das Labor für spektralanalytische Untersuchungen Rudolf Bayer in Stuttgart fand, daß bei 95 % der untersuchten Krebskranken im Blut Mangel an Kalium, Magnesium, Eisen und Zink herrscht, jedoch Überschuß an Kalzium.

Krebsdiät. Eine Diät (vom Griechischen διαιτα – diaita – Lebensweise), die nur mit Tabellen und mit festen Lehrmeinungen rechnet, ist ebenso tot wie das Bild eines Malers, der nur konstruiert und sich vor allem um die chemische Zusammensetzung der Farben kümmert, jedoch die Farbqualitäten außer acht läßt. Die von der anthroposophischen Ärztin Grethe Hauschka[36] geäußerte Ansicht dürfte dem Heilungsbedürfnis des mündigen Patienten entsprechen: »Während man aus der wissenschaftlichen Denkungsweise mehr dazu neigt, die Diät genau so strikt vorzuschreiben wie das Medikament, sei demgegenüber darauf hingewiesen, wie mehr und mehr der Patient *selbst* mit seinen individuellen Kräften am Aufstellen seiner Diät mitwirken sollte. Sie sollte eine Übereinkunft, etwas Mittleres darstellen zwischen der Vorschrift und freien Wahl, denn die seelische Einstellung, die Bewußtseinsseite der ganzen Angelegenheit, spielt eine größere Rolle, als man denkt. Ein mit Lust gemachter ›Diätfehler‹ bekommt manchmal dem Patienten besser als eine hineingequälte Diätspeise.« Dafür, wieweit man mit der individuellen Diätkunst gehen kann, gibt der Amerikaner Dr. John Beard ein Beispiel. Er stellt anhand von Fragebogen mit 900

Fragen individuelle Kompositionen für die Patienten zusammen. Er glaubt, daß die meisten Krebsvorstadien und Frühstadien mit Diät heilbar seien. Von zweihundert Patienten verliere er auf diese Weise nur *einen*.[16]

Die folgende Tabelle gibt einen Überblick über die Nahrungsmittel, die sich bei schon an Krebs Erkrankten als heilend oder aber als schädlich erwiesen. Die meisten Ernährungsspezialisten für Krebs wie Zabel[37], Issels, Bircher-Benner, die Schule der Anthroposophen u. a. stimmen in dieser Hinsicht im großen und ganzen überein. Natürlich sind viele der hier als schädlich bezeichneten Produkte für Gesunde nicht schädlich. Genauere Diät-Tabellen und -Anweisungen sind in der angeführten Literatur zu finden. Die Krebs-Diät ist als Stütze anderer Heilmaßnahmen gedacht und wird nur von wenigen als Alleintherapie eingesetzt. Sie zielt vor allem auf folgende Punkte:

Stärkung der Abwehrkräfte,
Besserung der Zellatmung,
Normalisierung der Darmflora,
Stärkung der Leber (Entgiftungsarbeit).

Für die Krebsvorbeugung dürfte eine gesunde und ausgeglichene Ernährung allein schon ausschlaggebend sein.

* Die Anthroposophen sind mit der Rohkost zurückhaltend, während andere sie in den Vordergrund stellen.

** Die Anthroposophen stufen die süßen Früchte und Honig als entgiftend ein, während fast alle andern vor Zucker warnen

*** Moerman empfiehlt Tomaten wegen Vitamin A

Heilsam	Nicht empfehlenswert	Besonders schädlich
biologisch/ bio-dynamisch		bearbeitet/ konserviert
vielseitige Rohkost*, aber nicht ausschließlich Randen (rote Beten) Gemüsesäfte rechtsdrehende Milchsäure (Quark, Yoghurt, Sauermilch, Sauerkraut) Honig und rohe** Milch (Vorzugsmilch) Vollkornprodukte (möglichst frisch gemahlen) Hochungesättigte, naturbelassene Fette und Öle, besonders Olivenöl, Leinöl und Nüsse Linol- und Linolen-Säure (in Butter und in Blättern grüner Pflanzen) Weizenkeime Bierhefe Mandeln Kichererbsen u. a. magnesiumhaltige Produkte ätherische Öle wärmeanregende Gewürzkräuter, besonders Lippenblütler wie Thymian, Lavendel, Rosmarin	süße Früchte** Kaffee, Schwarztee, Schokolade Kartoffeln tierische Fette außer Butter geräucherte und geröstete Produkte Leguminosen Kohl	Fabrikzucker und Weißmehl süßes Gebäck, Kuchen, Eiscreme Nikotin, Alkohol Fleisch von Masttieren, besonders Schweinefleisch und Wurstwaren Tomaten, Pilze*** Tiefkühl-Produkte, Konserven, bestrahlte Nahrungsmittel künstlich gedüngte und gespritzte Nahrungsmittel

Sichtbare und unsichtbare Strahlen

Die im Kapitel »Fett« erwähnte Forscherin Dr. Johanna Budwig weist darauf hin, daß viele Krebskranke die Sonne nicht mehr vertragen. Gewöhnlich raten die Mediziner deshalb, die Sonne zu meiden. Das ist ebenso klug, wie eine welkende Pflanze, wenn ihr das Wasser fehlt, aus dem Sonnenlicht zu entfernen, weil sie sonst noch schneller welken würde. Frau Budwig verschrieb ihren Kranken fast ausschließlich in Form von Öl-Eiweißkost (Leinsamenöl und Quark) gespeichertes Sonnenlicht. Meist schon nach einigen Tagen vertrugen und genossen die Genesenden das vorher unerträgliche lebenspendende Sonnenlicht.

Solche Tatsachen führen uns in die Wunderwelt der elektromagnetischen Strahlen[39] (oder Wellen) und Resonanzen, der Bioelektronik, Informatik und der Regulationsprozesse. Einige Beispiele mögen eine Ahnung von diesem neuen und oft alchemistisch anmutenden Forschungszweig geben. Ich erwähnte schon die See-Igel-Embryonen, die im Meerwasser ohne Magnesium und Kalzium in Einzelzellen zerfielen und sich in normalem Meerwasser dann wieder zusammenfügten. Man kann dieses Experiment rein chemisch deuten. Vorstellbar ist jedoch auch, Magnesium und Kalzium seien nur die materiellen Träger und Verbindungsstücke, wie beispielsweise die Schalter oder Röhren beim Fernsehen. Die gesendeten Bilder, hier die geordnete Gestalt der Embryonen, sind auch dann vorhanden, wenn die materiellen Teile des Mediums nicht funktionsfähig sind. Schaltet man den Fernsehapparat ein, erscheinen die vorher unsichtbaren und unspürbaren Bilder. Fügt man dem Wasser Magnesium und Kalzium zu, können sich die Seeigelzellen wieder zur schon vorhandenen, aber nicht wahrnehmbaren Gestalt fügen.

Die siebzehnjährige Marina Ponti aus Turin litt an epileptischen Anfällen. Sie bekam sie nur zuhause, jedoch nie im Spital. Ein Arzt bemerkte, daß Marina unmittelbar neben einem Militärsender wohnte. Seit sie nicht mehr dort wohnt, ist sie gesund.

Wenn man eine Zellkultur teilt, in zwei normale Reagenzgläser gibt und dann die eine Kultur mit einem Virus infiziert, bleibt wie erwartet die ungeimpfte Kultur gesund. Ersetzt man das normale Glas durch Quarzglas, wird auch die andere Hälfte angesteckt! Dieses von Popp[38] gemachte Experiment erinnert an die von dem Russen Gurvich entdeckte mitogenetische ultraviolette Zellstrahlung, für die Quarzglas durchlässig, gewöhnliches Glas aber undurchlässig ist. Das von Popp angegebene Experiment wurde schon 1974 in Novosibirsk unter der Leitung von Dr. V. P. Kaznachajew gemacht.[38] Bereits vor 1900 hat der unbekannt gebliebene Carl Huter diese Zellstrahlungskörperchen beschrieben und gezeichnet. Hier sei noch erwähnt, daß krebserzeugende Stoffe, wie beispielsweise Benzpyren im Teer, bei UV-Bestrahlung fluoreszieren, und zwar bei der Fluoreszenslinie von 400 Nanometer. Strahlen unter 400 Nanometer sind krebserregend!

Wenn man Pollen auf eine Metallplatte streut und sie mit Schall in Schwingungen versetzt, ordnen sich die Pollen je nach Frequenz und Tonart zu jeweils gleichartigen wundersamen Figurationen, zu den »Chladnischen Klang-Figuren«.

Durch Sand sichtbar gemachte Knotenlinien schwingender Platten.

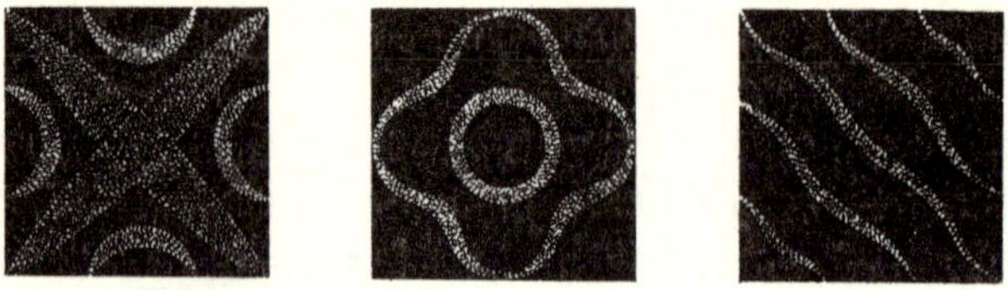

Durch Sand sichtbar gemachte Knotenlinien
schwingender Platten.

Schwingungen, Wellen, Vibrationen oder Strahlen haben also gestaltende und ordnende Kräfte in sich. Werden sie verzerrt oder disharmonisch überlagert, also gestört, bilden sich entsprechend chaotische Figuren. Wenn die Energiezufuhr ganz ausfällt, z. B. bei einem Elektromagneten, so bricht auch das

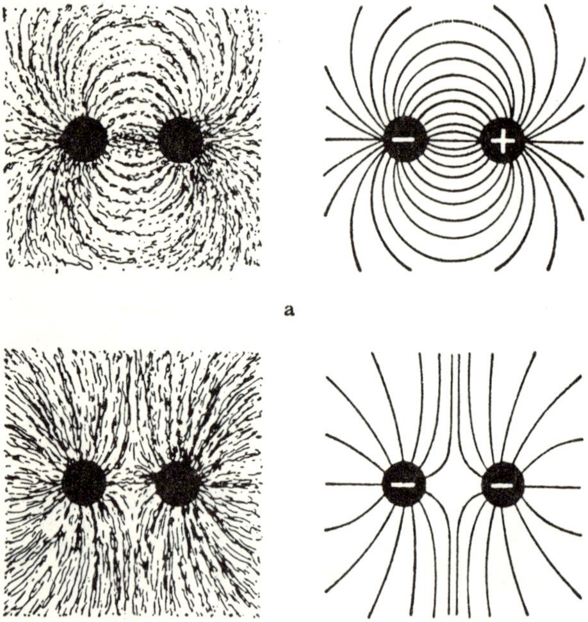

a

b

Felder von zwei gleich stark und ungleichnamig (a)
bzw. gleichnamig (b) geladenen Scheiben.

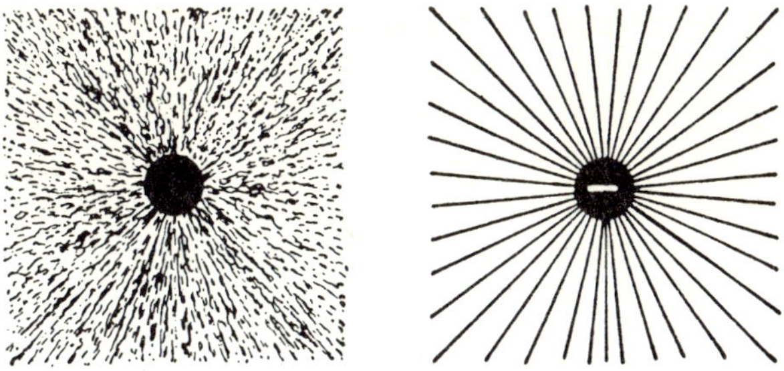

Feld einer positiv oder negativ geladenen kreisförmigen Scheibe.

Kraftfeld mit seinen Kraftlinien zusammen. Weder die Information noch die Elektronen können weiterfließen. So bleiben z. B. auch die Eisenfeilspäne nicht in den Kraftlinien ausgerichtet.

Mit der Kirlian-Hochfrequenz-Photographie kann man die zauberhaft leuchtende und fluktuierende Ausstrahlung von Lebewesen sichtbar machen und evtl. deuten. Beim Menschen lassen sich z. B. die funkelnden Akupunktur-Punkte darstellen. Je nach Gefühls- und Gesundheitszustand ergeben sich unterschiedliche Farben und Formen. Lange bevor eine Krankheit körperlich feststellbar ist, kann man sie schon im Energiekörper oder Bioplasma – so nennen die Russen das Strahlenumfeld der Lebewesen – sehen. Wenn eine Pflanze abstirbt, verschwindet allmählich nach einigen Tagen die leuchtende Aura.

Frederic Vester[40] hat aus der Mistel krebshemmende Eiweißstoffe isoliert. Etwa 1 Millionstel Gramm je Kilogramm Körpergewicht sollen genügen, um das Wachstum von Krebszellen zu hemmen. Gesunde Zellen jedoch werden nicht gehemmt, was hingegen bei der Chemotherapie der Fall ist. Diese Wirkung ist rein biochemisch kaum zu erklären, sondern wohl eher auf der Ebene der Information und der Regeltechnik. So wie man mit einem Schalter durch geringen Druck eines Fingers riesige Maschinen in Gang bringen und mit Mikroprozessoren steuern kann, scheinen bei hömoopathischen Dosierungen, deren Verdünnung ja oft so groß ist, daß kaum ein Atom des materiellen Wirkstoffes übrigbleibt, energetische Prozesse kleinster Ordnung die Biosphäre zu regeln. Die materialistisch fixierte Wissenschaft lehnt solche Möglichkeiten dogmatisch ab, weil sie in ihrem engen Weltbild keinen Platz haben. Rudolf Steiner unterscheidet zwischen der physischen Ernährung und der ebenso lebenswichtigen kosmischen Ernährung. Dazu gehören neben der Atmung und dem, was die Sinnesorgane aufnehmen – wie Farben und Formen, Düfte –, auch künstlerische und geistige Gestaltungen wie Musik, Dichtung, Natur- und Geisteswissenschaften.

Unabhängig voneinander sind viele Forscher zu der Überzeugung gekommen, daß es zwischen den Organen und den Zellen ein Informationssystem auf elektromagnetischer oder sogar immaterieller Ebene gebe. Wird das intrazelluläre Kommunikations- und Steuerungssystem gestört, kann u. a. auch Krebs entstehen. Bei der Therapie müssen also auch die Fehlregulationen auf dieser Ebene wieder normalisiert werden.

Der russische Forscher Alexander Presman konnte nachweisen, daß die elektromagnetischen Felder der Erde Informationsträger sind. Ebenso hat jeder Mensch ein individuelles elektrisches Feld um sich. Es ist an den Füßen am schwächsten und im Kopfbereich am stärksten. Das Feld schwankt je nach Umgebung, und es finden kleine elektromagnetische Gewitter (Entladungen) statt. Unter Bäumen kann man sein Feld wieder aufladen. Autos wirken ungünstig auf das Feld. Aus dieser Sicht ist es kein weiter Schritt mehr, auch die sogenannten Wunder- oder Geistheilungen erklärbar zu machen. Ein wahrer Arzt wirkt eben auch durch seine Ausstrahlung.

Licht und Farben

Im Kapitel über die Randen (roten Beten) wurde die Wirkung der blauen Farbstoffe (Anthozyane) erwähnt. Daß allein durch Farbbestrahlung ans Wunder grenzende Heilwirkungen erzielt werden können, ist allgemein noch wenig bekannt und wird meist ungläubig aufgenommen. Frau Professor L. Eberhard in München hat in ihrem leicht lesbaren Buch *Heilkräfte der Farben*[18] die Ergebnisse von Ärzten und Forschern auf diesem Gebiet beschrieben. Den sogenannten harten Strahlen wie Röntgen- und Gammastrahlen traut man Heilkräfte zu, obschon sie nur lebensfeindliche Wirkungen erzielen. Das lebensweckende Sonnenlicht mit seinen sieben Regenbogenfarben wird fast völlig übersehen.

»Farbbestrahlungen sind eine Art Hochfrequenzmassage. Hunderte von Millionen Vibrationen, feinste elektrische Wellen durchziehen den Körper mit Blitzesschnelle, fluten hin und her, rütteln auf, putzen aus, beleben, verjüngen. Der von geistiger oder körperlicher Arbeit ermattete Mensch holt sich auf diese Weise schneller neue Kräfte aus der ihn umgebenden, mit Kraftströmen durchfluteten Welt. Krankheitskeime können leichter vernichtet werden. Eine Oszillierung vollzieht sich im Körper. Wasser, durch das wir Hochfrequenzströme hindurchjagen, wird dadurch übrigens keimfrei und trinkbar.« So beschreibt Frau Eberhard die Farbwirkung.

In Indien wird seit Tausenden von Jahren Farbtherapie mit Edelsteinen in Form von Bestrahlung oder mit Edelsteinpulver praktiziert. Als die ersten westlichen Farbforscher wie der amerikanische Arzt Babitt u. a. im letzten Jahrhundert ihre Erfahrungen veröffentlichten, wurden sie wie üblich ausgelacht und in gemeiner Weise bekämpft. Der indische Arzt P. Gadhiali, zugleich Chemiker und Physiker, ging der Sache nach und mahnte seine Schüler, »nie etwas zu leugnen oder zu verdammen, nur weil man nichts davon versteht und weil man zu bequem ist, sich ernstlich mit Fragen zu beschäftigen, deren Antwort man nicht in Lehrbüchern findet«. Wie eingeengt die naturwissenschaftliche Auffassung vom Licht ist, zeigt Max Thürkauf, Professor für physikalische Chemie. Wenn man von einem Apfelbaum Äpfel zu Most verarbeitet oder zu Schnaps, dann könnte man den Baum als Apfelquelle (Lichtquelle) betrachten und von seiner Mostnatur (Wellennatur) und seiner Schnapsnatur (Korpuskularnatur) sprechen, wie dies heute die Physiker tun. Je nach den Apparaten, die man für die Verarbeitung beziehungsweise Messung verwendet, ergibt sich ein anderer Aspekt vom Apfelbaum, bzw. vom Licht. Damit sind aber längst nicht alle möglichen Eigenschaften beschrieben, geschweige denn ist das Wesen des Apfelbaums oder des Sonnenlichts auch nur annähernd erfaßt.

Schon die Gesichtsfarbe eines Menschen kann viel über seinen Gesundheitszustand aussagen. Ebenso, wie ein depressiver Mensch leicht die Stimmung der andern Mitmenschen herunterdrückt, gibt es bedrückend wirkende Farben, etwa bestimmte dunkelgraue oder braune Töne. In Gefängnissen und psychiatrischen Kliniken konnte man allein durch neue Farbgebung der Räume wesentliche Stimmungsaufhellungen erzielen.

Etwa um 1920 entdeckte der Arzt Georg Langsdorff, daß rotes Licht die Gefäße ausdehnt und dadurch eine kräftigere Durchblutung herbeiführt. Blaues Licht verengt die Gefäße und führt zu Blutleere. Zahnärzte können mit Blaulicht bei kleineren Eingriffen die Schmerzen mindern. Im letzten Jahrhundert beobachtete der Italiener Morchini, daß Stahlnadeln nach zweistündiger Bestrahlung mit grünen, blauen oder violetten Farben magnetisch wurden. Fliegen meiden bestimmte Blautöne. Diese wenigen Angaben aus einer großen Zahl von Ergebnissen müssen hier genügen.

Gadhiali konnte in den Farbstrahlen chemische Elemente

nachweisen, z. B. Sauerstoff im Blau, Kohlenstoff und Magnesium im Gelb, Schwefel und Eisen im grünlichen Gelb! Ganz grob eingeteilt kann man *Rot,* Orange und Gelbgrün als Wachstumsstrahlen, *Blau,* Blauviolett und Blaugrün als Hemmungsstrahlen bezeichnen. Die Hauptwirkung der einzelnen Farben, auch der Farben der Gemüse, Früchte, Wurzeln und Gewürze, gibt Gadhiali hingegen wie folgt an:

Blau: Lebenskraft entwickelnd, Fieber nehmend, Nerven ernährend.
Violett: Milzfunktion und Lymphproduktion anregend, Kraft spendend.
Purpurrot: Geschlechtskraft steigernd, Venen anregend.
Rot: Rote Blutkörperchen bildend und kräftigend, Drüsen anregend.
Orange: Lungengewebe bildend und kräftigend, Drüsen anregend.
Gelb: Nerven stärkend, Verdauung fördernd, Magen anregend.
Grüngelb: Knochen bildend, Bakterien tötend.
Grünblau: Haut kräftigend.

Durch Blaubestrahlung konnte ein neunjähriges Mädchen mit schwersten Verbrennungen (⅔ bis ¾ der Haut) in Philadelphia von der Ärztin Käthe Balduin gerettet werden. Schon am ersten Tag verschwanden die Schmerzen des Kindes, und die Brandwunden heilten ohne Narben aus! Gadhiali gibt in seinem 3000seitigen Werk an, daß er u. a. auch sogenannte unheilbare Krankheiten – darunter Krebs – heilen konnte. Von Fall zu Fall wird eine individuelle Komposition verschiedener Farben gewählt und täglich ein- bis zweimal je 30 bis 60 Minuten als Bestrahlung angewandt. Dies steigert die Abwehrkraft, beseitigt ohne schädliche Nebenwirkungen die Ursachen der Unordnung. Aus den bisherigen Angaben ist leicht zu erraten, daß *Rot* bei der Krebsheilung eine Hauptrolle spielt, da es u. a. den Stoffwechsel und die Lymphe anregt, die Temperatur erhöht und Blutfülle erzeugt.

Neuerdings benutzen Kliniken in den USA »elektrische Schirme und Gesundheitselektroden«, die ein Spannungsfeld erzeugen. Bei bestimmten Frequenzen gehen Viren und Bakterien schneller zugrunde, Wunden schließen sich rascher und heilen besser, Nieren und Leber scheiden intensiver aus. Infektiöse Erkrankungen wie Diphterie und Scharlach lassen sich in einem Viertel bis Fünftel der üblichen Zeit auskurieren.

Wie soll man sich diese Wirkungen erklären? *Resonanz* ist eine mögliche Antwort. Wenn eine Stimmgabel in Schwingung versetzt wird, so schwingt eine mit gleichartiger Eigenschwingung mit. Wenn eine Gruppe im Gleichschritt über eine Brücke marschiert, kann diese einstürzen, sofern zufällig Resonanz eintritt. Zufälligerweise stimmen nun die Wellengrößen der Farben mit der Größe der Zellen und Zellteile überein, wie die nebenstehende Tabelle von Fritz A. Popp zeigt:

Entscheidend ist dabei, daß die »Strahlen« oder Photonen um so energiereicher sind, je kürzer die Wellen sind. Vom UV-Licht an abwärts wirken die Strahlen immer unbiologischer und zerstörender, je kurzwelliger sie sind. Infrarotes und rotes Licht entspricht etwa der Größe der ganzen Zellen, grün den Zellorganellen und blau den Biomolekülen. Popp nimmt nun an, daß die Farben auch als Informationsträger dienen und das zelluläre Steuerungs- und Informationssystem beeinflussen. Die Zellen und Zellteile sind nach seiner Ansicht wie Transistoren gebaut und auf bestimmte Sender eingestellt. So empfangen sie u. a. Lebensenergie. Das Licht wäre demnach der siebenarmige Dirigent eines mit Lichtgeschwindigkeit oszillierenden Zellorchesters. Man bedenke: Einige Millionen Biomoleküle werden in den Zellen je Sekunde erzeugt und wieder abgebaut. Daneben sind unsere größten und kompliziertesten Fabriken recht plumpe Gebilde.

Nach mühevoller Sucharbeit und mit Hilfe eines hochempfindlichen Meßgerätes gelang es Dr. Ruth nachzuweisen, daß Kartoffelkeime eine ultraschwache Strahlung (ca. 100 Photonen je Sekunde) im Wellenbereich unter 800 Nanometer aussenden. Bei der Abtötung durch Zellgifte stieg die Ausstrahlung der

Übersicht über das gesamte elektromagnetische Spektrum mit Wellenlängen-, Frequenz- und Energieskalen (Energien in e-Volt).

Name des Photons	Größe	in cm	Energie reicht aus, um …	Masse des Photons (in Einheiten der Elektronen-Ruhemasse)	Energie (eV)	Frequenz (Hz)
»Radiowelle«	Größe eines Menschen	$\geqq 100$	die DNS ein bißchen zum Wackeln zu bringen;	10^{-12}	0 bis 10^{-4}	$0 \rightarrow 10^{11}$
Wärmestrahlung (Ultrarotstrahlung)	Größer bis gleich der Dicke eines Haares	0,1	eine Wasserstoffbrücke zwischen zwei Basenpaaren zu lockern;	10^{-9}	10^{-4} bis 10^{-1}	10^{11} bis 10^{14}
Sichtbares Licht	Größe eines Zellkerns	10^{-4}	um zwei Basenpaare zu trennen	10^{-6}	≈ 1	$\approx 10^{15}$
UV-Licht	Größe eines Makromoleküls	10^{-5}	um die DNS anzuregen und damit deren Eigenschaften stark zu verändern;	10^{-5}	3 bis 10^{4}	10^{15} bis 10^{18}
Röntgenstrahlen	Größe eines Atoms	10^{-9}	viele Basen zu ionisieren, die DNS zu zerstören;	1	10^{3} bis 10^{7}	10^{17} bis 10^{21}
Gammastrahlen	Größe der übrigen Elementarteilchen	10^{-13}	die DNS zu zerstören.	10^{4}: Masse eines Atoms		ab 10^{20}

Keime auf über 100 000 Photonen je Sekunde an und erlosch kurz darauf. Wer denkt da nicht an Sterbende, die ganz verklärt werden und das sogenannte weiße Licht sehen und himmlische Engelsmusik hören . . . Diese gewaltige Ausstrahlung könnte auch den häufig von Angehörigen und Freunden geahnten oder wahrgeträumten Tod verständlich machen.

Der Physiker H. Fröhlich fand, daß schon extrem schwache Lichtreize im Bereich von 10^{12} bis 10^{16} Hertz Nervenimpulse erzeugen, den Zellzyklus beeinträchtigen, enzymatische Reaktionen beschleunigen oder verlangsamen und den Zuckerabbau steuern. Im Bereich von 10^{11} Hertz scheinen die Krebszellen sich von den normalen zu unterscheiden. Eine Windung der DNS-Wendeltreppe mißt genau ½ de-Broglie-Welle, was eine Ideal-Antenne für den Funkverkehr ergäbe! In diesem Bereich ist zugleich eine Koppelung mit Schallwellen möglich. Bildlich könnte man sich den sogenannten genetischen Code als eine Art Riesenklavier vorstellen, das durch die Lichtfinger der kosmischen Kräfte bespielt wird. Ähnliche Vorstellungen findet man in der indischen Philosophie, wo die Entstehung der Welt und ihrer Erscheinungen aus der Ur-Schwingung oder dem Ur-Laut OM erfolgt. Gespräche mit Göttern und Engeln werden also auch aus naturwissenschaftlicher Sicht nicht mehr undenkbar. Einstein schrieb 1963 in einem Brief an eine Volksschule: »Man muß jedoch zugeben, daß unsere tatsächliche Kenntnis der Naturgesetze unvollkommen und bruchstückhaft ist, so daß in Wirklichkeit die Überzeugung von der Existenz grundlegender, allumfassender Naturgesetze auch auf einer Art Glauben beruht. Andererseits gelangt jeder, der die Naturwissenschaft ernsthaft betreibt, zu der Überzeugung, daß sich in den Gesetzen des Universums ein Geist offenbart – ein Geist, der dem des Menschen weit überlegen ist und angesichts dessen wir mit unseren bescheidenen Kräften nur Demut empfinden können.«

Wir befinden uns eigentlich in einer merkwürdigen Situation: Die lebensaufbauende Sonnenenergie, von der ja praktisch alle andern Energielieferanten wie Öl, Kohle, Wasser- und Windkraftwerke und Nahrungsmittel abstammen, wird in der Medizin nur von Außenseitern ernst genommen, während die »Todesstrahlen« nach wie vor als »Heilmittel« ausgegeben werden. De Broglie weist dem Licht unter den elektromagnetischen Wellen eine Sonderstellung zu: Es sei die reinste Form des elektromagnetischen Feldes, die schnellste, feinste, von Trägheit und Ladung freieste in der Gesamtheit der Energieformen.

Offensichtlich haben die Gehirne der einseitig materialistisch ausgebildeten Mediziner noch nicht genug Phosphor (= Lichtstoff) aufgenommen. Die Physiker sind hier schon weiter. Sie erfanden den Laser und nehmen an, daß Licht (Photonen) sich in Materie verwandeln, Materie sich wieder in Licht auflösen kann. Materie wäre also gefrorenes, erstarrtes Licht. Die großen Mystiker – wie z. B. Franziskus in seinem Sonnengesang – sahen in dieser Hinsicht klarer als die Aufklärer. Goethe erkannte in seiner Farbenlehre die sittliche Kraft der Farben. Die von großen Künstlern geschaffenen Heiligenbilder, Teppiche und Kirchenfenster sind heil(ig)end im wahrsten Sinne des Wortes. Die Natur schenkt uns unerschöpfliche Farbenmeere: Steine, Sonnenuntergänge, Blumen, Schmetterlinge als fliegende Kirchenfenster . . .

Entsprechend den getrübten Flüssen schleicht sich ein dämonischer Licht- und Farbenfluß in Form von elektrischem Licht, Fernsehen, chemischen Farbstoffen, auf die niedersten Begierden berechnete Farbkompositionen der Werbeindustrie in die Seele des Menschen und vor allem der wehrlosen Kinder. Nur wenige ahnen, welche Innenweltverschmutzung der vergifteten kosmischen Ernährung folgen muß. Soweit mir bekannt ist, sind die Anthroposophen die einzigen, die bei der Krebstherapie auch diese Seite berücksichtigen. Lehrreich in diesem Sinn ist z. B. das Buch von Löckle über *Das Frankfurter Paradiesgärtlein als Meditationsbild.*[41]

Rote Laser-Strahlen

Popp geht davon aus, daß die Natur auf der Zellebene und auf der Gehirnebene Laser-Strahlen (gebündeltes Licht) als idealen Informationsträger benutzt. So gesehen wäre Krebs eine Störung des Einklangs beim Photonenfeld. Die karzinogenen Stoffe könnten durch ihre Ausstrahlung das zelluläre Strahlungsmuster stören. Erst später erfolgen die auch chemisch nachweisbaren Veränderungen. Therapeutisch werden Laser-Strahlen ja schon in der Mikrochirurgie und Akupunktur eingesetzt. Der Gedanke ist naheliegend, das gestörte Photonenfeld direkt zu ordnen, gleichsam die verstimmte Geige neu zu stimmen. Dies hat die im Fett-Kapitel erwähnte Dr. Johanna Budwig getan und beschrieben.[32,42] Sie bleibt dabei weitgehend innerhalb der Gedankenwelt und Terminologie der anerkannten Naturwissenschaft. Sie gebraucht meines Wissens als erste den Begriff »Elektronen-Biologie«. Linol- und Linolensäure bezeichnet sie als gespeicherte Sonnenenergie oder »elektronenreiches System«, Nahrungsmittelzusätze als »Elektronenräuber«. Die Erotik erhält durch diese Sprachregelung ganz ungewohnte Aspekte: »Darüber hinaus sind gerade bei der Sexualfunktion die elektromagnetischen Kräfte in den elektronenreichen Systemen besonders stark wirksam. Männliche Samen enthalten ein hohes Maß an protonenreichen, schwefelhaltigen, elektrophilen Verbindungen; feminin geschlechtsbestimmend sind die elektronenreichen hochungesättigten Fettsäuren.« Dies sei nur ein Hinweis für diejenigen, die es mit der Liebe in Zukunft wissenschaftlich genau nehmen wollen . . .

Die beiden Gegenspieler im Lebensprozeß, männliche Schwefelverbindungen und weibliche Fettsäuren bilden die lebenswichtige Wasserstoffbrücke, die eine Voraussetzung für Wachstumsvorgänge und für die Aufnahme des Sauerstoffes ist. Linus Pauling mißt der Wasserstoffbrücke bei den Resonanzerscheinungen im Stoffwechsel und bei dessen Steuerung entscheidende Bedeutung zu. Johanna Budwig nimmt an, daß die kanzerogenen Stoffe »Phototoxität« und »unscharfe Resonanz« verursachen, d. h. die Resonanz der Wasserstoffbrücke blockieren.

An über 200 schwer Krebskranken führte Johanna Budwig Laser-Bestrahlungen durch. Die schweren Beeinträchtigungen der üblichen »schwarzen« Bestrahlung gab es dabei nicht. Auch wurden keine Verbrennungen festgestellt. Schon eine einzige Bestrahlung mit dem rubinroten Licht verbesserte das Wohlbefinden. Oft verschwanden ziehende Schmerzen schlagartig. Die sonst sonnenscheuen Patienten ertrugen ohne weiteres zehn bis fünfzehn Bestrahlungen. Die Lebensfreude kehrte zurück. Im wesentlichen zeigten sich also die gleichen Wirkungen wie bei der Linolensäure-Quark-Diät. Die Erklärungsversuche von Frau Budwig würden zu weit in die Quanten-Physik und -Biologie führen. Die von den Biologen vertretene Auffassung, daß nur die Pflanze Licht absorbieren kann, muß neu überprüft werden. Wahrscheinlich kann auch der Mensch, wenngleich auf anderem Wege als die Pflanze, Licht aufnehmen und verwerten. Durch eine zusätzliche Bestrahlung kann der vorhandene »Elektronen-Mangel« beim Kranken ausgeglichen werden. So, wie Photonen das Energieniveau eines Atoms steigern, kann Lichtenergie das Niveau der Lebensprozesse anheben. Eine Licht-Lebenskraftspende ist einer Blutspende vergleichbar: Energie und Nervenkraft werden gespeichert, die Sekretion von Enzymen wird angeregt, die Blutbildung und das Wachstum werden gefördert, Stauungen in Leber, Galle, Lymphbahnen und im Tumor werden abgebaut. Der Quanten-Biologe Dessauer fand, daß mit der Evolution der Lebewesen ihre Fähigkeit zur Speicherung des Sonnenlichts zunimmt. Umgerechnet würde das vom Menschen gehamsterte Licht für mehr als eintausend Jahre ausreichen.

Johanna Budwig faßt ihre Ergebnisse folgendermaßen zusammen:

> Sonnenstrahlen sind unerläßlich für alles Leben.
> Lebende Materie kann die Sonnenelektronen durch Resonanz-Absorption aufnehmen, weiterleiten und speichern.
> Hochungesättigte Fettsäuren sind Organisatoren für alle Organ-Funktionen.
> Der Dynamo für die Bio-Elektrizitätsströme, für Kreislauf und Wärmeerzeugung wird aus den Elektronen der Sonneneinstrahlung gespeist.
> Bei Krebskranken werden durch die Sonnenenergie die Regenerationsprozesse wiederhergestellt, die Antennen für die Lebensenergie wieder aufnahmefähig.

Mikrowellen

Mikrowellen umfluten uns als Radar-, Fernseh- und Satelliten-Verbindungen. Mit ihnen schweißt man Kunststoffe und kocht in Sekundenschnelle Mahlzeiten. Weil aus Versehen auch einmal eine Hand oder gar ein Mensch geschmort werden könnte, mußten die Höchstwerte der Mikrostrahlung auf 10 Milliwatt je cm^2 begrenzt werden. Beim Überschreiten dieser Dosis konnte man Schäden an Gallenblase, Verdauungsorganen und Harnblase, grauen Star, Hodenleiden und Spermienveränderungen beobachten.

Nervös wurden die Amerikaner, als 1970 die Russen die Beschränkung auf 1/1000 dieses Wertes verfügten. Was hatte sie dazu veranlaßt? Etwas Paradoxes: Gerade die schwachen Ausstrahlungen wirkten besonders stark auf Lebewesen. Beim Menschen konnten Herzrhythmusstörungen und neurologische Veränderungen sowie veränderte Sauerstoffreaktionen festgestellt werden. Der Russe A. S. Presman fand Hinweise, daß sich die Körperzellen wahrscheinlich gerade in diesem Frequenzbereich untereinander informieren. Die Energiemengen sind allerdings so unglaublich gering, daß außer Homöopathen niemand an die Wirkung glauben will, obschon jedermann heute wissen könnte, daß Computer um so leistungsfähiger werden, je kleiner die Schaltungen sind und je weniger Energie benötigt wird. Schon 1953 wurde am Max-Planck-Institut für Biophysik nachgewiesen, daß Mikrowellen zwischen 9 und 20 cm die elektrische Leitfähigkeit von Blut und Geweben auf das Dreifache erhöhen können. Wahrscheinlich werden auch die Ionisationsvorgänge bis auf die molekularbiologische Ebene der Chromosomen, Nukleinsäuren, Rezeptoren und Hormone beeinflußt. Immerhin ist es statistisch interessant, daß der Herzinfarkt jeweils parallel mit der Einführung von Mittel- und Kurzwellensendern, später mit Fernsehen und Ultrakurzwellensendern anstieg. 1974 erklärte in den USA eine Kommission von Wissenschaftlern: »Die Menschheit kann bald in eine Ära der Energieverschmutzung der Umwelt eintreten, die in ihren allgemeinen gesundheitlichen und ökologischen Auswirkungen vergleichbar ist mit der heutigen chemischen Verschmutzung.«

Es gibt aber auch von der Sonne, vom Mond, den Planeten und dem Boden ausgehende natürliche Mikrowellen. Da ihre Energiemenge jedoch nur noch $^{1}/_{1000}$ bis $^{10}/_{1000}$ Elektronenvolt im Vergleich zu normalem Licht und Infrarot beträgt, ergeben sich beträchtliche Meßschwierigkeiten. Der Wasserbauingenieur Robert Endrös hat auf diesem Gebiete Pionierarbeit geleistet. Sein Buch *Die Strahlung der Erde und ihre Wirkung auf das Leben* kam erst nach seinem Tode 1978 heraus.[43]. Er konnte die Strahlenintensität der einzelnen endokrinen Drüsen erfassen und am Hormonfluß in der Blutbahn im Mikrowellenbereich Wechselbeziehungen zwischen der Umgebungsstrahlung und der Steuerung der Lebensvorgänge in Minutenfrist beobachten.

Die Aktivität der Thymusdrüse z. B. sinkt stark ab, wenn sie von einem Mikrowellenmangel betroffen wird. Das bedeutet also, daß diese Drüse ihre Energie teilweise auf diesem Wege bezieht. Die Thymusdrüse ist als Produzent von T-Lymphozyten für das Abwehrsystem von entscheidender Bedeutung. Verminderte Thymusleistung spielt vor allem eine Rolle bei Leukämie, bei Entzündungen des Herzmuskels und bei rheumatischer Arthritis. Die Thymusleistung ist aber auch bei Depressionen herabgesetzt! Offenbar wußten die Griechen etwas davon, denn Thymus heißt Gemüt. Auch bei der Messung sogenannter Erdstrahlenfelder ergaben sich ähnliche Befunde, wie die folgenden Abbildungen zeigen:

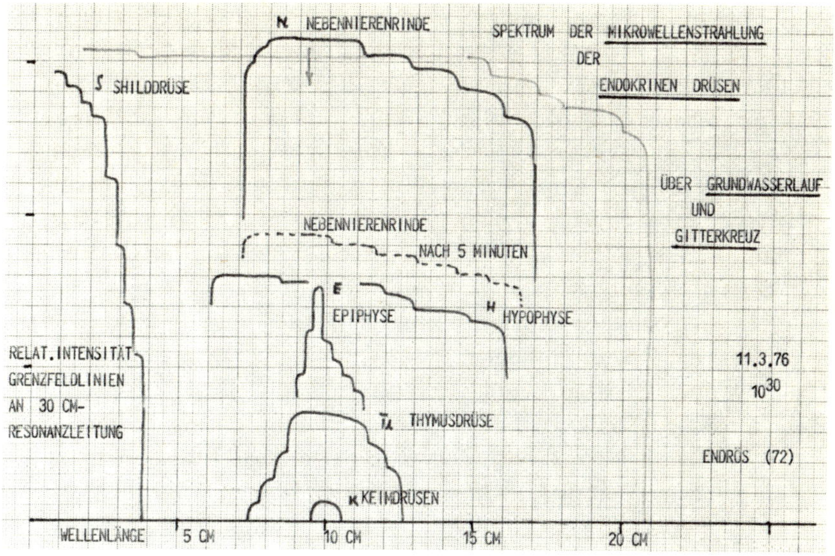

Intensitätsspektrum der spontanen Ausstrahlung der Drüsen an extremer Störstelle durch Grundwasserlauf und Kreuzung von Gitterstreifen.

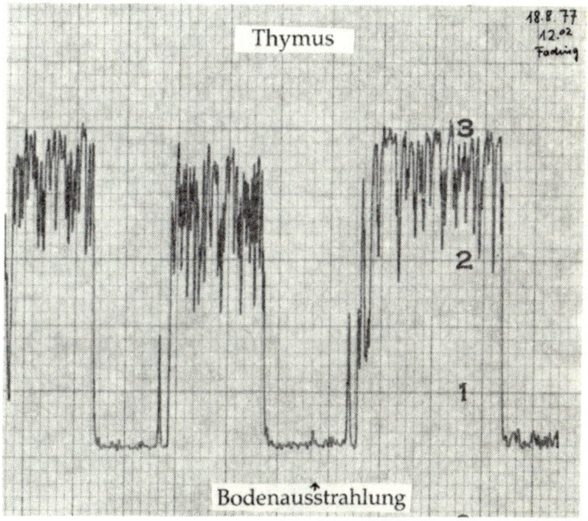

Strahlungsintensität der Thymusdrüse (10/10 = 0,100 Mikrowatt), jeweils verglichen mit der gleichzeitigen Bodenausstrahlung bei 3160 Megahertz.

Auch die Strahlungsintensität der Nebenniere zeigt je nach Umgebungsstrahlung Wertunterschiede bis um das 10fache. Die bekannten Streßhormone steigern die Alarmbereitschaft des Körpers. Erfolgt nun eine dauernde Überbeanspruchung durch ein Dauerstörfeld, wird die Nebenniere überfordert und schüttet kaum noch Adrenalin aus, was mit Übermüdung, Versagen und Resignation gleichbedeutend ist. Resignation im Psychogramm der Krebskranken gilt als eines der wichtigsten Merkmale. Ebenso wirken die Störfelder auf die Keimdrüsen. Sie senken oder steigern die sexuelle Erregbarkeit. Nicht zufällig ließen die Fürsten ihre Lustschlößchen an Orten mit erhöhter Bodenstrahlung bauen, und nicht zufällig finden sich auch die Hexenplätze an solchen Stellen. Die Zirbeldrüse oder Epiphyse, die wahrscheinlich für den Lichtstoffwechsel zuständig ist und die Hormone Serotonin und Melatonin erzeugt, reagiert vor allem auf Mikrowellen aus dem 6- bis 16-cm-Bereich. Endrös vermutet in der Zirbeldrüse eine Art »Radarsystem«. Andere Forscher sehen in ihr das sogenannte dritte Auge oder Hellsehorgan.

Allgemein haben also Mikrowellen einen umfassenden biologischen Einfluß, vor allem auf die Hormonsteuerung. Der wirksamste Bereich nach Endrös ist zwischen 6 und 20 cm zu finden, besonders bei den Resonanzfrequenzen 1840, 2340, 2830, 3160 und 6150 Megahertz. Mikrowellen können ebenso lebensfördernd wie lebensfeindlich sein. Es gibt genügend Anhaltspunkte, daß sie als eine der Mitursachen der Krebskrankheit in Frage kommen. Neuerdings werden Mikrowellen aber auch bei Krebskranken eingesetzt. Krebszellen vertragen Wärme schlechter als gesunde Zellen. Mit den bisherigen Wärmetherapien (Überwärmungsbäder, Warmluftkammern, Ultraschall usw.) war es kaum möglich, tiefer gelegene Tumoren gezielt zu erreichen. Mit den Mikrowellen ist dies leichter zu realisieren, da sie sich zu Strahlenbündeln konzentrieren lassen.

Vita-Ionen

Alle lebende Substanz ist von einem
elektromagnetischen Feld umgeben.
Bricht dieses Feld zusammen,
hören die Lebensfunktionen auf.
Der Physiker Dessauer

Ionen (griechisch = bewegliche Teilchen) sind elektrisch positiv oder negativ geladene Teilchen (Molekühle, Atome . . .). Sie sind allgegenwärtig. Kosmische Einstrahlungen wie z. B. UV-Licht, aber auch Blitze wandeln neutrale Teilchen in Luftionen um. Berüchtigt ist die ionisierende Wirkung der Röntgenstrahlen und der Radioaktivität. Wie die Elektrizität der Zellwände umgepolt werden kann, wurde schon im Kapitel über die Randen (rote Beten) beschrieben.

Allgemein bekannt ist der Einfluß der Wetterlage, z. B. des Föhns auf das Wohlbefinden und die Stimmung des Menschen. Wetterfühlige spüren schon vor dem Wetterumschlag alte Narben oder bekommen Migräne; Selbstmorde sowie Todesfälle bei Herzkranken häufen sich. Atmosphärische Entladungen der Elektrizität beschleunigen das Wachstum der Pflanzen. Ungefähr 20 Millionen Blitze täglich laden die Superbatterie Atmosphäre auf 1600 Ampère auf. Würden plötzlich alle Gewitter der Erde aufhören, wäre die Ladung innerhalb von 30 Minuten aufgebraucht, und alles Leben müßte erlöschen, da kein Organismus ohne die Luftelektrizität leben kann. Offenbar spielen hier die Luftionen eine wichtige Rolle. Schon der Physiker Volta forderte im 18. Jahrhundert die Ärzte auf, »elektrische Kuren« zu verordnen. Damit meinte er allerdings nicht die quälenden Elektroschocks, sondern elektrisch aufgeladene und belebte Luft. Er beobachtete, daß die verbrauchte Luft in einem Zimmer durch Elektrisierung erfrischt wurde. Er vermutete sogar, daß die Abstrahlung von Personen die Luft negativ oder positiv beeinflusse. »Die Bewegung der elektrischen Flüssigkeit, die in die Person, während sie sich in dieser Atmosphäre aufhält, eindringt (oder die von derselben ausgeht), mag auch noch so unmerklich sein und der Reiz, den die der elektrischen Luft ausgesetzten Teile des Körpers erfahren, noch so gelind sein, so ist es doch wahrscheinlich, daß schließlich eine in die Augen fallende Wirkung daraus entspringen muß. In der Tat sehen wir nicht selten sehr große Wirkungen aus sehr kleinen Ursachen, die nur die Zeit wirksam macht, entspringen.« Soweit der fein beobachtende und höchst modern denkende Volta. Auch Alexander von Humboldt führte die erfrischenden Eigenschaften der Winde darauf zurück, »daß sie neue elektrische Materie herbeiführen; umgekehrt können einzelne Winde deprimierend wirken, wenn ihre Elektrizität geringer ist als diejenige unseres Körpers und dieser dadurch seiner normalen Ladung beraubt wird«. Humboldt vermutete, daß z. B. Kretinismus eine Folge mangelnder Luftelektrizität sei und Zufuhr von elektrisierter Luft Drüsenkrankheiten heile.

Im vergangenen Jahrhundert stellte man fest, daß die Leitfähigkeit der Atmosphäre auf den kleinen geladenen Teilchen beruht, die man heute Luftionen nennt. Um die Jahrhundertwende fanden Ärzte in Bern und Innsbruck, daß sich schon zwei Tage vor Föhneinbruch der Luftelektrizitätsgehalt stark verändert. Dr. Max Huber fand eine Parallelität zwischen der Leitfähigkeit des menschlichen Körpers und der Atmosphäre. Genaue Messungen mit dem Ionometer zeigten, daß je Kubikzentimeter Luft einige 100 bis 1000 Moleküle elektrisch geladen sind. Im Gegensatz zu den ungeladenen, »toten« Molekülen sind sie äußerst aktiv und energiereich. Sie rasen zickzackartig zwischen den andern Molekülen umher. Wenn sie auf Staubpartikel treffen, heften sie sich daran. Wie eine Art Luft-Polizei sammeln sie Luftverunreinigungen durch elektrische Anziehung ein. Wenn die Schwebeteilchen zu schwer werden, sinken sie zu Boden. Über Städten und Industriezonen ist der Gehalt an Luftionen oft dem Nullpunkt nahe. Damit fehlt auch deren Reinigungskraft. Tödlicher Smog entsteht, und der lebenserhaltende kosmische Energiefluß – bei den Indern Prana genannt – kann nur noch vermindert eingeatmet werden. Der Ingenieur und Biophysiker Walter Stark, auf dessen Buch ich mich in diesem Kapitel weitgehend stütze[44], vermutet, daß Prana mit den negativen Luftionen identisch sei und nennt sie *Vita-Ionen.* Genaue Untersuchungen bestätigten die Behauptung der Yogis, Prana werde durch vier Organe (Nervenendigungen in Nase, Rachenhöhle, Zunge, Haut und Lungen) aufgenommen.

Bei Föhn entsteht ein Überschuß an positiven Ionen. Sie beeinflussen das Hormon Serotonin, das die Schmerzempfindungen vermittelt und die Gemütsverfassung steuert. Bei einer variierten Konzentration positiver und negativer Ionen veränderte sich die Todesrate bei Mäusen ganz erheblich. In Landgebieten fand man 2000 bis 3000 Ionen je cm^3 (Verhältnis positiver zu negativen Ionen 1,2 : 1). In den Städten waren nur noch 70/80 negative und 80/90 positive Ionen nachzuweisen. Der Gehalt reiner Gebirgsluft schwankt zwischen 1000 und 4000 Ionen. Bei gutem Wetter ist das Verhältnis positiver zu negativen Ionen 5 : 4. Bei Föhn geht der Gehalt der negativen Ionen stark zurück. Bei Gebirgsluftmischung starben im Experiment nach acht Tagen nur ¼ der Mäuse, bei Stadtklima 2,5mal mehr. Infolge künstlicher Ionisation einer Fabrikabteilung in der Schweiz fehlten bei einer Grippe 92,5 % weniger Mitarbeiter als in der nichtionisierten Abteilung.

Die Russen konnten durch Ionenbestrahlung bei ihren Sportlern starke Leistungssteigerungen ohne landläufiges Doping erreichen. Es zeigte sich dabei, daß u. a. die Aufnahme der Vitamine bedeutend verbessert wird. In Kiew werden im Großkrankenhaus »Biotron« mit Hilfe von Ionengeneratoren die Operationssäle keimfrei gehalten. Die Heildauer nach operativen Eingriffen verkürzt sich, und der Spitalkoller wird vermieden. In der Schweiz ergaben Versuche, daß mit Elektro-Aerosolen (ionisierter Wassernebel) innerhalb Sekunden die Bakterien in der Luft zerstört werden. Durch Vita-Ionisation konnte das Wachstum von Hafer um 60 % erhöht werden. Bei Gerste nahm der Zuckergehalt um 100 % zu und das Trockengewicht um 660 %. Im Gegensatz zu den Befunden bei Mensch und Tier scheinen bei Pflanzen die positiven Ionen günstiger zu wirken als die negativen.

Mit der Atmung werden die Luftionen ins Blut übertragen. Die elektrische Ladung wird von den Blutplättchen (Thrombozyten) aufgenommen, die für die Gerinnung verantwortlich sind. Gesunde Thrombozyten haben ein hohes negatives Membranpotential, kranke ein schwaches oder leicht positives. Werden zuviel positiv geladene Ionen aufgenommen, sinkt das Potential soweit, daß sich die sonst negativ geladenen Blutplättchen nicht mehr abstoßen, sondern verklumpen, so wie bei Föhn oder an schwülen Tagen die Milch leicht sauer oder käsig wird. Dies kann zur Thrombose, also zur Verstopfung der Adern durch ein Blutgerinsel führen. Dank dieser Einsicht konnten die Thrombose- und Emboliegefahr bei Operationen in gefährdendem Klima durch Professor Rehn mittels Ionisation erfolgreich bekämpft werden.

Was hat dies alles nun mit Krebs zu tun? 1940 publizierten Professor Küster und Dr. Karl Dittmar in Frankfurt ihre Versuche mit Luft-Ionisation. Gesunde Zellen haben ein negatives Potential von ca. 70 Millivolt, während sich Krebszellen dem Nullwert nähern oder sogar positiv geladen sind. Bei einer negativen Ladung unter 20 Millivolt vermag die Zelle keinen Sauerstoff mehr zu verarbeiten. Die Ionisierung hatte bei Mäusen einen deutlichen Einfluß auf Wachstum und Überlebensrate. Bei neun Mäusen mit Jensen-Sarkom konnten taubeneigroße Tumoren vollständig zurückgebildet werden. Vorbeugende Ionisation hemmte die Wirkung des Krebserregers Benzypren. Elektro-Aerosole verminderten die Schäden radioaktiver Luft. Die Vita-Ionen sind nötig, um das Sauerstoffbindungsvermögen zu sichern. Damit wird klar, wie verheerend sich die Industriegesellschaft durch ihre Abgase von Autos, Heizungen und Fabriken, aber auch durch das Rauchen und das moderne Wohnen auf den Allgemeinzustand und die Abwehrkräfte des Organismus auswirkt. Der Einzelne kann diese unerfreulichen Verhältnisse nur durch Wohnungswechsel, Wandern in gesunder Luft oder vielleicht mit Hilfe von Vita-Ionen-Generatoren etwas ausgleichen. Persönlich bezweifle ich, daß künstlich erzeugte Ionen und Elektro-Aerosole die gleiche Qualität haben wie die durch Sonne und Sterne in der Atmosphäre gezeugten. Langfristig sind also auch gesellschaftliche Änderungen nötig. Sonst verhalten wir uns ebenso absurd wie die Reis-Esser, die weißen, geschälten und künstlich mit Vitamin B angereicherten Reis kaufen und verzehren.

Erdstrahlen und Krebshäuser

Wer nicht hören will, muß krebsen!

Bis jetzt wurden aus der riesigen Skala der elektromagnetischen Frequenzen nur solche beschrieben, deren Existenz im allgemeinen anerkannt ist. Bei den sogenannten »Erdstrahlen« oder »Bodenreizzonen« ist das anders. Noch streitet man darüber, ob es sie überhaupt gibt und, wenn ja, um was für eine Art von Strahlen oder Energie es sich handle. Die anfangs unseres Jahrhunderts von Pendlern, Ingenieuren, Geologen und Ärzten wiederentdeckten Erdstrahlen machen, wenn man erstmals davon hört, einen mysteriösen Eindruck. Viele verzichten von vornherein darauf, sich daran die wissenschaftlichen Finger zu verbrennen. Der Elektrophysiker Professor Herbert L. König aus München z. B. lehnt in seinem Standardwerk *Unsichtbare Umwelt*[45] den Begriff »Erdstrahlen« als ominös ab und will als Erdstrahlung nur die von den Physikern festgestellte radioaktive Ausstrahlung der Erde gelten lassen. Ich finde diese Wortklauberei langweilig. Allein die Tatsache, daß es Ausstrahlungen aus dem Boden gibt, die seit Jahrtausenden bekannt sind, zählt, und nicht deren Benennung. Da ein Teil dieser Bodenstrahlen biologisch ungünstig wirkt, wurde der Begriff »geopathogene Zonen« geprägt, was soviel wie krankmachende Orte oder Böden heißt. 1932 gab Gustav Freiherr von Pohl ein sensationelles Buch mit dem Titel *Erdstrahlen als Krankheits- und Krebserreger*[46] heraus.

Die folgende Tabelle aus Stettin mit den Krebs-Todesfällen zwischen 1910 bis 1931 zeigt eine auffallende Verteilung von Krebs, besonders in den fünf untersten Grundstücken mit 190 Fällen. Die Nachkontrolle ergab, daß bei allen Häusern mit mehr als fünf Krebstodesfällen überall Erdstrahlen mit einer Stärke von über neun von den Kreuzpunkten der unterirdischen Wasseradern ausgingen.

Krebstodesfälle Stettin 1910 bis 1931

			Gesamt
1575	Grundstücke mit je	1 Krebsfall	= 1575
750	Grundstücke mit je	2 Krebsfällen	= 1500
337	Grundstücke mit je	3 Krebsfällen	= 1011
167	Grundstücke mit je	4 Krebsfällen	= 668
51	Grundstücke mit je	5 Krebsfällen	= 255
15	Grundstücke mit je	6 Krebsfällen	= 90
6	Grundstücke mit je	7 Krebsfällen	= 42
1	Grundstücke mit je	8 Krebsfällen	= 8
1	Grundstücke mit je	9 Krebsfällen	= 9
5	Grundstücke mit je	10 Krebsfällen und mehr	= 190
			5348

In einem Altersheim z. B. starben innerhalb von zwanzig Jahren im ersten Gebäude 28 Menschen an Krebs, im zweiten und dritten niemand. Das erste Altersheim befand sich über einer Kreuzung von zwei Reizstreifen, das zweite wurde von zwei schmalen Streifen berührt und das dritte war reizfrei. Freiherr von Pohl starb kurz nach der Publikation seines Buches, und infolge des Zweiten Weltkrieges gerieten seine Forschungen in Vergessenheit, obschon auch der französische Physiker P. Cody in den dreißiger Jahren an Tausenden von Krebsbetten eine veränderte Strahlung registrierte.

Der Schweizer Hydrogeologe und Radiästhet (radius = Strahl, ästhesis = Empfindung). Dr. Josef A. Kopp hat ein leicht lesbares und gut illustriertes Büchlein über die ganze Problematik und Forschung der Standortkrankheiten geschrieben.[47]

Darin finden sich folgende beeindruckende Beobachtungen: In Glarus, Schweiz, erkrankten an der Hauptstraße neunmal mehr Leute an Krebs als in den andern Ortsteilen. In 25 Häusern starben 75 Personen an Krebs.

Kopp fand, daß fast alle diese Häuser ganz oder teilweise auf zwei 6 bis 8 m breiten Grundwasserströmen lagen. – Im Kanton Luzern starben drei Kinder einer Bauernfamilie an Gehirntumoren. Die Köpfe der Kinder lagen beim Schlafen genau über einer Wasserader. Die gleiche Quelle verursachte den Tod einer alten Frau durch Darmkrebs.

In der Literatur, besonders im Standardwerk des Geobiologen und Arztes Ernst Hartmann *Krankheit als Standortproblem*[48] findet man Hunderte von solchen Fällen beschrieben und auch entsprechende »Wunderheilungen«, wenn das Bett oder der Arbeitsplatz aus der Gefahrenzone entfernt wurden. Was sind das nun für unheimliche »Strahlen«?

Sie kommen regelmäßig über unterirdischen Wasseradern oder geologischen Brüchen vor. Sie durchdringen senkrecht und fast ohne Streuung praktisch alle Materialien einschließlich Blei und Faradaysche Käfige bis in die obersten Stockwerke von Häusern. Durch verschiedene Geräte, z. B. Resonatoren, lassen sie sich abbiegen oder absorbieren. Pohl erhielt 1918 als erster dafür ein Patent. Heute lassen sich die Erdstrahlen mit verschiedensten Meßgeräten und Sensoren physikalisch registrieren, so daß die Ausrede von der »Subjektivität der Pendler« nicht mehr gilt. Allerdings vermögen sensible und erfahrene Pendler vieles oft noch genauer zu erfassen und besonders die Qualität der Reize oft besser zu unterscheiden als die Meßgeräte. Pflanzen und Tiere reagieren ebenso auf Erdstrahlen wie der Mensch. Obstbäume an solchen Stellen gedeihen nicht oder schlecht und werden für Parasiten anfälliger. Ameisen, Katzen, Bienen, Eulen, Schlangen und einige Heilkräuter wie z. B. die krebsheilende Mistel ziehen diese Orte vor und laden sich dort sozusagen auf. Bienenstöcke auf Wasseradern ergeben sogar einen bedeutenden Mehrertrag. Imker scheinen nie krebskrank zu werden. Den Grund weiß man noch nicht, eventuell infolge des Bienengiftes, das ja auch bei Rheuma wirkt. Rheuma gilt als typische »Bodenreiz-Krankheit«. Vögel bauen ihre Nester nie dort. Hunde, Tauben, Enten und Kühe meiden die Reizzonen. Pohl beobachtete an Enten ähnliche Wirkungen wie nach Röntgenbestrahlung, als er sie zwang, in einem Käfig zu bleiben, der über einer Reizzone lag. Sie wurden u. a. steril. Kopp berichtet von vielen Ställen, in denen das Nutzvieh wegen der ungünstigen Lage erkrankte und die Milchleistung der Kühe zurückging. Viele Untersuchungen ergaben, daß Blitze meistens an solchen Stellen einschlagen. Die Erdstrahlen haben auch eine dehydrierende und damit eine mumifizierende Wirkung. Leichen verwesen nicht oder in geringerem Maße. Die gleiche Wirkung findet man ja bei der sogenannten Pyramidenkraft. Photoplatten und Filme liefern schon nach kurzer Zeit nur noch verschleierte Bilder, wenn sie an stark bestrahlten Orten gelagert werden. Die Qualität von Wein, Käse, Sauerkraut und Kartoffeln wird bei solcher Lagerung schlechter. Äpfel faulen schneller, Mauern werden feucht und rissig, die Temperaturen niedriger.[49]

Diese kurze, unvollständige Aufzählung möge genügen, um die umfassende biologische Bedeutung der Erdstrahlen zu belegen. Die alten Chinesen, die seit 2300 v. Chr. kein Haus an einem »dämonischen« Ort bauen durften, waren in dieser Hinsicht wahrhaft fortschrittlicher als die weiterhin arrogante dogmatische Wissenschaft, die die Pioniere dieses Gebietes verleugnet, obschon nun auch die geforderten exakten Messungen und Beweise vorliegen. Bisher sind bei den »Krebspunkten« folgende Veränderungen festgestellt worden:

veränderte gebremste Neutronenstrahlung;
niederfrequente Schwingungen (1 bis 10 Hz);
gebündelte hochfrequente Strahlung;
veränderte Ionisation;
veränderte Gammastrahlen und UKW-Feldstärke;
veränderter Magnetismus;
elektrische Potential-Unterschiede an der Erdoberfläche;
infrarote Strahlung;

Mikrowellen;
veränderte Akustik in Kirchen;
Temperaturunterschied von 1 bis 2° C.

Dabei ist noch nicht geklärt, wieweit auch mit atmosphärischen beziehungsweise kosmischen Strahlungen oder Rückstrahlungen Wechselwirkungen vorkommen. Sicher ist die für die Gesundheit bekömmliche Umweltstrahlung über Wasseradern und geologischen Verwerfungen gestört.

Im Zusammenhang mit Krebs machte Hartmann wichtige Beobachtungen. 1954 ergaben die Messungen an Personen über einem berüchtigten Krebspunkt in Pleutersbach im Neckartal, daß die Infrarotabstrahlung innerhalb Sekunden schwächer wurde und sich der elektrische Hautwiderstand erhöhte, wenn die Versuchspersonen vom neutralen Boden auf den Krebspunkt traten. Das heißt, die Wärmeabstrahlung verminderte sich, was ja auch bei Krebskranken festzustellen ist. Anhand von Tausenden von Blutsenkungsreaktionen, die gleichzeitig über dem Krebspunkt und an neutraler Stelle gemacht wurden, ergab sich über dem Reizpunkt eine deutlich schnellere Senkung, etwa im Verhältnis von 1 : 3 gegenüber neutralem Ort. Allerdings wurde die Situation dadurch etwas komplizierter, daß gleichzeitig noch die Wetterlage hineinwirkte. Bei Schönwetter liefen die Senkungen gleichmäßig ab, bei Kaltfront beschleunigten sie sich auf dem Krebspunkt deutlich. Bei Warmfront war es umgekehrt. Man stelle sich Laborbefunde vor, die solche Tatsachen nicht berücksichtigen! In der Bundesrepublik Deutschland gibt es seit einigen Jahren medizinisch-meteorologische Beratungszentren, von denen vor allem Kliniken Gebrauch machen, speziell vor operativen Eingriffen.

Hartmann hatte schon lange beobachtet, daß das Akutwerden bestimmter Krankheiten mit der jeweiligen Wetterlage zusammenhängt. Auch das Tumorwachstum wird vom Wetter beeinflußt. Bei Ratten auf neutralem Boden wuchsen die Tumoren bei Warmfronten und Tiefdruck schneller, bei Hochdruck und Kaltfront langsamer. Auf dem Krebspunkt verhielten sich die Tumoren gerade umgekehrt. Der Schweizer Jenny fand bei Pflanzen und Mäusen, die über Reizstellen gehalten wurden, daß spontan vermehrt Tumoren wuchsen und die Größe der Würfe zurückging.

Leider glaubte Freiherr von Pohl sektiererisch, die Bodenstrahlung sei die einzige oder zumindest die hauptsächliche Krebsursache. Hartmann hingegen ist wohltuend ausgeglichen in seiner Beurteilung: »Außer ganz wenigen Krankheiten wie Grippe, Masern, Schnupfen usw. gibt es keine Krankheit, die nicht durch einen schmalen Streifen vorbestimmt ist. Den Ausbruch der Krankheit bestimmt das Wetter, den Ort (Organ) der Krankheit bestimmt der Streifen. Es gibt natürlich noch mehr Faktoren, die krankheitsauslösend sind wie Trauma, Ortswechsel, Ernährungsfehler, seelische Impulse.« Hartmann beobachtete, daß es mindestens ein Vierteljahr, meist aber ein bis zwei Jahre dauert, bis die Bewohner eines Hauses anfangen, auf die Erdreize zu reagieren. Nicht jeder Reizstreifen begünstigt Krebs, und nicht alle Menschen werden auf Reizstreifen krank. Ein linearkausales Denkmodell versagt hier. Verschiedene Menschentypen reagieren unterschiedlich auf gleiche Medikamente und Reize. Auch je nach Ort wirken gleiche Mittel nicht gleich. Hartmann schlägt vor, individuell nach dem individuellen Ortskoeffizienten und dem Menschentyp zu therapieren. Die hier zu Recht so genannte Radikaltherapie (an die Wurzel gehend), nämlich der Standortwechsel, unter Umständen Verschieben des Bettes um nur einen Meter, war nicht unproblematisch. Neben vielen »Wunderheilungen« gab es auch Überreaktionen und dramatische Todesfälle. Hartmann lernte daraus, daß ein Körper, der sich jahrzehntelang an einen Reiz gewöhnt und ein entsprechendes Abwehrsystem aufgebaut hatte, nur langsam und vorsichtig umgewöhnt werden kann. Ein Gesunder kann Umweltstörungen ausgleichen. Erst wenn die Steuerungsreserve (Hormone, Vitamine, Enzyme, seelische und geistige Energie) aufgebraucht ist, können die Krankheiten auftreten. Bodenreize verbrauchen die »Gesundheitsreserve«. Der schwache, dauernd gereizte Körperteil wird zum Erscheinungsort des Krebses.

Man weiß schon recht genau, welche Niederfrequenzen auf welche Organe einwirken. Sie können ebenso heilen wie krankmachen.

1,15 bis 1,75 und 1,85 Hz wirken gegen Fieber;
8,05 bis 8,6 Hz gegen Magengeschwüre;
10 Hz entkrampften den ganzen Körper;
4 bis 7 Hz erzeugen sofort Symptome schwerster Seekrankheit;
1,8 Hz ist wahrscheinlich krebserzeugend.

Aus Jugoslawien weiß man, daß nach der Inbetriebnahme einer elektrischen Bahn die Anwohner häufiger nierenkrank wurden, weil die Frequenz von 16⅔ Hz der Starkstromleitung auf die Nieren wirkt. Hartmann will aus verständlichen Gründen, u. a. weil er Mißbrauch befürchtet, die vollständige Liste noch nicht veröffentlichen.

Bei einer alternativen Krebsdiagnose und -therapie müssen also auch die Wohn- und Bodenverhältnisse des Kranken mit einbezogen werden. Noch besser wären natürlich vorbeugende Untersuchung und Bebauung.

Baubiologie

Etwa ein Drittel der Personen, die in vollklimatisierten Räumen arbeiten müssen, leiden unter Schmerzen im Nacken und in den Beinen, Atembeschwerden, Augenbrennen, chronischen Rückenbeschwerden, Migränen und häufigen Erkältungen. Der Kaffee-, Nikotin-, Alkohol- und Medikamentenkonsum erhöht sich erheblich nach Umstellung auf Vollklimatisierung. Die so von Sonne und natürlicher Durchlüftung der Räume ausgeschlossenen Personen fühlen sich wie in einem Aquarium. Vielen vergeht die Arbeitslust. Die Luftfilter geben oft feinen Asbeststaub ins Innere der klimatisierten Metallglaskäfige ab. Die infektiöse »Legionärskrankheit« konnte sich in Klima-Anlagen besonders gut verbreiten, da sich die Bakterien im Ansaugfilter gut vermehren und von dort ins ganze Gebäude verteilt werden. »Die künstliche Luft hier drin tötet einem alle Sinne ab. Und immer habe ich den Eindruck, sie sei entweder zu feucht oder zu trocken. Ich fühle mich schrecklich unwohl in dieser unnatürlichen Umgebung.« So äußerte sich in Zürich ein Kunsthistoriker. Klimahäuser sind nur der extreme Ausdruck einer allgemein unbiologisch gewordenen Bauweise. Die rein chemisch-physikalische Betrachtungsweise ohne Rücksicht auf die Lebensgesetze muß zu solch technomanischen Auswüchsen führen.

Schon vor Jahrzehnten führte der amerikanische Architekt Richard Neutra baubiologische Forschungen durch. Er ließ die Wirkung verschiedener Baustoffe, Farben und Raumformen auf Physiologie und Seele des Menschen untersuchen. Der Aufenthalt in einem allseitigen Spiegelraum z. B. führte innerhalb kurzer Zeit zu starker Verstimmung, zu Halluzinationen und Tobsuchtsanfällen ... Den Einfluß der Farben habe ich schon beschrieben. Allgemein zeigte sich, daß jeder Baustoff eine »Eigenausstrahlung« hat. Die Reihenfolge von biologisch günstigen zu ungünstigen Baumaterialien ist verblüffend einfach: Holz → Stroh → Backsteine → Ziegel → Natursteine → Beton → Eisenbeton → Eisen und Metalle → Kunststoffe → Glas → elektrische Leitungen → Wasser- und Heizungsleitungen → chemische Farben + Schutzmittel → Klimaanlagen.

Eine Frau erlitt z. B. einen Kreislaufkollaps nach dem Einzug ins neue Haus. Da ihr Mann zufälligerweise Naturwissenschaftler war, ging er der Sache nach. Das im Haus verwendete Holzschutzmittel enthielt giftiges Pentachlorphenol, das noch nach sechs Jahren ausdünstete. Dieses Gift wurde in der Leber seiner Frau nachgewiesen.

Falsch ausgelegte und isolierte elektrische Leitungen oder Apparate erzeugen elektromagnetische Wechselfelder und Schwingungen, die wiederum auf den Organismus wirken. Der Stahlbetonbau wirkt wie ein Faradayscher Käfig und erzeugt das sogenannte elektrische Nullfeld, das ja auch über den Bodenreizstreifen gefunden wird. Zugleich wird das Ionenverhältnis schlechter. Es stört den natürlichen physiologischen Austausch mit den atmosphärischen und kosmischen Feldern. Bodenreizstreifen werden bei Eisenbeton- und Stahlbauten verstreut, so daß die oberen Stockwerke fast vollständig unter dem Einfluß der krankmachenden Reizstreifen stehen. Dies mag einer der Gründe sein, daß Bewohner von Stockwerk zu Stockwerk aufwärts in Hochhäusern zunehmend häufiger erkranken (siehe nebenstehende Abbildung).

Als Dr. Vogel bei einer Rheumakranken mit den sonst wirksamen Heilmitteln keinen Erfolg erzielte, suchte er nach weiteren Ursachen. Es stellte sich heraus, daß das Rheuma erst auftrat, nachdem die Frau vom Land in einen Eisenbetonbau umgezogen war. Dr. Vogel veranlaßte sie, ins alte Holzhaus zurückzugehen. Nach drei Monaten war das Rheuma verschwunden. In der Schweinezucht mußten die Eisenbetonbauten wieder aufgegeben werden. Fasern und Platten aus Kunststoff können

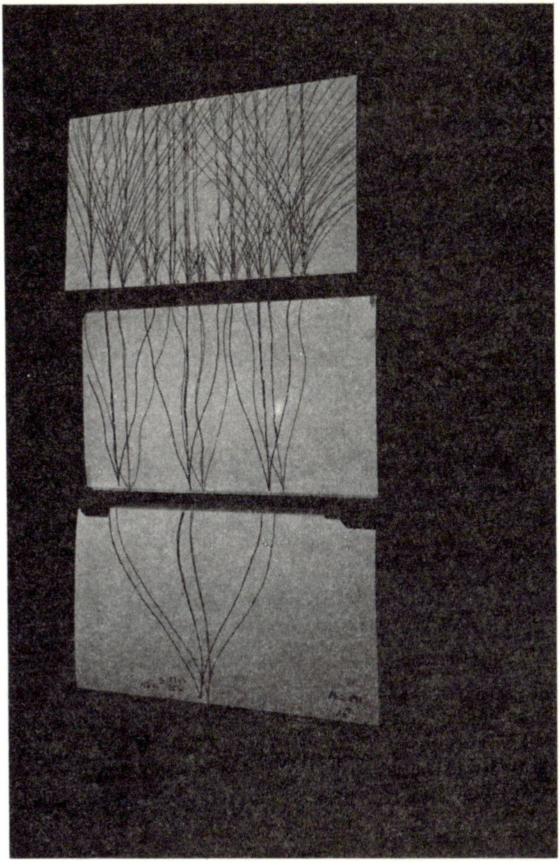

Streuung der Bodenreizstrahlen im Eisenbetonbau

bis 6000 Volt statisch aufladen und damit wiederum das elektrische Klima beeinflussen.

Die Baubiologen kämpfen vorläufig einen fast hoffnungslosen Kampf. Sie müssen ihre Forschungen überwiegend privat finanzieren. Wenn dann einmal eine Forschergruppe von drei Professoren in Graz etwas deutlicher formuliert, daß Eisenbetonbauten das natürliche Gleichspannungsfeld vermindern oder sogar ganz beseitigen und dadurch das vegetative Nervensystem, die

Hormonreaktionen und die Abwehrkraft nachteilig beeinflussen, droht die Bauwirtschaft mit Prozessen!

Auch wenn vieles noch nicht bis ins einzelne geklärt ist, liegen schon genügend Berichte vor, die eindeutig zeigen, daß unsere, ach, so moderne Architektur dem Menschen in keiner Weise zuträglich ist. Manfred Köhnlechner formulierte das so: »Eine detaillierte Aufzählung aller Dinge, die unter Umständen die optimale Gesundheit des Menschen in seinem Wohnraum, Arbeitsraum und Schlafraum mindern könnten, wäre geeignet, empfindsame Gemüter zu veranlassen, sofort die Koffer zu packen und ihre Wohnung fluchtartig zu verlassen.« Dem Baubiologen Kaufmann antwortete ein Architekt ganz offen: »Wenn ein Bauherr schon endlich einmal einen Bauplatz gefunden und das Geld zum Bauen hat, können wir nicht auch noch mit solchen Bedenken kommen! Kommen Sie, wenn der Bau fertig steht!« Und ein Arzt: »Wenn Sie mit ihren Gedanken recht haben, muß ich umlernen! Und das will ich in meinem Alter nicht mehr!« Vielleicht wird sich erst etwas ändern, wenn wir soweit sind wie in der nordsibirischen Stadt Tatarks. Infolge der Umweltverschmutzung, insbesondere einer Bor-Konzentration im Wasser von 5 Milligramm je Liter, sind schon annähernd 50 % der Männer impotent.

Wer jetzt schon etwas tun will, kann weitere Informationen vom Institut für Baubiologie in Rosenheim (Adresse siehe Anhang) beziehen oder sich das Standardwerk von Dr. med. Hubert Palm *Das gesunde Haus*[50] das ein Rezeptbuch zum Selberhandeln ist, beschaffen.

Psychotherapie

> Krankheiten der Seele können den Tod nach sich ziehen, und das kann Selbstmord sein.
>
> Georg Christoph Lichtenberg

Vor der Tagung der National Academy of Sciences 1965 in New York über das Thema »Psycho-Physiologische Aspekte bei Krebs« war die Ansicht, Krebs könnte auch seelische Ursachen haben, völlig verpönt. Als ich von 1970 an gesprächsweise psychische Ursachen des Krebses erwähnte, sahen mich auch aufgeschlossene Menschen und Ärzte ungläubig an. Magengeschwüre, Asthma, Blutdruck u. a. Krankheiten – ja, bei diesen sei es schon möglich, aber doch nicht bei Krebs.

In Wirklichkeit ist der Gedanke von der Krebspsyche uralt. Galen wies darauf hin, daß melancholische Frauen mehr zu Krebs neigten. Verwitwete und geschiedene Frauen erkranken doppelt so häufig an Brustkrebs wie andere. Im Mittelalter warnten Ärzte davor, sich Schwierigkeiten des Lebens allzusehr zu Herzen zu nehmen, da dies böse Geschwüre erzeugen könne. Aus dem 18. und 19. Jahrhundert erwähnt Kowal Krebsfälle, bei denen dem Ausbruch der Krankheit die Trennung oder der Verlust eines nahen Angehörigen vorausgegangen war. 1846 empfahl Walstre in England, Berufe zu meiden, bei denen Krebs häufiger auftrete, weil sie übergroße Sorgen mit sich brächten wie bei Ärzten, Juristen und Diplomaten. 1885 schrieb der Chirurg Parker: »Es ist Tatsache, daß Kummer häufig mit Krebs verbunden ist.« Seit 1900 ist die Frage nach den seelischen Ursachen des Krebses in der naturwissenschaftlich orientierten Medizin nahezu tabuisiert worden.

Psychoanalytisch und anthroposophisch orientierte Ärzte hingegen betrachteten Krebs wieder als Allgemeinerkrankung. Der etwas unglückliche Begriff Psychosomatik, den Heinroth

1818 (!) geprägt hat, setzt sich nun allgemein durch. Grodeck bezeichnete Krebs als Reaktion des Körpers auf tiefgehende Frustrationen. Statistisch zeigte sich klar, daß Frauen nach dem Verlust ihres Gatten überhäufig an Krebs starben. Amerikanische Forschergruppen konnten aufgrund der psychischen Struktur die sogenannte Krebs-Persönlichkeit oder Krebs-Psyche herausdestillieren und bis zu 85 % genaue Voraussagen machen, wer an Krebs erkranken werde. Die betroffenen Personen können ihre wahren Gefühle nicht äußern. In ihrer Kindheit ist die Beziehung zu den Eltern, besonders zur Mutter, oft kälter, liebloser, distanzierter, mechanischer und leerer als normal gewesen. Folgende Seelenzustände kommen gehäuft vor:

Tiefe Resignation (Hoffnungslosigkeit).
Schwere Depressionen und Ängste.
Schwierigkeit, tiefgreifende menschliche Beziehungen einzugehen.
Unverarbeitete Ressentiments.
Neigung zu emotionaler Verdrängung, Überangepaßtheit und Einkapselung.
Unbefriedigendes oder kein Sexualleben.

Dies stimmt recht gut mit der Aussage vieler Ärzte überein: »Glückliche Menschen werden nicht krebskrank.« Natürlich müssen einer oder auch mehrere dieser Persönlichkeitsmerkmale nicht zwingend zu Krebs führen. Sie begünstigen ihn jedoch, wenn noch zusätzliche Faktoren wirksam werden. Umfassende, oft gut hinter einer Maske getarnte *Resignation,* – also wenn man keinen Sinn mehr im Leben sieht, aufgegeben hat – lähmt die Lebens- und Unternehmungslust, man paßt auch sonst nicht mehr so genau auf sich, auf die Umgebung und deren Wirkungen auf, z. B. beim Essen oder beim Suchtmittelkonsum. Schon die körperliche Haltung, die schwunglose Gangart und die erschlaffenden, hängenden Gesichtszüge und hoffnungslosen Augen weisen auf mangelnde Lebenskraft und infolgedessen auf geschwächte Abwehrkräfte hin. Warum sollte man sich auch bemühen, gesund zu bleiben, wenn doch das Leben und die Gesellschaft so absurd und sinnlos sind ... Menschen, die sich an einen einzigen Lebensinhalt klammern, resignieren besonders leicht, wenn ihnen dieser entzogen wird. Die Neigung zur Selbstaufgabe arbeitet den Heilungsprozessen entgegen, es fehlt die Heilkraft des Glaubens. Diese Menschen glauben oft auch nicht, daß man ihnen helfen kann, und brechen angefangene Therapien schnell ab. Die schwierigste Aufgabe für den Therapeuten ist es, den Lebensmut wieder anzufachen und neue Lebensinhalte zu vermitteln.

Der folgende Brief einer Schülerin aus dem Buch *Angst macht krumm* von Jürg Jegge kann geradezu als klassisches Beispiel für eine seelische Disposition zu Krebs dienen:

»Bisher habe ich immer das gemacht, was andere wollten. Meine Eltern sagen auch öfters, daß sie mit mir nie Schwierigkeiten gehabt haben. Aggressionen habe ich kaum. Nur manchmal werde ich ärgerlich, wenn ich das Gefühl habe, daß mir meine Eltern zu wenig erlauben. Nun weiß ich auch, weshalb ich in der Schule immer so brav gelernt habe – damit ich Anerkennung erhalte und mich Lehrer und Eltern mögen. Ich ging z. B. nie skifahren; nur wegen des Lernens. Meine Eltern sagten nämlich: ›Hast du nichts Besseres zu tun?‹ Aus demselben Grund durfte ich kein Instrument spielen lernen. Warum ich schon als Schulkind nie gezeichnet oder gebastelt habe, weiß ich nicht. Nun fühle ich mich minderwertig, weil doch die meisten auf irgendeinem Gebiet eine Begabung haben. Ich kenne dieses Angsthaben. Ich habe oft Angst gehabt vor dem Ausgelachtwerden. Ich habe auch bei Diskussionen keine eigene Meinung. Mir fehlt es an Spontaneität. Ich kann nicht aus mir heraus. Vielleicht deshalb, weil ich früher so oft meine Gefühle unterdrückt habe.«

Als ich das Manuskript zu diesem Buch schon geschrieben hatte, erschien das Buch *Krankheit als Biographie* von Ronald Grossarth[52], in dem die fünfzehnjährige medizinsoziologische Forschungsarbeit über den Zusammenhang zwischen psychosozialen Faktoren und Krebs gründlicher und methodisch genauer als bisher üblich dargestellt wird. Grossarth behauptet u. a., die klassische Psychoanalyse habe in der Regel bei Krebskranken die Überlebenszeit sogar verkürzt! Durch genaue Befragung und Beobachtung kann die psychische Struktur der Krebskandidaten differentialdiagnostisch erfaßt werden. Sie unterscheidet sich deutlich von der psychischen Struktur der Patienten mit Herzinfarkt, Verhaltensstörungen oder der gesundgebliebenen Personen. Hier die wichtigsten Charaktermerkmale der Krebskandidaten nach Grossarth:

> Sie stammen meist von Eltern, die kalt und abweisend oder überliebevoll sind und gleichzeitig perfektionistische Ansprüche stellen sowie normenkonformes Verhalten verlangen. Das Kind wird nur anerkannt, wenn die geforderten Leistungen erbracht werden. Seine ureigenen Bedürfnisse darf es nicht äußern. Sie verhalten sich vernunftorientiert und logisch; d. h. »unvernünftige«, gefühlsmäßige und aggressive Impulse werden intellektuell abgewehrt. Die Umwelt belohnt dieses brave Verhalten und verstärkt es dadurch. Sie sind kaum fähig, Gefühle zu äußern oder zu beschreiben.
>
> Sie versuchen, um jeden Preis in der sozialen Umwelt, besonders bei den wichtigsten Bezugspersonen ein dauerndes harmonisches Verhältnis aufrechtzuerhalten, streiten kaum, idealisieren ihre Partner und stellen ihre eigene Person und ihre Wünsche zugunsten der anderen zurück. Sie passen sich auch negativen und schädlichen Bedingungen lieber an als sie zu bekämpfen.
>
> Bei Schicksalsschlägen wie Tod und Trennung haben sie übergroße Mühe, darüber hinwegzukommen und ein neues Leben anzufangen. Dies führt leicht zur *chronischen Hoffnungslosigkeit* und Niedergeschlagenheit. Der dadurch verursachte chronische emotionale Streß gilt als eine Hauptvoraussetzung für die Krebserkrankung.

Sie sind sexuell stark gehemmt (siehe das nächste Kapitel).

Sie sind hyperaktiv, ohne die Fähigkeit, sich auszuruhen und zu erholen. Sie mißachten Krankheitsvorzeichen, neigen zu falscher Ernährung, haben einen hohen Verbrauch an Genußmitteln und Medikamenten, sie setzen sich mehr als andere den ungünstigen Bedingungen in der Umwelt aus.

Sie sind weitgehend fremdgesteuert und neigen dazu, die Umwelt und die Mitmenschen positiv zu bewerten, keine Kritik zu üben und die Schuld bei sich zu suchen, im Gegensatz zum Herzinfarktkandidaten, der sich selber hoch einschätzt, die Umwelt und die Mitmenschen hingegen weniger, und jeweils die Schuld außerhalb von sich sucht und damit immer genügend Grund für Ärger und Aufregung findet.

Es fehlen ihnen tragfähige Zukunftsaussichten. Sie ahnen ihre Krankheit oft voraus, akzeptieren sie als logisch und haben keine Angst davor, oft auch nicht vor dem – manchmal erwünschten – Sterben.

Sie sind konventionell und auf äußerliche Art religiös, im Gegensatz zu den spontan, von innen heraus lebendig Religiösen, die selten Krebs bekommen. Erst wenn die Krebsdiagnose gestellt ist, findet oft noch eine Wandlung zu echter Religiosität statt.

Merkwürdig sind die Träume der Krebsgefährdeten. Oft treten schon Jahre vor dem Ausbruch der Krankheit deutliche Warnträume auf: »Ich träume ein großes Wasser; alles Sumpf. In ihm sind viele Millionen großer und kleiner Tiere. Sie sind alle frei und schwimmen in Millionen Richtungen. Ich sitze am Ufer; bin völlig müde. Das Wasser dringt in mich ein, die Tiere leben in mir weiter, sie zerstören mich. Ich unternehme gar nichts. Geh weg vom Ufer, ist der eine Gedanke. Geh über die Berge ans saubere Meer. Ich bleibe trotzdem.«

Neben dem fast klinisch genauen Bild der Millionen Krebszellen, die im versumpften Blut und der Lymphe herumschwimmen, ist auch die Weigerung, über den Berg ans lebenserhaltende Meer zu gehen, charakteristisch. Solange der Therapeut diese Einstellung nicht zu ändern vermag, besteht wenig Hoffnung auf Heilung. »Ein großer böser Gott beherrscht die Welt. Die Menschen sollen ununterbrochen arbeiten und für den Gott Pflichten erfüllen. Einige tun es, einige protestieren. Ich bin froh, für den bösen Gott Pflichten tun zu können. Damit vergesse ich den Tod meiner Frau« – »Die Ratten und Mäuse fressen meinen ganzen Körper. Sie ziehen mich auf den Boden. Ich schreie nicht; es bricht über mich hinein. Alles ist mir völlig egal.«

Aufgrund solcher Erkenntnisse können geschulte Befrager und Psychologen mit großer Sicherheit herausfinden, wer wahrscheinlich krebsgefährdet ist. Je mehr der angeführten Faktoren zutreffen, desto wahrscheinlicher ist die spätere Krebserkrankung.

Wie läßt sich nun der Zusammenhang zwischen Seele und Krebs genauer erklären? Sicher nachgewiesen ist die unmittelbare Wirkung gedanklicher und seelischer Zustände und Wahrnehmungen auf das Nervensystem, besonders auf das unwillkürliche. Daß Hormone das Krebswachstum beeinflussen oder gar auslösen können, gilt heute als erwiesen. Mit weiblichen Sexualhormonen läßt sich ja bei Männern eine Verweiblichung bewirken bis zum Wachsen von Brüsten, in denen sich bösartige Geschwülste bilden können. Jedermann kann seine Hormone bis zu einem gewissen Grad selber steuern; z. B. werden durch angenehme erotische Phantasien Hormone ausgeschüttet und die Sexualorgane stärker durchblutet und erregt, es tritt eine allgemeine wohlige Entspannung ein. Durch Schreck- und Angstvorstellungen werden die Sexualfunktionen gestört, und es kommt zu einer Verkrampfung. Dauer-Verkrampfung führt zu Überbelastung und zu Dysfunktionen des gesamten Organismus und damit zur Schwächung des Abwehrsystems. Es ist, als ob wir mit angezogener Handbremse Auto fahren würden. Auch wenn man heute noch nicht – und vielleicht nie – bis in alle Einzelheiten weiß, wie das vor sich geht, ist die ununterbrochene Wechselwirkung von Gedanken, Gefühlen und physiologischem Geschehen genügend geklärt. Wer also ständig voller Haß, Neid und Groll ist, wird auch körperlich anders geprägt (Haß macht häßlich) als ein Mensch, der mit Begeisterung, echter Liebe und Hingabe lebt. Anne Faraday[51] faßt das so zusammen: »Psychologisch betrachtet muß eine seelische oder körperliche Krankheit in ›positiver‹ Beziehung als ein Protest des Lebensprozesses angesehen werden gegen eine Vorstellung von uns selbst, die allzu begrenzt ist, als eine Warnung, daß wir irgendeinen wesentlichen Aspekt unseres Wesens verleugnen, indem wir versuchen, ihm ein falsches (Top-Dog) Vorstellungsbild davon aufzuzwingen, was Perfektion sein sollte. Indem wir die Lebenskraft nicht natürlich strömen lassen (einer Rose nicht erlauben, eine Rose zu sein), entscheiden wir uns buchstäblich dafür, das Leben als Krankheit statt als Gesundheit zu erfahren.«

Läßt sich Krebs allein mit Psychotherapie heilen? Soweit mir bekannt ist, verneinen die Psychotherapeuten diese Möglichkeit. Wenn der Krebs einmal da ist, scheint dies – vorläufig – ein zu schwaches Mittel. Zudem ist der Einsatz der vielen Psychotherapien stark altersabhängig. Als ergänzende Therapie kann sie hilfreich und lebensverlängernd sein. Psychotherapie kann auch besondere Schwierigkeiten mit sich bringen. Die seelischen und geistigen Veränderungen werden im folgenden Bericht gut beschrieben:

»Es ist schwierig und anstrengend, das, was man tut, zu ändern, die Art und Weise der Interaktion mit andern zu ändern oder sich etwas Neues einfallen zu lassen; mächtige Kräfte von innen und außen suchen den Wandel zu verhindern, und deshalb halten die meisten von uns an der Lebensweise fest, die uns allmählich ›fertiggemacht‹ hat. Daher werden wir krank, und gewöhnlich sind wir darüber einigermaßen erstaunt. Die Frage ist noch nicht geklärt, warum die Krankheit bei einigen ›physisch‹ ist und bei andern ›psychisch‹. Ich bin zu der Überzeugung gekommen, daß diejenigen, die oft physisch krank sind, Menschen sind, die ganz allmählich ›altruistischen Selbstmord‹ begehen. Sie zerstören sozusagen langsam ihren Körper, um ihre Rollen und die sozialen Systeme, an denen sie normalerweise beteiligt sind, zu retten. Sie sind Opfer ihres Pflichtgefühls. Die psychisch Kranken scheinen Rebellen ohne Mut und Durchschlagskraft zu sein. Kranksein ist eine einstweilige Befreiung von den entmutigenden Bedingungen unseres Daseins. Wenn im übrigen ein Patient den Eindruck hat, daß sein normales Leben, dasjenige, das ihn krank gemacht hat, nicht geändert werden kann, dann wird er womöglich nie wieder gesund. Warum sollte er auch?« (Sidney Journal im Buch *The Transparent Self*)

Bedeutend besser sind die Aussichten bei vorbeugender Psychotherapie. Wer zwischen dem 20. und 30. Lebensjahr eine genügend tiefgreifende, aufdeckende Psychotherapie, z. B. Bioenergie-, Gestalt- oder Primärtherapie auf sich nimmt, bei dem dürften die Chancen für die Krebserkrankung geringer sein. Genauere Untersuchungen darüber fehlen vorläufig noch. Nur bei Ronald Grossarth[52] finden sich genauere Angaben über Präventivtherapie. Mit Hilfe einer speziellen kognitiven Verhaltenstherapie, manchmal in Verbindung mit Hypnose, konnte bei Krebskandidaten die Erkrankungshäufigkeit gesenkt werden. Durch die Behandlung wurde besonders die chronische Hoffnungslosigkeit gewandelt, bei vielen das Übergewicht abgebaut, die Flexibilität für Problemlösungen verbessert, krankmachendes Verhalten geschwächt und gesundmachendes gestärkt.

Der amerikanische Arzt Carl Simonton[53] praktiziert seit sechs Jahren an der von ihm geleiteten Krebsklinik in Texas erfolgreich eine psychotherapeutisch-spirituelle Methode. Durch Umstellung in der Ernährung, Meditation, Entspannungs- und Visualisierungsübungen und eine spirituelle Lebensführung soll er eine Verdoppelung der Lebenserwartung im Vergleich zu den besten Kliniken wie etwa Mayo erreichen. Innerhalb weniger Jahre hat er in Workshops Tausende von Therapeuten ausgebildet. Simonton geht davon aus, daß ein Mensch, der zu weit von der inneren Ideallinie seines eigentlichen Lebensweges abkommt, soviel Energie verbraucht, um die angewöhnte falsche Lebenssituation aufrechtzuerhalten, daß der Überstreß schließlich zu chronischer Hoffnungslosigkeit führt. Durch eine sanfte Neuorientierung kann der Kranke seinen verfehlten Lebensweg aufgeben und Hoffnung schöpfen. Ein originelles, wenn auch nicht neues Hilfsmittel ist die von Simonton eingesetzte visualisierte Selbstsuggestion. Der Patient übt täglich dreimal 15 Minuten mit Hilfe einer Tonbandkassette, die genaue Übungsanweisungen wiedergibt. Im Zustand einer Tiefenentspannung in vorgestellter Ideallandschaft soll sich der Übende u. a. bildhaft vorstellen, wie seine weißen Blutkörperchen die schwachen Krebszellen auffressen und wie das Gift über Leber und Niere ausgeschieden wird. Mit Hilfe weiterer Bilder, mit denen die Widerstandskraft gestärkt, der Gesundungsprozeß konkret visualisiert wird und negative Vorstellungen verbannt oder abgeschwächt werden, lernt der Patient, sich selber aktiv seiner Heilungskräfte zu bedienen.

Eine Untersuchung aus dem Johns-Hopkins-Hospital in Baltimore, USA, zeigt, daß die psychische Struktur auch für die Überlebenszeit verantwortlich ist. Von denen, die länger überlebten, zeigte das Persönlichkeitsprofil, daß es sich eher um die »Schwierigen, eigenwilligen und widersetzlichen« Patienten handelte, welche den Ärzten wenig gehorchten. Sie waren häufig wütend und unglücklich und vertrauten der Behandlungsmethode wenig. Die Patienten, die innerhalb des ersten Jahres verstorben waren, gehörten zu den Ja-Sagern, den Angepaßten, die sich willig in ihr Schicksal ergaben und alle Anweisungen der Ärzte brav befolgten.

Arthur Janov gibt in seinem Buch *Anatomie der Neurose*[54] erstaunliche neurophysiologische Ergebnisse der Primärtherapie bei über 80 % der Therapierten bekannt:

> Die Körpertemperatur sinkt etwas, was weniger »Alarmbereitschaft« bedeutet, größere Entspannung und weniger Dauer-Überlastung, also größere Widerstandsreserve.
> Hirnstromkurven harmonisieren sich, so daß sie denen junger Menschen gleichen.
> Der chronische Bluthochdruck sinkt. Eine der wichtigsten

Voraussetzungen für spätere schwere Erkrankungen fällt somit weg.
Die Pulszahl sinkt.

Janov schließt daraus, daß die heute geltenden Normalwerte für Puls, Blutdruck, Temperatur und Hirnstromkurven von Neurotikern und Kranken gewonnen sind und nicht von Gesunden, was einer Revolution der Grundlagen in der Heilkunde gleichkäme. Der gesunde Organismus ist also ruhiger, entspannter und kommt mit weniger Energie aus, wie dies ja auch für eine gut geregelte Maschine gilt. Hier ist noch zu erwähnen, daß Primärpatienten regelmäßig von selbst zu rauchen aufhören oder andere Suchtmittel aufgeben. Ich halte es für höchst wahrscheinlich, daß schon in einigen Jahren die Gruppe der solchermaßen Therapierten deutlich weniger an Krebs erkranken wird als Nichtbehandelte.

Seit 1977 sind allein in Zürich zwei Bücher von Schriftstellern erschienen, die an Krebs starben und ihre Krankheit zum Thema machten: Fritz Zorn (ein Pseudonym) mit dem Bestseller *Mars* und Walter Matthias Diggelmann mit *Schatten – Tagebuch einer Krankheit.* Während der aus der Unterschicht stammende zornige Polemiker Diggelmann geradezu sanft wird, entdeckt der überbrave *Fritz* aus der Oberschicht seinen bisher unterdrückten *Zorn.* Zorn starb als zweiunddreißigjähriger Gymnasiallehrer. Im Alter von dreißig Jahren entschließt er sich zu einer Psychoanalyse. Zu spät. Am Hals wird Krebs diagnostiziert, an der Stelle, wo er als Jüngling das Vorgefühl hatte, wenn ihn die Leute anguckten, es hinge dort eine tote Krähe – an dem Ort, wo das Hauptproblem seiner Eltern zum Ausdruck kam: Verlogenheit der Sprache als Lebensstil. Das Geschwür bezeichnet er als die unvergossenen Tränen. Nie hatte er mit einer Frau geschlafen. Wenn ihn eine anlächelte, war er überzeugt, sie lache ihn aus, mache sich lustig über ihn. Er konnte sich gar nicht vorstellen, daß dieses Lächeln auch Sympathie oder Bewunderung bedeuten könnte.

»Ich bin jung und reich und gebildet, und ich bin unglücklich, neurotisch und allein . . .« fängt das Buch an. Durch eine heuchlerische Erziehungsatmosphäre, in der um jeden Preis eine verlogene Harmonie aufrechterhalten werden mußte, alles gut und problemlos zu sein hatte, lernte er seine wahren Gefühle nicht mitzuteilen, bis er sie zuletzt nicht einmal mehr an sich selbst wahrnahm. Eine eigene Meinung zu äußern, selbst zu urteilen und zu werten, nein zu sagen, war er nicht fähig. Von Geld, Sexualität, Politik, Religion wurde zu Hause nicht gesprochen, das hätte die Harmonie gestört. Er sah seine Eltern ein einziges Mal streiten. Alle mußten unbedingt die gleiche Meinung haben. Die Angst vor Streit ließ ihn lebenslänglich brav sein, ein langweiliger, einseitig intellektueller Musterschüler. Wenn jemand ein Gemälde schön fand, fand er es auch schön, um ja nicht eine andere Meinung zu haben und damit eventuell einen Konflikt heraufzubeschwören. Die Familie hatte eine raffinierte Abwehrtechnik entwickelt. Alle Probleme, die hätten stören können, wurden als »zu schwierig« oder als »unvergleichbar« eingestuft und damit jede weitere Auseinandersetzung umgangen. Wo dies nicht möglich war, wurde auf »Morgen« verschoben. Jede Entscheidung mußte gründlich, also lange, allzu lange erwogen werden, wurde demnach überhaupt nicht getroffen, aus Angst, doch nicht das »Richtige« zu finden. Spontaneität gab es nicht. Der Umgang mit andern war distanziert, in Rollen festgelegt: »Höflichkeit unbedingt, Herzlichkeit unbedingt nein.« Die andern waren immer potentielle Feinde. Wer sich nicht so verhielt, galt als lächerlich, gab sich Blößen, war ungebildet . . . Dem strömenden Leben stand Zorn gegenüber wie ein Zoo-Besucher, aber ja nie *drin*, das wäre ja tierisch gewesen. Er hatte krankhafte Angst vor der körperlichen, brutalen, nackten Welt. Er empfand sich als häßlich, bewegte sich ungern, schämte sich seines Körpers, ging nach dem Turnen nicht duschen aus Angst vor der Nacktheit, vermied jede Berührung, vermied alle Wörter, die sich auf den Körper bezogen: Brust, Scham, Bein, Hosen; er errötete, wenn solche Wörter fielen, er konnte nicht fluchen. Es war ihm peinlich, Hosen oder gar Unterhosen zu kaufen. Er hatte eine panische Angst vor dem Arzt, vor allem vor

Spritzen und Blut. Blut war ja Sinnbild des strömenden Lebens. Er hatte keine Feinde und keine Freunde, kam mit allen »gut« aus. Er hielt sich übertrieben an Manieren, mied alles Gemeine und Unreine . . .

»Das ganze Leben aber ist Sexualität, geht es doch im Lieben, Begehren und in der Auseinandersetzung mit dem anderen auf. Der ganze Prozeß des Lebens ist dem Akt der sexuellen Vereinigung gleichzusetzen: Alles Leben drängt unaufhörlich nach Vermischung, Durchdringung und Vereinigung, und jedes Trennen, Auseinanderhalten, Abspalten und Auseinandergehen ist immer wieder der Tod. Wer sich vereinigt, lebt, wer sich fernhält, stirbt. Eben das aber war das Motto, unter das mein Elternhaus gestellt war: Halte dich fern und stirb!«

Schon aus diesen wenigen Angaben läßt sich leicht verstehen, daß dieser fast vollständige Ich-Verlust zur Lebensunlust, zum Sich-Abkapseln, zu Depression und Resignation führen mußte. Der frühzeitige Alterungs- und Absterbeprozeß ermöglichte das Wuchern des Geschwürs. Wenigstens vermochte Zorn den Rest seines Lebens in ein Buch zu bannen, das vielen andern helfen wird.

Sexualität und Orgon

> Liebe, Arbeit und Wissen sind die Quellen unseres Lebens.
> Sie sollen es auch beherrschen.
> Wilhelm Reich

Bei den meisten Krebskranken findet man ein gestörtes Verhältnis zur Sexualität. Von der tibetanischen Medizin über Wilhelm Reich bis zu Hackethal wird deshalb Sexualität oft pauschal als Vorbeugungs- oder sogar als Heilmittel empfohlen. Solche Ratschläge sind leichter ausgesprochen als realisiert. Was soll z. B. eine solche Empfehlung bei einer sechzigjährigen katholischen Witwe, die vierzig Jahre verheiratet war und nicht über den Verlust ihres Gatten hinwegkommt? Sexualität läßt sich eben vom Arzt nicht verschreiben. Was soll ein Impotenter damit tun? Womöglich wird er noch tiefer in seine Depression getrieben. Unbefriedigendes Sexualleben ist meist Ausdruck einer Beziehungsstörung oder neurotischer Ängste. Ohne Aufhellung der Ursachen und Einüben neuen Verhaltens wirkt die an und für sich richtige Einsicht nicht lebens- und gesundheitsfördernd. Zudem kann eine regelmäßige, beglückende Verschmelzung mit einem geliebten Partner nicht mit einem rein mechanisch vollzogenen Entleerungsakt gleichgesetzt werden.

Sexualität ist nichts Abgesondertes. Sie spiegelt den *ganzen* Menschen, seine Kindheit, Erziehung und die jeweilige gesellschaftliche Lage. Parolen wie »Bums dich frei« zeigen eine erschreckende Entmenschlichung und Gefühllosigkeit. Der geniale Psychotherapeut und Entdecker des Orgons, Wilhelm Reich, der eingehend die Funktion der Sexualität und des Orgasmus erforschte, wurde zum Teil von den APO-Ideologen völlig falsch interpretiert. Aber auch die Werbeindustrie beutet heute die Einsichten der Psychoanalyse rücksichtslos für ihre Zwecke aus und versext unser Leben. Sie lenkt die Frustrationsenergie bewußt um in profitable Ersatzhandlungen. Die gutgemeinte Befreiung aus den alten Zwängen droht zum Sexismus-Zwang zu entarten. Anerzogene Angst vor der Sexualität verwandelt sich in Angst, nicht genügend Orgasmen herzukriegen und den neuen Normen-Göttern nicht zu entsprechen.

Wilhelm Reich entdeckte im Zusammenhang mit der Orgasmusforschung[55] die von ihm so benannte *muskuläre Panzerung*. Das sind durch Neurosen und Sexualstörungen segmentförmig chronisch verkrampfte Muskeln, die auch dann angespannt bleiben, wenn es von der Situation her nicht nötig wäre, z. B. ein harter Nacken oder ein verkrampftes Zwerchfell, das die Atmung behindert. Diese Verkrampfungen nimmt der Betroffene nicht mehr bewußt wahr! Sie lassen sich jedoch messen oder abtasten. Weitaus die meisten Menschen der Industriegesellschaft leiden an diesen Muskelblöcken. Sie leisten gleichsam 24 Stunden Schwerarbeit ohne sinnvolles Tun. Durch diese Dauerverkrampfung werden die unterdrückten Ur-Gefühle und Ur-Schmerzen abgeblockt, und die sonst freiwerdende kreative Energie wird vernichtet. Der Organismus erleidet dadurch eine Dauerüberlastung. Er wird immer unfähiger, die unverfälschte Lebenslust zu erfahren, und kommt von seinem ursprünglichen individuellen Lebensziel ab. Ein solcher Mensch ist weder voll arbeitsfähig noch orgasmusfähig. Dies erzeugt ein dauerndes Unbefriedigtsein, Minderwertigkeits- und Versagergefühle und eine Entfremdung von sich selbst und der Umwelt. Ein solcher Seelenkrüppel vegetiert mit der Restenergie, die ihm noch übrig bleibt. Enthemmungs- und Suchtmittel, wie z. B. Alkohol, treiben ihn noch tiefer ins Elend. Neben den seelischen Schäden und dem Kompensationsstreben zeigen sich auch körperliche Auswirkungen. Unter anderem verengen sich die Kapillarien, und das Blut kann die verkrampften Organgebiete nicht mehr genügend ver- und entsorgen, so daß wiederum eine der Voraussetzungen für Sauerstoffmangel und Krebs-Milieu geschaffen wird.

An einem konkreten Beispiel, dem *Furz*-Tabu, wird ersichtlich, wie die Ringmuskulatur des Afters und der Genitalorgane zur chronischen Verkrampfung gebracht werden können. Schon bei Martin Luther heißt es: »Aus einem verzagten Arsch kommt nie ein fröhlicher Furz.« Und lange vor den Analytikern entdeckte Mozart die Kreativität des Mistproduzierens:

»Wir sind jetzt über acht Tage weck
und haben schon geschissen viel Dreck . . .
Und das Concert spar ich mir nach Paris
Dort *schmier* ich's her gleich auf den ersten Schiss . . .«

So schrieb Mozart 1777 an seine Mutter. Heute würde man das Pissoirliteratur nennen. Bis zur Renaissance waren die durch falsches Essen unvermeidlichen Verdauungsgeräusche am Tisch und in der Gesellschaft gestattet. 1492 fingen die Nonnen an, neue Tischsitten einzuführen, die nun bald die ganze Welt erobert haben.

»Greif nicht in den Busen oder auf das Haupt,
man meinst sonst, Du seiest lausig und belaubt.
Wird dein Bauch zu Zeiten munter und dein Hintern,
bezwings bsunder, daß er nicht kräht vor der Zeit.«

Heute haben wirs mit diesem peinlichen Körpervorgang so herrlich weit gebracht, daß wir in sogenannter guter Gesellschaft, wenn überhaupt, nur davon flüstern dürfen, von »Blähungen« und »sie hat einen Wind gelassen« reden und andere verhüllende Umschreibungen gebrauchen. Durch verfrühte, erzwungene sogenannte Anal- oder Sauberkeitserziehung beim Kleinkind und durch das Furzverbot erzeugt man verklemmte Ärsche am Fließband. Zuerst verkrampft sich die Verschlußmuskulatur des Afters und der Harnorgane, was u. a. zu Verstopfung und Hämorrhoiden führen kann. Da man diese Muskeln nicht isoliert anspannen kann, verkrampft sich leicht auch die Scheiden- und die gesamte Beckenmuskulatur. Auch auf der psychischen Ebene werden die Ausscheidungs- und Genitalorgane mit Schmutz, Gestank und »unrein« assoziert . . . Das natürliche Wohl- und Lebensgefühl in diesen Organen muß der

Kälte und Leere oder gar dem Ekelgefühl weichen. Umgewandelt taucht das unterdrückte Furzen auf einer »höheren Evolutionsstufe« beim Motorrad- und Autofahren wieder auf. Hier darf gesellschaftlich sanktioniert die Landschaft lärmig zerknattert und die Luft verpestet werden!

Reich beobachtete unter dem Mikroskop, daß bei allen Krebskranken und Disponierten die roten Blutkörperchen parallel zur Schwere der Erkrankung schwächer strahlten als die gesunden. Er führte dies auf den Orgon-Mangel zurück. Mit Orgon bezeichnete er die von ihm entdeckte kosmische Bioenergie, die von den Indern Prana, von den Chinesen Chi, von den Anthroposophen Bildekraft oder Äther (vier Formen: Lebens-, Klang-, Licht-und Wärme-Äther) genannt wird. Experimentell gelang es Reich zu demonstrieren, daß Orgon Bakterien und Krebszellen vernichtet. Mit einem Orgon-Sammler bestrahlte er seine Patienten. Das Wohlbefinden besserte sich rapid, verdrängte Gefühle tauchten auf, die Abwehrkräfte nahmen zu.

Bei Versuchen mit tumorkranken Mäusen geschah nun etwas Unerwartetes: Die Tumoren lösten sich meist schnell auf, aber die Mäuse starben oft sehr schnell danach. Nach langem Nachdenken glaubte Reich, eine Antwort gefunden zu haben. Er vermutete, daß der Tumor selbst gar nicht die Krankheit sei, sondern ein Abwehrsystem, das als letzte Bastion die Körpergifte sammelt und einkapselt. Wenn der Tumor dies nicht mehr kann, wird er ein Raubtierkrebs und bildet Ableger, also neue Abwehrorte. Erst der Zerfall der Tumoren und die Ausschwemmung der Gifte seien tödlich. Orgon-Bestrahlung in dieser Form kam also zu spät. Auch die Psychotherapie allein vermochte nicht zu heilen.

Reich forderte nun vorbeugende Maßnahmen, d. h. die Entkrampfung des Menschen mit Hilfe bioenergetischer Therapie und Orgonaufladung, bevor ein Krebsmilieu entstehen kann. Die orgonotische Ladung der Gewebe und des Blutes bestimmt wahrscheinlich den Grad der Empfänglichkeit für Infektionen, also die Krankheitsdisposition. »Es ist eine große und nicht abzuschätzende Wohltat, daß man den religiösen Menschen tiefer und voller versteht, wenn man weiß, daß es eine überall vorhandene und alles durchdringende kosmische Energie, Newtons Äther, den Gott aller Zeiten und Völker, gibt, die man mittels Organempfindungen, des Auges, des Thermometers, des Elektroskops und des Geigerzählers sichten und messen kann.«[55]

Mit dem von ihm erfundenen Orgonoskop konnte Reich z. B. den Orgongehalt, resp. den Vitalitätsgrad von Lebensmitteln und Ackererde messen. Von allen untersuchten Lebensmitteln zeigten Honig und besonders Milch die höchsten Orgon-Gehalte! Pasteurisierte Milch enthielt nur noch die Hälfte gegenüber roher Milch. Nach Reich ist »der Krebs im Grunde eine Fäulnis des Gewebes und Blutsystems, sozusagen ein langsames Absterben bei lebendigem Leibe. Der Krebs ist nichts anderes als verfrühtes und beschleunigtes, aber normales Absterben des Organismus. Zuerst schrumpft das Orgonenergiefeld um den Organismus herum, dann folgt der Orgonverlust in den Geweben.« Die Arzneimittelbehörde der USA ließ jedoch Reich nicht die Menschen mit Orgon aufladen und gegen Krebs schützen, sie schützte sich vor den gefährlichen Ansichten Reichs, ließ seine Apparate vernichten, seine Bücher verbrennen und verurteilte ihn zu zwei Jahren Gefängnis, in dem er 1957 starb. Seine Ideen starben jedoch nicht. Sie werden immer lebendiger. Sie werden z. B. in der Bioenergetik von Lowen und in der Primärtherapie von Janov angewendet. Die sogenannte Pyramidenkraft entspricht der Wirkung nach dem Orgon-Akkumulator von Reich. Jeder gesunde Mensch ist so gesehen ein Orgon-Akkumulator. Sogenannte Geistheiler oder Magnetopathen übertragen diese bei ihnen im Überschuß vorhandene Energie als Heilkraft. Das zärtliche Liebesspiel und den Orgasmus erkannte Reich u. a. als einen bioenergetischen Austausch mit gegenseitiger Orgon-Aufladung zwischen den Partnern. Ein Orgasmus hat physiologisch gesehen viel Ähnlichkeit mit einem Gewitter. Er entspannt bioelektrisch und reinigt die schwüle Atmosphäre. Körperlich entspricht er einem kleinen Dauerlauf, führt zu starker Atemtätigkeit, hohem Puls und zu einem künstlichen Fieber und Schweiß, also zu einer ganzen Reihe natürlicher Gegner des Krebses. Die Wirkung der Orgon-Bestrahlung beschreibt Reich so:

> »Rötung der Haut, Herabsetzung der Pulsfrequenz, Ausbrechen warmen Schweißes und die subjektive Empfindung, daß sich im Körper etwas lockert, anfüllt oder schwillt etc., lassen nur eine Deutung zu: Der krebsige Habitus ist bestimmt durch allgemeine Sympathikotonie, d. h. vegetative Kontraktion; daher treffen wir bei den meisten Krebskranken raschen Puls, Blässe und Trockenheit der Haut, oft einhergehend mit einer zyanotisch-gelblich verschatteten Färbung, eingefallene Wangen, eingeschränkte Motilität der Organe, Konstipation und Hemmung der Schweißdrüsentätigkeit an. *Die Orgonstrahlung wirkt vagoton,* arbeitet also der generellen sympathikotonen Schrumpfung des Organismus entgegen: Der Puls vermag binnen 20 Minuten im Strahler von 120 auf 90 oder von 150 auf 110 herunterzugehen, wohlgemerkt, ohne Zuhilfenahme anderer Medikation. Dem entspricht auch die Rötung der Haut und der Schweißausbruch: die peripheren Hautgefäße erweitern sich, und der Blutdruck wird erniedrigt.
> In der Sprache der biologischen Pulsation ausgedrückt: Das Plasmasystem gibt die chronische Kontraktion auf und beginnt sich zu strecken, vagoton zu erweitern. Mit dieser ›plasmatischen Streckung‹ geht eine Herabsetzung des typischen Krebskrankenschmerzes einher. – Was wir als Lust empfinden, ist eine Weitung unseres Organismus. In der Lust strecken sich, entsprechend der vagotonischen Expansion, tatsächlich die autonomen Lebensnerven der Welt entgegen. In der Angst dagegen fühlen wir ein In-sich-kriechen, eine Schrumpfung, ein Sich-verstecken und eine ›Enge‹.«

Hier muß noch beigefügt werden, daß sich auch der niedrige Hämoglobingehalt (rote Blutkörperchen) nach einigen Wochen Orgonbestrahlung normalisierte. Reich faßte die Krankengeschichte einer Patientin, bei der das Sexualproblem vorrangig war, zusammen:

1. Am Beginn ihrer Ehe eine schwere Stauungsneurose infolge der Impotenz ihres Gatten.
2. Verdrängung der sexuellen Erregung, Resignation, Depression und ein Jahrzehnt Abstinenz.
3. Die sexuelle Erregung verschwindet, während sich die Krebserkrankung entwickelt. Die Lokalisation der Krebsmetastasen entspricht genau den Organen, deren sich die gegen die Sexualerregung gerichtete muskuläre Panzerung bediente.
4. Zerstörung der Tumoren durch die Orgonenergie, körperliche Gesundung der Patientin und Wiederauftreten der sexuellen Erregbarkeit.
5. Die hohe Sexualerregung endet in Enttäuschung, die alte Stauungsneurose tritt wieder auf. Rückfall und Tod.

Die gründlichen Studien von Grossarth[52] über Krebs und Sexualität ergaben:

> Krebskandidaten weisen eine spezifische, gehemmte Sexualität auf.
>
> Aufgrund der Sexualstruktur läßt sich voraussagen, ob jemand zu Krebs, Herzinfarkt oder psychischen Erkrankungen neigt oder gesund bleiben wird.
>
> Krebskandidaten leben am häufigsten ein Leben lang ohne Geschlechtsverkehr oder verkehrten mit nur einem oder zwei Partnern. Sie weisen das höchste Alter beim ersten Geschlechtsverkehr auf, und auch die Häufigkeit des Verkehrs ist am geringsten.
>
> Sie haben kaum sexuelle Phantasien und halten sich in der Sexualität für erlebnisunfähig.
>
> Sie versuchen, die Sexualität moralischen Gesetzen zu unterwerfen.

Krebskandidaten hatten in den letzten zehn Jahren entweder einen Partner, der sie überhaupt nicht oder zumindest meist nicht befriedigte.

Während die Herzinfarktkandidaten die Schuld an ihrem sexuellen Versagen bei andern suchen, geben die Krebskandidaten sich selbst die Schuld.

Sie zeigen eine Tendenz, sich völlig für die Wünsche des Partners zurückzustellen und vor allem ein harmonisches Verhältnis aufrechterhalten.

Wenn eine idealisierte Partnerbeziehung in die Brüche geht, bricht das Sexualverhalten völlig zusammen, und das sexuelle Lustmotiv kann bei der Suche nach neuen Partnern nicht schöpferisch eingesetzt werden.

Nur Frauen mit Unterleibskrebs (Cervixkarzinom) haben einen überhäufigen Partnerwechsel und Sexualverkehr, der aber nicht lustvoll erlebt wird und die eigentliche Konfliktquelle und Ursache der Hoffnungslosigkeit wird.

Wenn man bedenkt, daß Sexualität die Voraussetzung für die Entstehung neuen Lebens, Grundlage der Partnerschaft und des Kinderkriegens ist, versteht man besser, daß gestörte Sexualität auch auf eine gestörte Zukunft hinweist, auf einen Mangel an Lebenskraft, die ja nötig ist, um eine Ehe zu begründen. In der jüdischen Überlieferung gilt der Penis als »Zeichen des heiligen Bundes« wie der Regenbogen und die Vagina als Quelle. Zusammen sind sie die Urquelle des Lebens und das verborgene Lob Gottes.

Anthroposophische Heilkunde

> Heil, heilen hängt zusammen mit heilig.
> Ein Geist, der heilig ist, der heilt,
> der befreit von Leiden und Plagen.
> Gesund und frei ist der Mensch,
> wenn er entrissen ist der Knechtung
> durch das Physiologische,
> wenn er befreit ist von dem Physiologischen.
>
> Rudolf Steiner

Von allen alternativen Schulen, die mir bekannt sind, haben die Anthroposophen die weitaus umfassendste und komplexeste Heilkunde erarbeitet. Das Wort »alternativ« kann in diesem Fall auch wörtlich genommen werden: anders erscheinen oder anders geboren werden. Allgemein bekannt sein dürfte die von Rudolf Steiner erstmals gegen Krebs eingesetzte Misteltherapie. In der sogenannten Kristallisations- und Steigbildmethode fanden die Anthroposophen sozusagen das Ei des Kolumbus für die unschädliche Früherkennung der Krebskrankheit. Es ist hier nicht der Ort, das umfassende Denk- und Menschenerkenntnisgebäude der Geisteswissenschaft auch nur andeutungsweise darzustellen. Die anthroposophische Heilkunde anerkennt voll die rein naturwissenschaftlich gewonnenen Ergebnisse. Sie fügt ihnen ergänzend die geisteswissenschaftlichen, nur auf meditativem Wege zu gewinnenden Anschauungen hinzu. Fast alle in diesem Buch erwähnten Tatsachen und Gesichtspunkte werden auch in der Anthroposophie berücksichtigt, jedoch nicht einseitig überbewertet. Anthroposophie erweitert die naturwissenschaftliche Methode, die sich auf die durch Sinnesorgane erfahrbaren, meßbaren und wägbaren Weltbestandteile beschränkt. Das folgende Zitat von Rudolf Steiner über Heilsuggestion faßt die anthroposophische Grundhaltung gut zusammen:

> »Man kann natürlich nicht durch Einimpfen eines Gedankens heilen, doch hat trotzdem das geistige Leben, ganz konkret gefaßt, soweit eine Bedeutung für die Wirksamkeit der Heil-

mittel, daß derjenige, der sich bemüht, Imaginatives zu verstehen, dadurch seinen physischen Organismus geeigneter macht, für richtige Heilmittel empfänglich zu sein, wenn er sie durch seine Krankheitszustände braucht, als ein anderer, der in dem bloßen äußerlichen Intellektualismus, das heißt, in dem heutigen Materialismus mit seinem Gedankensystem verharrt.

Die Menschheit wird ein Aufnehmen dessen, was imaginativ erfaßt werden kann, schon aus dem Grunde brauchen, weil sonst der physische Leib der Menschen immer mehr und mehr in solche Zustände verfallen würde, daß er gar nicht mehr geheilt werden kann, wenn er erkrankt. Denn dazu muß immer das Geistig-Seelische nachhelfen.«

(Aus »Alte und neue Einweihungsmethoden«, 14. Vortrag, 1. Januar bis 19. März 1922 GA 210 S. 234.)

Als ein ungarischer Ingenieur in den Westen fliehen wollte, ließ er sich in einem Viehwaggon einschließen. Als der Zug abfuhr und die Türen fest verschlossen waren, merkte der Mann zu spät, daß er in einen Gefrierwagen geraten war. Er schrieb auf Zetteln seine letzten Botschaften an seine Frau, die Finger froren ihm ein, der Schreibstift entfiel ... In Holland wurde seine erfrorene Leiche entdeckt. Soweit wäre die Geschichte tragisch normal. In Wirklichkeit war das Gefriergerät gar nicht eingeschaltet, aber der wissende Ingenieur war so überzeugt von der hoffnungslosen Lage, daß er sich die Erfrierung genügend stark einbildete (imaginierte) und sein Körper, wie bei einer hohen Yoga-Übung, die Autosuggestion nachvollzog. Friedrich Weinreb, der diese Geschichte bei seinen Vorträgen erzählt, folgert: Man kann die Kräfte der Phantasie ebenso erfolgreich auf Gesundheitszustände oder Heilkräfte konzentrieren.

Das Menschenbild der Anthroposophie unterscheidet sich erheblich von dem üblichen, und damit sind auch die Heilmethoden und die Heilmittel anders. Rudolf Steiner nannte die Krankheit einen großen Erzieher des Menschen. Der physische Körper, der Lebens- und Bildekräfteleib, die Seele oder der

Astral-Leib und das ICH bilden die vier ineinandergreifenden Wesensglieder des Menschen. Davon sind die drei letzteren nur auf übersinnlichem Wege für das geistige Auge wahrnehmbar. Für die Entstehung der Krankheiten ist das Zusammenwirken der vier Wesensglieder entscheidend. Beim Krebs z. B. ist die Fähigkeit des gestaltenden, formgebenden und begrenzenden ICH (Individualität), also des eigentlich Geistigen im Menschen gestört. Mit dem Ich wird die Voraussetzung zur Freiheit, zur freien Wahl und damit auch zur Willkür, Irrtum und Fehlverhalten ermöglicht. Der Preis dieser Freiheit ist die vermehrte Möglichkeit zur Erkrankung. Dem Tier fehlt das ICH. Es ist artgesteuert. Über die ICH-Organisation, vor allem über die Temperatur und das Blut, z. B. durch Fieber, kann das ICH direkt regulierend auf den Körper einwirken, der beim Krebskranken ja meist unterkühlt ist. Nach Steiner ist beim Krebskranken das ICH zu stark in den Körper eingedrungen: »Der Mensch wird zu stark Erde.« Für ein Examen wird z. B. intellektuell mehr aufgenommen als seelisch verdaut werden kann und als aus natürlichem Antrieb gelernt worden wäre. Dies entspricht einem Weiteressen ohne Hungergefühl. Dieser geistige Ballast »ruft Parasiten herbei«.

Die Dreigliederung des menschlichen Organismus enthält den Schlüssel zu Krankheit und Gesundheit. Es stehen sich zwei Pole gegenüber: Kopf und Unterleib, der Kälte- und der Wärmepol. Vom Kopf gehen die Tendenzen zu Verhärtung, Verknöcherung, Erstarrung, Ruhe, Abbau und Tod aus, vom Unterleib das Feuer mit seiner bewegenden, auflösenden, entzündlichen und belebenden Wirkung. Jede dieser Tendenzen für sich allein würde zum Tode durch Vereisung oder Verdampfung führen. Durch das mittlere System, Herz und Lunge, Puls und Atmung, werden die beiden Extreme ausgeglichen. Das Vorherrschen eines Pols führt jeweils zu einer der beiden Hauptformen der Erkrankung. Vom Kopfpol gehen Verhärtung, Ablagerung, Versteifung, ein vorzeitiges Altern aus – also Sklerose, Gicht, Rheuma, Arthrose, Lähmungen, herabgesetzte Vitalität und auch Krebs. Vom Leibpol gehen Entzündungen, Fieber und

Infektionen aus. In der Therapie wird versucht, das Vorherrschen des einen Pols durch die Stärkung des andern auszugleichen, z. B. bei Krebs die Wärmebildung anzuregen. Gesund bleibt man solange, als das mittlere, rhythmische System die beiden Pole selbständig auszugleichen vermag.

Dem Artikel von Dr. med. Otto Wolf »Die Dreigliederung des Menschen als Grundlage einer erweiterten Heilkunst« aus dem Weleda Almanach 1978[56] ist das folgende Bild entnommen:

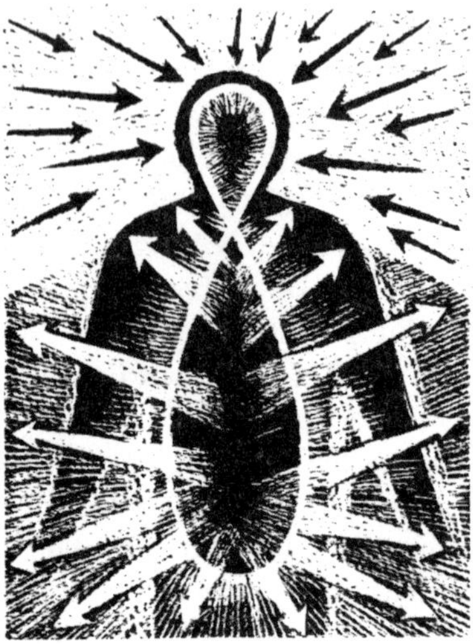

		Krankheitstendenz
Nerven-Sinnes-System	Ruhe Kälte Abbau Tod	Verhärtung Sklerose
Rhythmisches System	Ausgleich Harmonie	Gesundheit
Stoffwechsel-Gliedmaßen-System	Bewegung Wärme Aufbau Leben	Auflösung Entzündung

Welch einen Unsinn die heutige Schulmedizin empfiehlt, wenn sie sogar bei Kindern Impfungen gegen fiebrige Krankheiten veranlaßt oder Heilfieber auch bei harmlosen Erkrankungen künstlich unterdrückt, ist leicht einsehbar. Dadurch wird beim Kind die Persönlichkeitsentwicklung geschädigt, die Fieberfähigkeit als Instrument des ICH lahmgelegt und damit eine vorzeitige Vergreisung und Verkrebsung programmiert. Das Wort »entgegenfiebern« wird ja auch für den seelischen Bereich gebraucht. Eine verfrühte und einseitige Intellektualisierung hat ähnlich nachteilige Folgen für die kindliche Entwicklung. Eindringlich beschreibt Otto Wolf die Bedeutung des Fiebers:

»Betrachten wir einen Menschen im Fieber: Alles ist in höchster Tätigkeit. Atem und Puls gehen schnell; alle Ausscheidungen sind stärker als gewöhnlich: Schwitzen als ›Ausscheidung über die Haut‹ bringt oft die erwünschte Lösung der Stauung; der Urin zeigt durch seine dunkle Farbe, daß hier nicht nur Wasser, sondern schwerere Substanzen (vermehrt vor allem Abbauprodukte von Eiweiß; d. Verf.) ausgeschieden werden. Man kann sagen, daß alle möglichen Stoffe umgesetzt werden, daß der gesamte Stoffwechsel stark betont ist. Demgegenüber sind alle Tätigkeiten des Nerven-Sinne-Systems beim Fiebernden herabgesetzt, zumindest stark beeinträchtigt . . . Im Fieber findet also ein Abbau von Körpersubstanz statt. Deshalb nimmt man auch während eines Fiebers ab. Der Körper schmilzt etwas ein. Das kann tatsächlich auch . . . zur Zerstörung und zu einem Dahinschwinden führen. Im allgemeinen aber kommt es nach Abschluß der Fieberphase zu einer Umkehr, zu einem erneuten und stärkeren Aufbau. Deshalb beobachtet man gerade bei Kindern nach überstandener Krankheit einen vermehrten Appetit und besseres Gedeihen als zuvor. Dabei wird aber nicht nur wieder Altes ersetzt, sondern wirklich eine neue Körpersubstanz gebildet. Damit kann verständlich werden, warum gerade Kinder so häufig und leicht fiebern: Während des Fiebers wird die ›alte‹ Körpersubstanz abgebaut und ausgeschieden, um einer neuen Platz zu machen. Das Fieber ist dabei der ›Kunstgriff der Natur‹ (Goethe), den eigenen Körper umschmelzen zu können. Dies aber ist gerade für die Wachstumszeit eine unbedingte Notwendigkeit. Somit ist die Fieberbereitschaft des jugendlichen Organismus ein direkter Maßstab der Wandlungsfähigkeit des Menschen.«

Nach Dr. Seeger wachsen Krebskulturen bei Unterkühlung beschleunigt. In einem Versuch mit Mäusen verursachte eine

Abart des Poliomyelitis-Virus bei 32° C Krebs, während sich bei 39° C die Tumorzellen zurückbildeten. Daraus schlossen die Forscher mit messerscharfer Logik: Einmal verursacht das Virus Krebs, einmal heilt es!

Spontanheilungen ging bei einem Drittel der Patienten hohes Fieber voraus. Professor Lampert macht sich diese Beobachtung zunutze, indem er künstlich erzeugtes Fieber und langdauernde, dosierte Überwärmungsbäder einsetzt. Wärmetherapie kann auf verschiedenen Ebenen durchgeführt werden: Sauna- und andere Überhitzungsbäder, Bewegung, Tanz, Sonnenenergie in der Nahrung, in Salben oder im Lebensodem der Luft; menschliche Wärme als Mitmenschlichkeit, in Form von Massagen und in der Sexualität; anfeuernde Begeisterung mit Hilfe der Kunst, der Kreativität allgemein, der Psychotherapie, der heilenden Eurhythmie, der Meditation und der Religion.

Auch die Bedeutung der Atmung und des Sauerstoffs wird jetzt klarer. Der Tumorbildung gehen ja ein Sauerstoffmangel und eine Blockierung der Atmungsenzyme voraus. Ohne Sauerstoff kann nichts verbrennen, also keine Wärme entstehen. Seeger konnte bereits, indem er normalen Zellen den Sauerstoff entzog, experimentell Krebszellen erzeugen. Der Marathon-Professor Ernst van Aaken beobachtete, daß von 120 älteren Langstreckenläufern während fünf Jahren kein einziger an Krebs oder Herzinfarkt erkrankte. Seine Folgerung: »In der Krebsvorbeugung ist die Sauerstofftherapie durch Lauftraining allen Medikamenten und Kuraufenthalten überlegen.«

Ein bisher nicht erwähnter Zusammenhang betrifft das richtige Altern. Die mit dem Alter zunehmende physiologische Verhärtung ist natürlich nicht zu vermeiden. Für die Lebenspraxis heißt dies, daß die Entfaltung auf dem körperlichen Gebiet abgeschlossen ist und daß von der zweiten Lebenshälfte an die Lebenskraft mehr für soziale, kreative, denkerische und geistige Betätigung gebraucht werden sollte. An die Stelle der Leib-Vermehrung muß die Geist-Erweiterung treten. Wird die Lebenskraft nicht dort verbraucht, droht sie sich am falschen Ort – nämlich im Körper, in den Zellen – zu entfalten. Umgekehrt verhält es sich beim Kind: Wird die Lebensaufbaukraft zu früh für geistige und intellektuelle Betätigung verbraucht, fehlt sie für den gesunden Aufbau des Körpers. Ein Haus wird ja auch zuerst gebaut und dann möbliert und anschließend für das eigentliche Wohnen gebraucht. Künstlich jung bleiben zu wollen, auch mit Hilfe von Hormonen, schwächt den geistigen Pol des Menschen. Alle Beruhigungs-, Schlaf- und Dämpfungsmittel – dazu gehört auch Alkohol – verhindern das bewußte Durchstehen der Schwierigkeiten des Lebens, was wiederum eine Schwächung der Willens- und Persönlichkeitskräfte nach sich zieht. Ein Herabsinken zum entfremdeten, von außen gesteuerten Menschen ist immer schwerer zu vermeiden. Ohne Neu-Orientierung des Lebensstils und der Weltanschauung ist es kaum möglich, die oft schon in der Kindheit verlorene Selbstbestimmung neu zu finden und damit den eigenmächtig gewordenen Zellen entgegenzuwirken.

Misteltherapie

Vor Rudolf Steiner war die Mistel in der Naturheilkunde als »Alleshelfer« bekannt, nicht jedoch als Krebsheilmittel. Als Steiner 1920 die Mistel als Krebsheilmittel bezeichnete, wußte man noch kaum etwas über ihre biochemische Zusammensetzung. Wie konnte er also diese Wirkung voraussagen? Die alten Heilkundigen konnten die Natur hellsehend, intuitiv erfassen. Sie konnten die Signaturen lesen. Durch eine besondere Schulung war Steiner fähig geworden, die übersinnlichen Tatsachen zu sehen und zu deuten. Sein Ziel war, mit Hilfe eines natürlichen Heilmittels die gewaltsamen Therapien der Krebskrankheit zu überwinden. Beim Durchforschen der Natur fand er die Mistel als zukünftiges Krebsheilmittel.

Schon bei der gewöhnlichen Sinneswahrnehmung erweist sich die Mistel, die den Druiden heilig war, als seltsame Pflanze. Sie wächst als Halbparasit auf Apfelbäumen, Eichen, Tannen, Linden . . . Ihre äußere Gestalt erinnert an Animalisches, Embryonales. Die stete Ver-Zwei-ung der Mistelzweige veranschaulicht die Zellteilung, das Verdoppelungs- beziehungsweise Vermehrungsprinzip, das zu unendlichem Weiterwuchern drängte, würden nicht die Formkräfte dem Wachstum Grenzen setzen. Die Mistel ist nicht nur an der Oberfläche grün, sondern durch und durch grün bis ins Mark und in die Einsenker (keine Wurzel!). Im Schatten des Baumes bildet sie Blattgrün. Im Winter, wenn das Licht durchdringen kann, verliert sie ihr Grün, wird gelblichgrün. Während die andern Pflanzen im Dunkeln keimen, braucht die Mistel Licht dazu. Um Weihnachten werden die grünen Beeren, die Früchte der Mistel, weiß und reif. Der

Mistel fehlen jene Stärkezellen, die die Orientierung nach dem Erdmittelpunkt ermöglichen. Die Blätter haben sowohl oben als auch unten Spaltöffnungen. Die Mistel ist jahreszeitlich gegenläufig und richtet sich nicht nach der Schwerkraft. Nicht einmal ihr Samen berührt die Erde. Er wird von der Mistel-Drossel und von anderen Vögeln (Kot) auf unbesiedelte Äste übertragen. Die Mistel wächst häufig auf Bodenreizstreifen. Sie erzeugt im Holz des Wirtsbaumes eine Art Wucherung, sogenannte Mistelkeulen. Der Wasser- und Salzentzug an der Einsenkstelle im Ast verursacht das Verkümmern und Absterben des nachwachsenden Zweiges. Im Bündner Rheintal sind die Wälder so stark mit Misteln überwachsen, daß sich die Förster um das Überleben des Waldes sorgen. Die Mistel läßt sich nicht einfach abschneiden, da sie wie eine Hydra nachwächst. Sie bleibt im Dauerzustand des Keimlings, ein Zustand, den andere Pflanzen nur kurz durchlaufen. Sie bringt selbst dauernd Keimlinge hervor, »ein Parasit voller Parasiten«. Ein wahrhaft merkwürdiges Gleichnis zum Metastasen bildenden Tumor. Dies sind nur einige wenige Angaben über diese seltsame Pflanze. Der anthroposophische Arzt Dietrich Boie hat in seinem Buch *Mistel und Krebs*[15] die Mistel liebevoll bis in kleinste Einzelheiten beschrieben.

Von allen alternativen Krebsheilmitteln ist die Mistel, respektive sind die daraus hergestellten Präparate wie *Iscador, Helixor* u. a. klinisch am längsten und gründlichsten erforscht und dokumentiert. Hunderte, vielleicht Tausende von Ärzten wenden sie seit Jahrzehnten erfolgreich an. Die statistische Auswertung auch großer Kliniken, wie z. B. in Wien, zeigt für die mit Mistel Behandelten wesentlich verbesserte Überlebenschancen im Vergleich zur herkömmlichen Therapie. Trotzdem geschieht das Ungeheuerliche: Die offizielle Medizin weigert sich stur, diese Ergebnisse anzuerkennen, und erklärt verleumderisch, das Mittel sei unwirksam. 1962 veröffentlichte der Wiener Chirurg Professor Salzer, daß bei Brustkrebspatientinnen, die nicht radikal operiert und zugleich mit *Iscador* behandelt wurden, 78 % nach vier Jahren noch lebten, während von den klassisch behandelten Frauen, also Radikaloperierten und Bestrahlten, in der berühmten Mayo-Klinik in den USA, nur 58 % überlebten. Von 37 mit Mistel behandelten operablen Lungenkrebskranken lebten nach vier Jahren noch 22. Von 41 Operierten ohne Mistelzugabe lebten nach der gleichen Zeit nur noch neun Patienten. 1975 zog Salzer anhand von 2500 Krankengeschichten Bilanz. Bei allen Krebsarten erzielt die Misteltherapie eine längere Überlebenszeit. Schematisch dargestellt sieht dies etwa so aus:

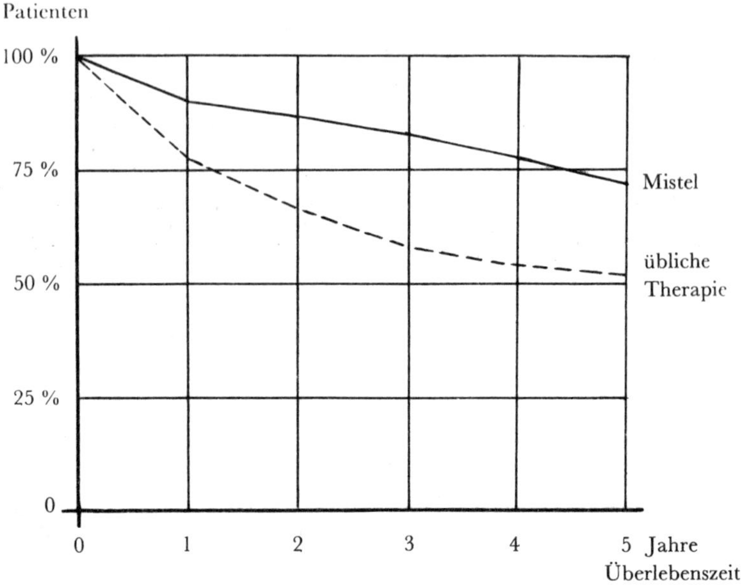

Durchschnittlich gehen die beiden Kurven je nach Krebsart nach fünf Jahren zwischen 15 bis 30 % auseinander. Durch Verbesserungen bei der Herstellung wurde in den letzten Jahren die Wirksamkeit der Mistelpräparate noch erhöht.[57] Dabei ist zu beachten, daß Mistelextrakte keine schädlichen Nebenwirkungen haben. Allgemein gilt es in der offiziellen Medizin als Fortschritt, wenn ein Medikament bei gleicher Wirkung weniger Nebenwirkungen hat. Die Gegner der Misteltherapie mißachten diese Regel. Die Forschungsgelder werden weiterhin für hochschädliche Chemotherapeutika erwendet. Ebensowenig wird gewürdigt, daß z. B. mit *Iscador* behandelte Patienten wieder mehr Appetit bekommen, besser schlafen, psychisch aktiver werden, sich gesünder fühlen und auch so aussehen, daß ein Anstieg des Hämoglobins und der Erythrozyten feststellbar ist, die innersekretorischen Drüsen besser arbeiten, die Leistungsfähigkeit zunimmt, der Schmerzmittelkonsum zurückgeht und das Abwehrsystem gestärkt wird.

Als nach jahrelangen Verzögerungen diese Resultate erstmals in einer offiziellen Krebszeitschrift veröffentlicht wurden (1978), waren die Koryphäen der Medizin nicht etwa erfreut, endlich ihren Patienten etwas Besseres oder Unschädliches anbieten zu können. Sie bombardierten die Redaktion mit entrüsteten Briefen und versuchten, durch Manöver und Intrigen die weitere Verbreitung dieser Erkenntnisse zu entwerten. Offenbar wollen sich auch die Pharma-Konzerne ihr Geschäft, in das sie Milliarden an Forschungsgeldern investierten, nicht durch einen Außenseiter verderben lassen, der vergleichsweise wenig Geld einsetzen konnte und überdies noch eine Weltanschauung vertritt, die dem Naturwissenschaftsgläubigen völlig phantastisch vorkommen muß. Ausführliche Informationen über die Machenschaften der offiziellen Medizin sind in Christian Bachmanns Buch *Die Krebsmafia* nachzulesen. Eine Zeitlang interessierte sich auch Ciba-Geigy für die Mistel. Da aber die Wirksamkeit der Extrakte nicht jahrelang erhalten werden kann, diese also nur beschränkt lagerfähig sind, verlor die Firma das Interesse, obschon Vester experimentell nachweisen konnte, daß schon minimale Dosen von Misteleiweiß die Krebszellen im Wachstum zu hemmen vermögen, ohne dabei die gesunden Zellen anzugreifen, was ja bei den üblichen Zytostatika nicht der Fall ist.

Die Mistel wirkt auf doppelte, scheinbar paradoxe Art. Einerseits wirkt sie zytostatisch, hemmt das Wachstum der Krebszellen, andererseits erzeugt sie höhere Temperaturen und stärkt damit das Immunsystem. Die Funktionen von Milz und Thymus werden stärker, und die Lymphozyten vermehren sich. Übliche Zytostatika wirken nur wachstumshemmend, auch auf gesunde Zellen, und zerstören zugleich das Immunsystem. Die Zytostatika wirken schnell, zu schnell, aber nicht auf die Dauer. Mistel wirkt langsam, organisch und dauerhaft. Bis jetzt ist die Mistel das einzige bekannte Mittel, das gleichzeitig zytostatisch und immunstimulierend wirkt. Da sie ungefährlich ist, kann sie ohne Bedenken auch vorbeugend bei Krebsgefährdeten eingesetzt werden.

Tibetanische Ansichten

Verblüffend modern muten die uralten Ansichten der tibetanischen Heilkunde[58] an. Es gibt keinen jüdischen, islamischen, christlichen, buddhistischen Gott. Es gibt nur *ein Urprinzip, einen Gott,* der sich in verschiedenen Völkern und Zeiten jeweils tausendfältig neu und schöpferisch offenbart. Bei vielen Menschen kann er sich nur noch in seinem zugleich zornigen und heilsamen Aspekt als Krebsdämon manifestieren.

Als Hauptursache einer Krankheit gelten »ungesundes Denken« oder üble Taten in diesem oder einem früheren Leben. Eine Heilung ist also nur unter Berücksichtigung der Gedankenwelt und Gefühlsweise des Kranken möglich. Chirurgische Eingriffe werden kaum gemacht, da im Rahmen dieser Philosophie die Heilung vom Energiekörper (Äther- oder Lebensleib) abhängt. Bei der Therapie wird darauf geachtet, daß nicht rein körperliche »Heilungen« auf Kosten der Seele und des Geistes gehen.

Krebs gilt als seelisch bedingte Schicksalskrankheit, die allerdings in Tibet selten vorkommt. Umwelteinflüsse gelten nur als zusätzliche, auslösende Faktoren. Als Auslöser, wenn der Boden für den Krebs herangereift ist, gilt ein »schärfstens wirkendes Dämonengift«, das zuerst im Blute auftritt. Die Beschreibungen der »äußerst kleinen Dämonen« weisen auf Viren hin. Sie stören die Zufuhr der kosmischen Lebensenergie (Orgon bei Reich). Der Tumor kann dort auftreten, wo dieser kosmische Lebensstrom nicht mehr hinfließen kann, wo die Organe davon abgeschnürt sind. Dies hängt mit einer mangelnden Durchatmung und auch mit sexueller Verkrampfung zusammen. Je mehr sich außerdem ein Mensch rein materiellen Interessen und Zielen unterwirft, desto dichter (materialisierter) wird sein Körper, um so weniger können die feinstofflichen kosmischen Kräfte (Prana, Äther) einströmen und beleben.

Therapeutisch wird eine Ganzheitsbehandlung angewendet. Geistige, religiöse und seelische Beeinflussung, Entspannung und Streßabbau, eventuell Ausbrennen oberflächlicher Geschwüre, als Medikamente Heildüfte in Form von schwarzem Weihrauch, Heilsalben, Moschus, schwarzem Schwefel, Wacholder, Diät – vor weißem Zucker, Süßigkeiten und totem Leitungswasser wird besonders gewarnt –, Bauchmassagen zur Belebung des Stoffwechsels, Yogaübungenu besonders für die Atmung und Aktivierung der Phantasie – zählen zum therapeutischen Arsenal eines tibetanischen Heilers.

Die Tibetaner glauben nicht, daß die Frage gelöst wäre, wenn es dem Westen gelänge, ein wirksames Krebsmittel zu finden, denn die Ursachenkette würde damit nicht aufgelöst, und womöglich müßten sich noch schrecklichere Krankheiten entwickeln. Eine dauerhafte Heilung kann nur aus der religiösen Ebene kommen.

Vierter Teil

Vorbeugung und Therapie

Alternative Früherkennung

> Auch die früheste Früherkennung einer noch so kleinen Krebsgeschwulst, also der Endphase im Krebsgeschehen, kann wohl das Krebsgeschäft, aber niemals die Krebsheilungsziffer erhöhen.
>
> Johannes Kuhl

Was heute als Krebsvorsorge und Früherkennung gilt, ist gar keine. Wenn ein Krebsherd gefunden wird, muß außer beim Abstrich – ein Knoten von mindestens einigen Millimetern Durchmesser, also Kirschkern- bis Kirschgröße, vorhanden sein. Ein Tumor von 5 mm Durchmesser enthält ca. 2 Millionen, einer von 10 mm Durchmesser ca. 17 Millionen Krebszellen. Die Metastasen können schon lange vorher, etwa ab einem Durchmesser von 0,6 mm (= 4000 Zellen), auftreten. Bis zur diagnostisch erkennbaren Größe von 10 mm hat sich die Ur-Krebszelle gut 24mal geteilt, ca. 29mal bei 4 cm Durchmesser und 1 Milliarde Zellen. Tödlich wird Krebs etwa nach der 35. Verdoppelung und 1 Billion Krebszellen. Je nach Wachstumsgeschwindigkeit kann ein Tumor bis zu seiner Entdeckung einige Jahre, aber auch schon Jahrzehnte vorhanden gewesen sein. Es handelt sich also auf jeden Fall um eine Späterkennung, die erst noch als unsicher gelten muß. Die üblichen »Vorsorgeuntersuchungen« (es sind eigentlich Späterfassungsmethoden) mit Abstrich, Abtasten, Röntgen, Gewebeschnitten, Thermographie usw. nützen nicht nur wenig, sie können sogar schädlich sein, da sie die Krebsangst steigern und da unter Umständen durch diese Eingriffe ein ruhender Haustierkrebs in einen Raubtierkrebs verwandelt wird. Das langsame, jahrelange Wachstum zeigt auch, daß kein Grund für hektische Sofortmaßnahmen besteht. Man kann und soll sich ruhig Zeit lassen – mit Ausnahme von Tumoren, die das Leben direkt gefährden, z. B. bei drohendem Magen- oder Darmdurchbruch, hat man Wochen, ja Monate Zeit zur Abklärung und Gestaltung eines Theraphieplanes.

Es ist naheliegend, daß der mißliche Zustand in der »Späterkennung« des Krebses zu Versuchen führte, die Krebsentstehung oder sogar die Krebsgefährdung früher und mit unschädlichen Mitteln zu erkennen. Heute gibt es gut hundert Testverfahren, die beanspruchen, das Vorkrebsstadium erfassen zu können oder bestehenden Krebs festzustellen. Darunter sind Hormon-, Farb-, Stoffwechsel-, Urin- und Blut-Tests. Dazu kommen die schon erwähnten Vorzeichen des Stoffwechselchaos, die verunreinigten Säfte, charakteristische Hautverfärbungen, die typische Biographie des Krebskandidaten und seine psychische Struktur. Die meisten dieser Tests sind unspezifisch, d. h. sie geben nur an, ob Krebs oder Krebsgefährdung vorliegt, nicht aber in welchem Stadium und an welchem Organ. Vom Standpunkt des Chirurgen und Bestrahlers aus sind diese Tests unbrauchbar, nicht aber vom Standpunkt derer, die im Krebs eine Allgemeinerkrankung sehen. Ein vorsichtiger Arzt wird sich nicht nur auf einen einzigen Test verlassen. Je mehr Indizien und Tests für die Krebsdisposition oder Krebserkrankung sprechen, um so sicherer ist die Diagnose. Bei der üblichen Rabiatbehandlung ist eine Fehldiagnose tragisch. Bei der gewaltlosen Ganzheitsbehandlung jedoch nicht, da ja auf jeden Fall die angeschlagene Gesundheit gestärkt werden muß. Bei vorbeugender Behandlung spielt es also keine entscheidende Rolle, ob sich der Krebs sicher entwickelt hätte oder nicht, sondern ob man das Krebsrisiko soweit zurückdrängen kann, daß eine Krebserkrankung nicht mehr möglich ist. Von den vielen Außenseiter-Tests sollen hier nur einige wenige näher beschrieben werden.

Scheller-Bluttest

Das Blut eignet sich besonders gut als Spiegel verschiedener Krankheiten. Es wurde schon auf Wilhelm Reichs Beobachtung hingewiesen, daß die roten Blutkörperchen um so weniger Orgonladung enthalten, je fortgeschrittener die Krebskrankheit ist.

Auch der pH-Wert verschiebt sich vom gesunden Wert, der auch eine gute Abwehrkraft anzeigt, immer mehr in den alkalischen Bereich bis zu 7,8.

Das Blut des Krebskranken ist oft klebriger und enthält die von den Krebszellen abgeworfenen Marker als Abfallprodukt. Diese können auch in Schweiß, Urin, Schleim gefunden werden.

1956 gab der Arzt und Forscher Dr. E. F. Scheller aus München eine neue Art der Blutuntersuchung bekannt.[59] Ein Tropfen Blut wird auf einem Glasplättchen breitgestrichen, getrocknet und mit Osmiumsäure fixiert und gefärbt. Der eingefärbte Ausstrich wird im Dunkelfeldmikroskop untersucht. Beim gesunden Blut sind die roten Blutkörperchen leer und frei von Einschlüssen. Mit dem Älterwerden mehren sich die Einschlüsse. Von feinsten Punkten bis zu runden, kleinen Hohlkugeln oder Zysten (Bläschen) geht die Skala der Schädigungen. Nur ein erfahrener Untersucher kann – allerdings nie mit völliger Sicherheit – aus diesen Zeichen abschätzen, ob es sich um ein Vorkrebsstadium oder um ein fortgeschrittenes Stadium der Krebserkrankung handelt. Hingegen eignet sich der Scheller-Test ausgezeichnet, um festzustellen, in welche Richtung sich der Patient entwickelt und ob eine Therapie günstig oder ungünstig wirkt. Auch verborgene Zahn- oder Kieferherde, die mit Röntgenaufnahmen nur in 30 % der Fälle feststellbar sind, können durch den Scheller-Test erkannt werden. Als Ergänzung zu anderen Untersuchungen und Erkennungsmethoden kann dieser Bluttest äußerst wertvoll sein.

Steigbild- und Kristallbildmethode

Auch bei diesen von den Anthroposophen entwickelten zwei Methoden wird Blut verwendet, diesmal jedoch dessen Bilde- oder Gestaltungskraft. Beide Verfahren sind im Prinzip einfach, erscheinen aber dem heute üblichen Denken chinesisch. Sowenig man chinesische Schriftzeichen sicher und schnell entziffern kann, wenn man nicht jahrelang diese Sprache gelernt hat, sowenig kann man die Bildekraftsignaturen ohne weiteres lesen. Kein vernünftiger Mensch würde nun, nur weil er selber nicht Chinesisch kann, daraus schließen, die fremden Zeichen seien sinnlos, minderwertig oder gar nicht lesbar. So aber reagiert die offizielle Wissenschaft meistens. Professor Silvio Barandun, ein bekannter und tüchtiger Krebsforscher aus Bern, sagte 1979 bei einem Vortrag vor der Krebsliga zur Kristallbildmethode, sie werde von einigen Naturheilkundlern angewandt. Es sei eine Kaffeesatzmethode. Die Treffzahl sei gleich Null. Zudem müsse man erst noch aufpassen, daß man die runden Kristallbilder nicht von der verkehrten Seite anschaue. Mit solch oberflächlichen und verleumderischen Worten kann ein Universitätsprofessor noch heute sein unwissendes Publikum irreführen, und die unkritischen Journalisten schreiben das ungeprüft ab. Als ich später eine Journalistin fragte, warum sie das unbesehen wiedergegeben habe, sagte sie: »Ich verstehe doch nichts davon!« So einfach ist das. In dem Fall könnte man ebensogut eine Stenotypistin zum Schreiben schicken.

Schauen wir uns einmal diese »hochwissenschaftlichen« Aussagen genauer an: Die wenigen Naturheilkundler sind in Wirklichkeit Hunderte, wenn nicht schon über tausend Ärzte, die alle einmal das normale medizinische Staatsexamen bestanden und zusätzlich ein zweites, anthroposophisches Studium auf sich genommen haben. Der Begründer der Kristallbildmethode, Ehrenfried Pfeiffer, war Professor in den USA und erhielt die Ehrendoktorwürde. Die Trefferzahl Null wäre logischerweise nur dann möglich, wenn jemand 100%ig weiß, wer Krebs hat und wer nicht. Jemand, der ohne irgendein Vorwissen bei jedem älteren Mann behaupten würde, er habe Prostatakrebs, hätte eine recht hohe Trefferzahl, nämlich ca. 30 %.

Wie funktioniert nun dieses »Kaffeesatzorakel«? Die Anthroposophen gehen davon aus, daß jedes Lebewesen durch »Bilde- oder Lebenskräfte« geformt wird. Mit Hilfe von Pflanzensaft oder Blut können diese Gestaltungskräfte in einem geeignetem Medium sichtbar gemacht werden, so wie ein Kind seinen Seelenzustand in einer Zeichnung ausdrückt und der Psychotherapeut daraus lebenswichtige Zusammenhänge erschließen kann. Allerdings sind diese Bilder nicht quantifizierbar, d. h. wenn man ausrechnen würde, wieviel cm^2 jeder Farbe vorhanden und wie lang die Striche seien, könnte man daraus kaum etwas Sinnvolles herausdestillieren.

Hauschka pflegte Ärzten als Weihnachtsgabe Filterpapier zu senden, auf das er Christrosensaft getropft hatte. Der Saft zerfloß zu einer Rosenform. Jeder Pflanzensaft bildet seine nur ihm eigentümliche Form, die in der Steigbildmethode genutzt wird. (Siehe auch Kapitel »Lebenskraft der Nahrungsmittel« Seite 105)

Ebenso bildet ein verdünnter Blutstropfen, wenn er ein Fließblatt hochsteigt oder in Kupferchlorid auskristallisiert, charakteristische Bilder. Im Verlaufe von Jahrzehnten wurden unter strengen Laborbedingungen Hundertausende solcher Bilder hergestellt und die Auswertungen gesammelt, um Gesundheit oder verschiedene Krankheiten differenzieren zu können. Kein Wissender erwartet Befunde mit absoluter Sicherheit, da die Bildübergänge fließend sind und die Deuter keine Roboter. Dies gilt aber für jedes diagnostische Hilfsmittel.

Die Methode wurde schon 1855 von Friedrich Ferdinand Runge in seinem Buch *Der Bildungstrieb der Stoffe, veranschaulicht an selbst gewachsenen Bildern* beschrieben. Die folgenden Bilder geben einen ersten Einblick in diese faszinierende Welt der Bildekräfte.[60,61] Der einfarbige Druck kann allerdings die schönen Farben der Originale nicht und die Feinheiten nur ungenügend wiedergeben.

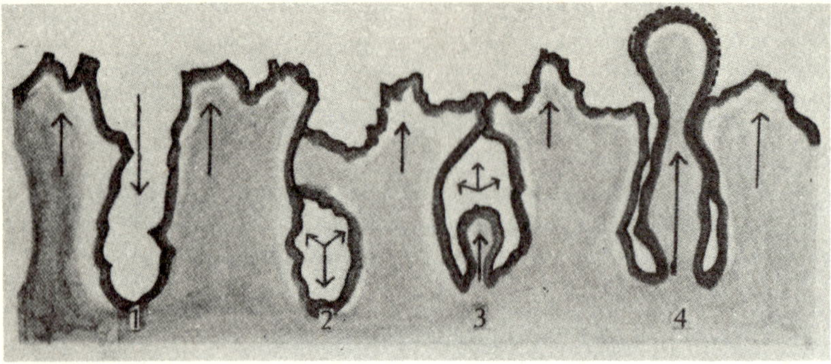

Schematische Darstellung der Krebsentwicklung, die sich aus der Arbeit mit dem kapillar-dynamischen Bluttest ergibt: 1. Erosion, 2. Insel, 3. Insel mit Innenpolyp, 4. Tumordurchbruch

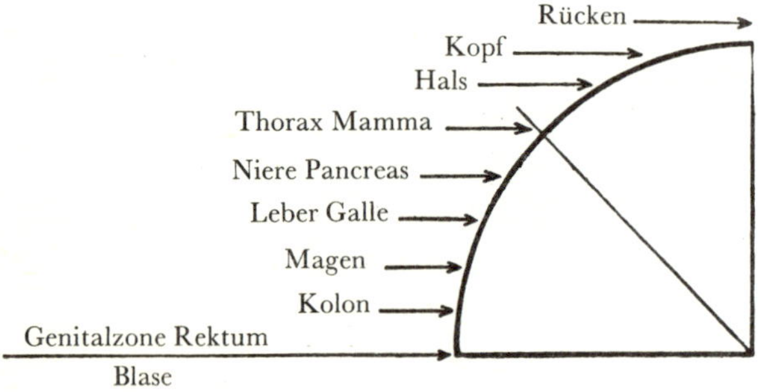

Lokalisationsschema

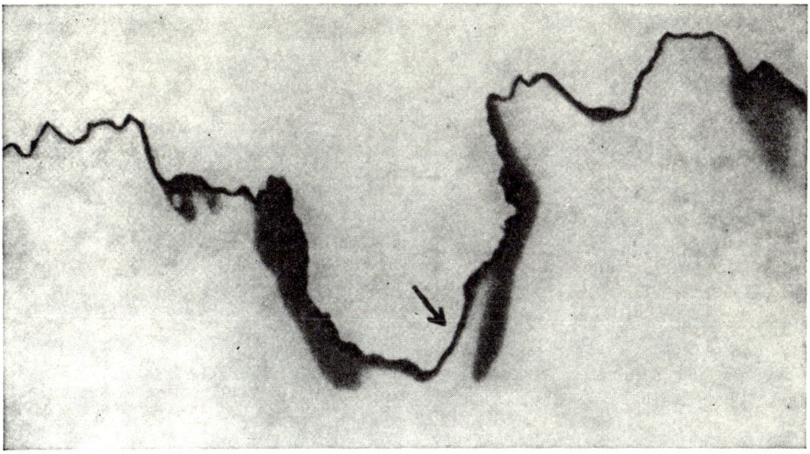

Erosion mit Anlehnungsform, rechts in der Basis

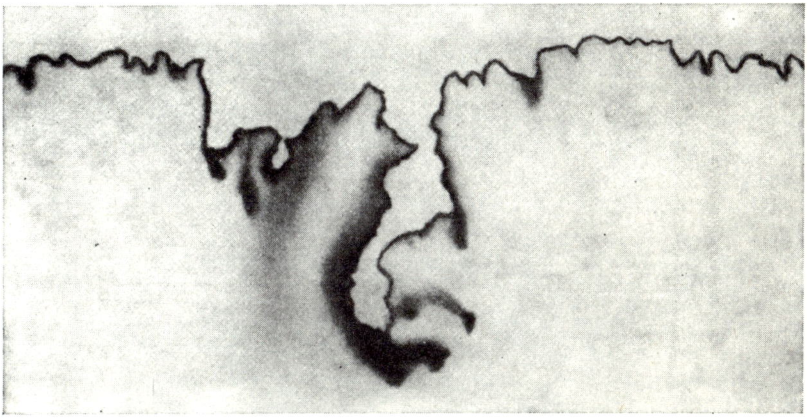

Erosion mit Wucherungsform, seitlich der Basis

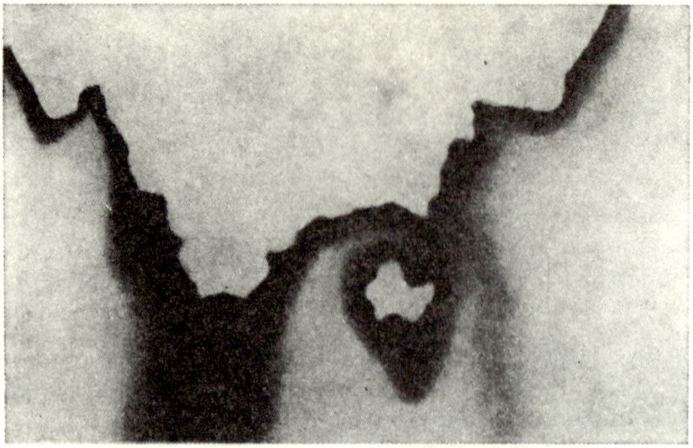

Einschluß (Inselbildung)

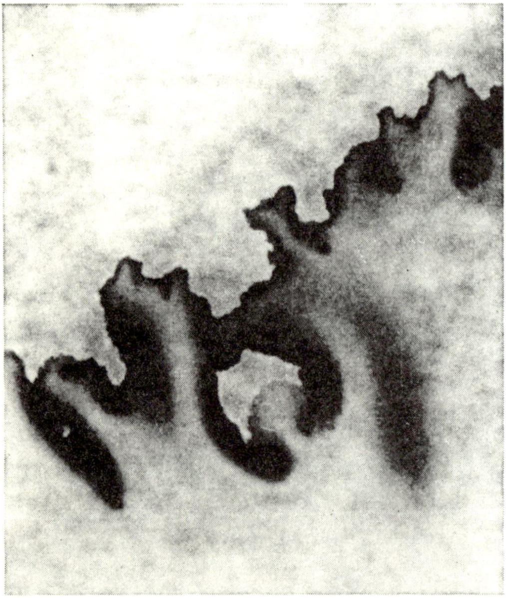

Präexplosive Situation

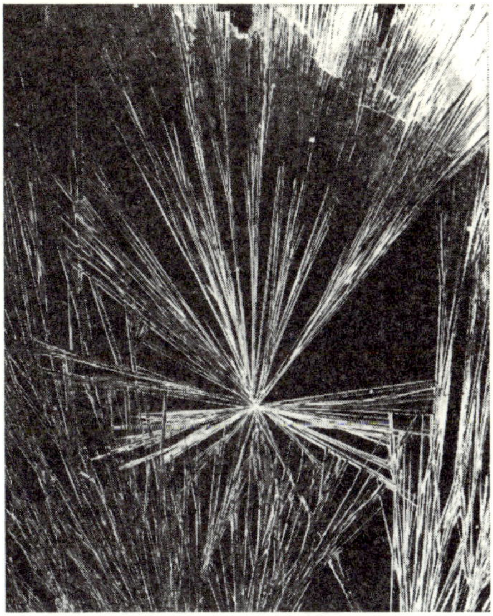

Krankheitsbezeichnende Kristallform
bei Entzündung: Sternform

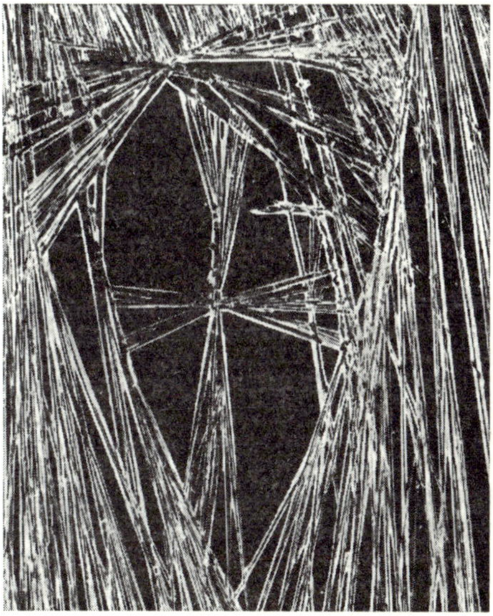

Krankheitsbezeichnende Kristallform
bei Tuberkulose: Kreuzform

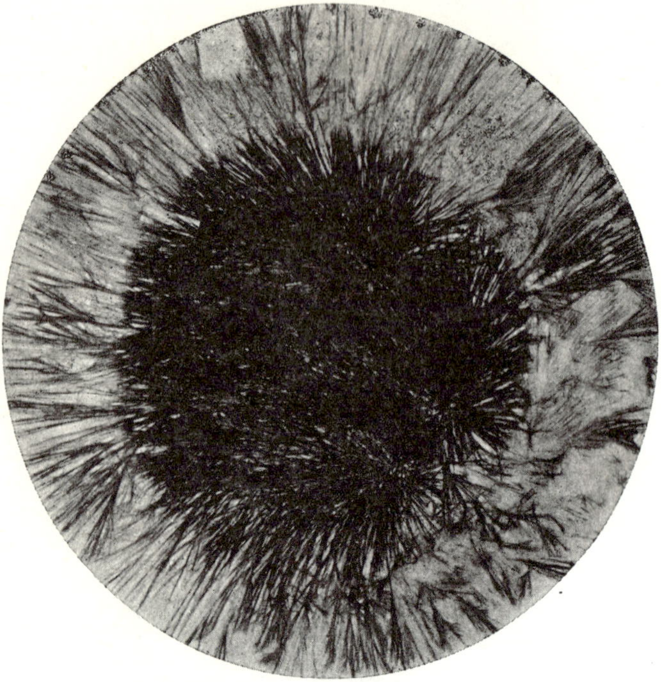

Kupferchlorid ohne Zusatz

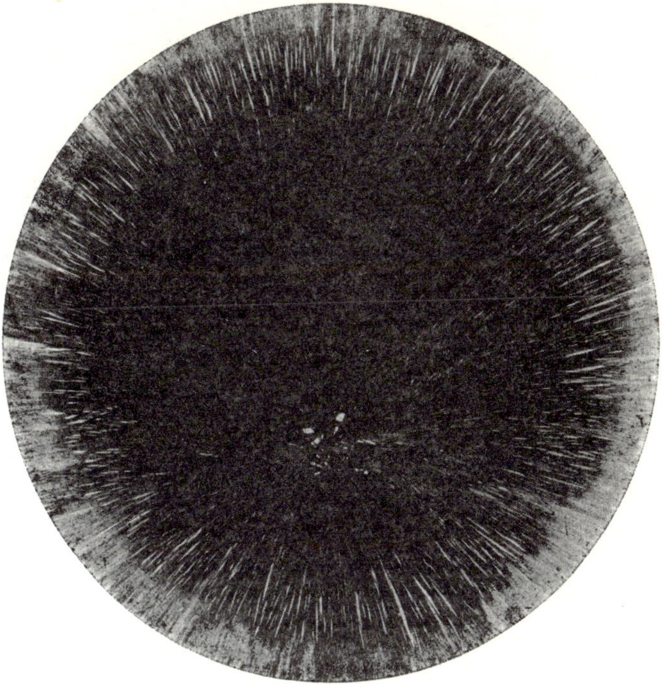

Gesundes, normales Blutbild.
Von einem Zentrum aus wird der ganze Kreis
bis an den Rand ohne Störung durchstrahlt.

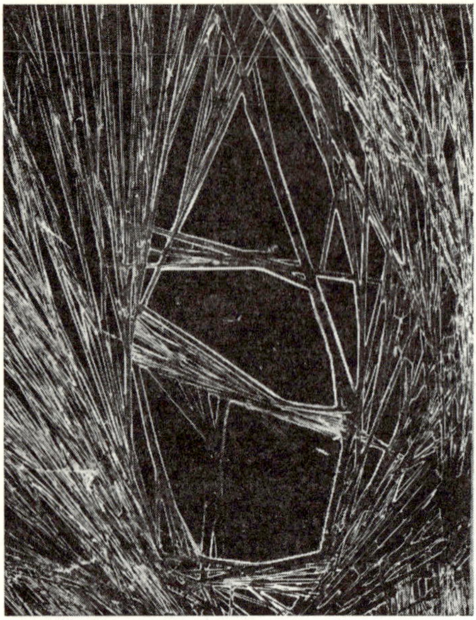

Hohleichel bei gutartiger Geschwulst

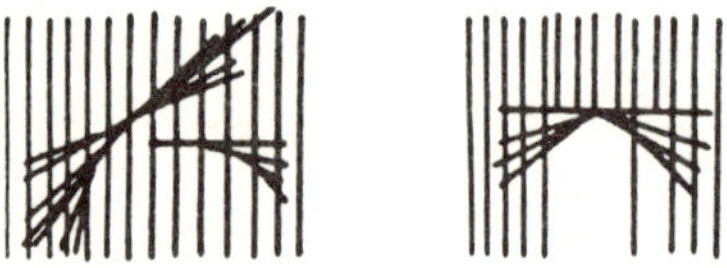

Stadium 1 Stadium 2

Querlagerungen, ihr Fortschritt und

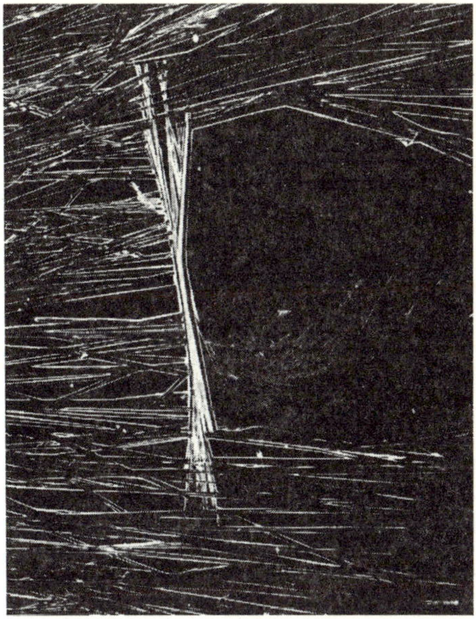

Querlagerung bei Krebs

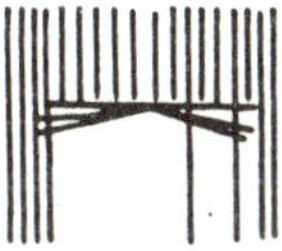

Stadium 3

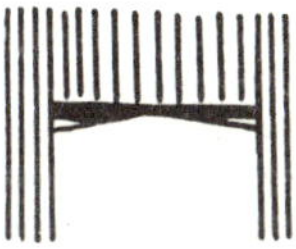

Stadium 4

Rückgang. Entwicklung der Querform.

Kirlian-Photographie und Horoskop sind zwei Möglichkeiten, die vermutlich in der Zukunft noch eine Rolle spielen werden. Mit Hilfe der Hochfrequenzphotographie läßt sich der Abdruck des Äther-, Energie- oder Bildekräfteleibes festhalten. Beispielsweise konnte gefilmt werden, daß die vertausendfachte Ultraviolettstrahlung von Geistheilern während der »Bestrahlung« auf den Patienten überströmte. In einer auf fünfzig Jahre geplanten Langzeituntersuchung werden in Rostow am Don seit 1973 an 100 Kindern monatlich Aufnahmen gemacht. Mit einem Bildzerleger glaubt der Biochemiker und Arzt Viktor Injuschin in Alma Ata, Krebs sicher diagnostizieren zu können. Er behauptet, etwa ab 1984 werde sein Verfahren reif sein, um Krebs schon zu erkennen, wenn erst einige wenige entartete Zellen vorhanden sind, d. h. also im Stadium der Präkanzerose.

Dem Naturwissenschaftler Dr. Hermann Mayer aus Karlsruhe gelang es, anhand von 350 Fällen zu zeigen, daß die Veranlagung für Krebs schon im Geburtshoroskop erkennbar ist.[62] Damit ist nicht gesagt, daß der solchermaßen astrologisch Analysierte auf jeden Fall Krebs bekommt, sondern daß er besonders gefährdet ist. Bei bewußt vorbeugender Lebensführung kann die

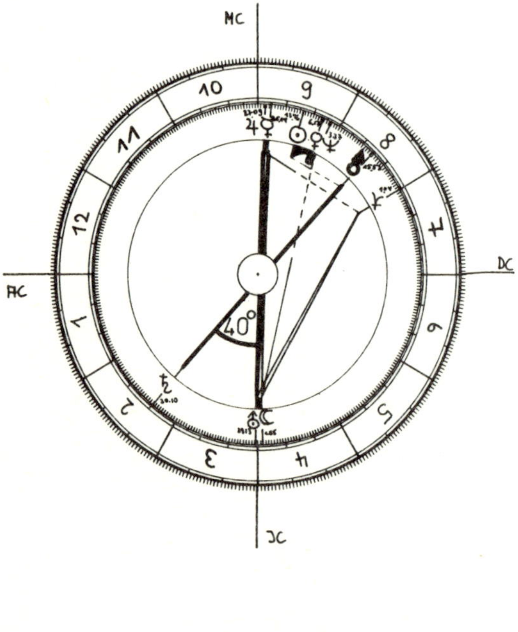

Gefahr gebannt oder wenigstens gemildert werden. Bei fast allen Krebskranken kommen zwei ganz bestimmte Aspekte vor.

Nach den Erkenntnissen von Dr. H. Mayer besteht immer dann Krebsgefahr, wenn z. B. zwei Planeten mit einem dritten im Verhältnis zum Geburtsort einen Winkel von 90 Grad bilden. Die beiden Abbildungen zeigen zwei verschiedene Nierenkrebshoroskope. Das »Aspektgerüst« ist das eigentliche Kriterium. In jedem Nierenkrebshoroskop sind drei oder mehrere Oppositionen enthalten und bilden eine Kombination.

Die vier Faktoren, an denen Nierenkrebs-Horoskope erkennbar sind

	Nierenkrebs-Horoskope	Statistischer Mittelwert aus 200 Horoskopen
Bedingung 1: Drei Oppositionen	100 %	30 %
Bedingung 2: Zwei der drei Oppositionen sind über einen gemeinsamen Planeten verbunden	100 %	22 %
Bedingung 3: Zwei parallele Oppositionen bilden mit der 3. Opposition einen Winkel von 39,5° ± 1,5°	100 %	0 %
Bedingung 4: Planet Mars am Aufbau der Aspektkombination beteiligt	100 %	0 %

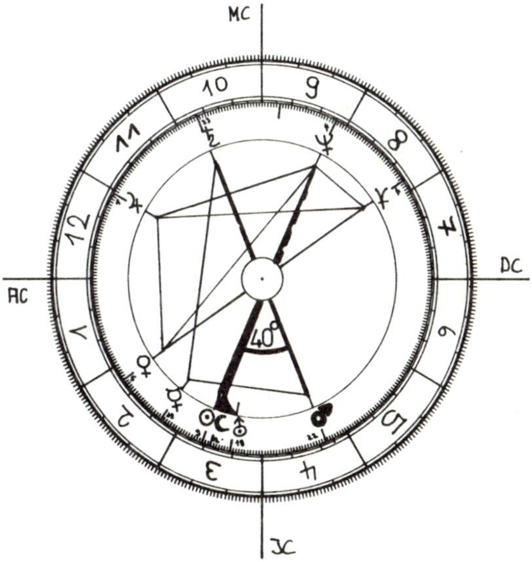

Vorbeugung und Ganzheitstherapie

Konsequenzen für die Vorbeugung gegen Krebskrankheit ergeben sich nahtlos aus den vorausgegangenen Kapiteln über krebsfördernde Faktoren wie etwa Umweltgifte jeder Art, psychologische Gegebenheiten und Einflüsse sowie das Persönlichkeitsprofil krebsgefährdeter Personen. Ovids berühmten Satz *Principiis obsta et respice finem* (Wehre den Anfängen, und bedenke das Ende) kann man treffend als Motto auf die Krebsprophylaxe übertragen. Das bedeutet: Ein verantwortungsbewußter Mensch wird seine persönliche Lebenssituation von Zeit zu Zeit im Hinblick auf schädliche Faktoren überprüfen und sie, sofern er fündig wird, nach besten Kräften zu beseitigen suchen.

Man sagt: »Er kam heil und ganz zurück.« Man fragt: »*Fehlt* dir etwas?« Von einem Mineralstück, einem Granitblock etwa, kann man Stücke wegschlagen oder abspalten. Nie entsteht ein Gefühl dafür, ob der Granit nun »ganz« sei oder nicht. Er ist teilbar, und jeder Teil, jedes Stück ist an und für sich wieder ein Quantum Granit.

Völlig anders ist es bei Gestalten, Formen und Lebewesen. Schon bei einem Uhrwerk genügt es, ein einziges Teilchen wegzunehmen, um das Uhrwerk stillzulegen. Auch wenn alle Teile vorhanden, jedoch nicht richtig zusammengefügt sind, funktioniert es nicht. Niedere Lebewesen wie Regenwürmer lassen sich noch teilen. Der fehlende Teil wächst nach. Es entsteht wieder ein ganzer Regenwurm, jedoch keine Raupe oder sonst ein neues Gebilde. Bei höheren Lebewesen wachsen die Glieder nicht mehr nach. Nur Wunden vermögen sich zu schließen. Fehlt beim Menschen ein Finger oder ein Teil der Nase, so ist das zwar noch nicht lebensgefährlich und vom rein physiologischen und medizinischen Standpunkt ziemlich unbedeutend. Und doch wirkt das Gefühl der Unvollständigkeit überaus stark, und eine verstümmelte Nase entstellt das Gesicht gravierend. Das Erleben und die Beziehungen zu Menschen können aufs Schwerste beeinträchtigt sein. Bei einer verletzten Fingerkuppe wächst das ursprüngliche Muster des Fingerabdrucks wieder nach. Die Individualität beharrt auf der ihr zugehörigen, einmaligen Gestalt, sie ergänzt sich, heilt sich und stellt den gestörten Lebensbauplan wieder her. In der Gestalt-Therapie geht es darum, entfremdete, abgespaltene Wesenszüge der Persönlichkeit wieder einzufügen, zu integrieren, Wachstumsstörungen zu beheben.

Bei einer Organtransplantation wehrt sich der Körper elementar gegen Fremdkörper. Nur durch künstliche Unterdrückung des Immunsystems kann man ihn dazu bringen, das fremde Organ anzunehmen. Immer wirkt hinter diesen Vorgängen das Bild der »Ganzheit«, einer bestimmten, idealen Person, bei der alle Organe vorhanden sind und deren Tätigkeit beschwerdelos vor sich geht. Dieser Organismus hat die Fähigkeit, alle Störungen aus sich selbst zu beheben und notwendige Anpassungen und Wandlungen schadlos und selbststeuernd durchzustehen. Wenn das nicht mehr gelingt, fängt das Feld der Ungesundheit, der Beschwerlichkeiten und der Krankheiten an. Eine der häufigsten Abweichungen vom Selbstverwirklichungsplan ist die heutige Spezialisierung, die einseitige Betätigung. Tiere sind uns mit ihren spezialisierten Körpern hoch überlegen. Kein Gewichtheber könnte mit einem Gorilla, kein Schwimmer mit einem Delphin konkurrieren. Der Mensch aber bleibt nur ganz Mensch, wenn er sich nicht zu stark spezialisiert, wenn er mit allen ihm angeborenen Talenten wuchert, also Kopf, Hand und Herz harmonisch ausbildet. Ganzheitsheilkunde beachtet also den ganzen Menschen, seine Biographie und seinen Lebensplan, seine beruflichen, sozialen und schicksalsmäßigen Umstände. Therapiert wird aus dieser Ganzheitsschau und unter gar keinen Umständen gegen den freien Willen des Kranken. Ganzheitstherapie versucht das *Fehlende* zu *ergänzen,* Krankheit als Gesundheitsreaktion zu begreifen. Der Therapeut sieht sich nicht als den eigentlichen Heiler und Macher an, sondern als Begünstiger der Selbstheilprozesse und als Lebensberater.

Der Spezialist und der Subspezialist sehen oft nur noch die befallenen Organe, den Tumor, die Metastasen. Sie begreifen Krankheit nur als lästige Störung, wollen wegschneiden, wegstrahlen, das Störende vernichten, sie sind die »Macher«, und der Patient ist ein Fall, eine Nummer. Zusammenhänge werden leicht übersehen. Toussaint erzählt die Geschichte von den drei holländischen Krankenschwestern, die eine Puppe ins Krankenbett steckten und eine extrem interessante Krankengeschichte auf das Krankenblatt schrieben. Bei der Arztvisite dauerte es einige Zeit, bis einer der Ärzte, während die anderen eifrig die merkwürdige Krankengeschichte diskutierten, die Bettdecke zurückschlug und den Kranken selbst sehen wollte.

Wahre Vorbeugung

Die Erde liefert genug, um jedermanns Bedarf zu befriedigen, nicht aber genug, um jedermanns Gier zu stillen.
Mahatma Gandhi

Vorbeugung fängt schon vor der Geburt an. Der Verlauf der Schwangerschaft ist für die Gesundheit des Kindes mitbestimmend, ebenso das Geburtstrauma (sanftes oder brutales Geburtsritual), wie es die primärtherapeutischen Richtungen nachgewiesen haben. Nicht ohne Grund prämieren die Krankenkassen, die sich dereinst zu Gesundheitskassen wandeln müssen, das Stillen mit Muttermilch. Die Erzieher, die engere Umwelt, die Schule, die Gewohnheiten begünstigen oder schädigen die Lebenskraft eines Kindes. Ein kaum überblickbares Ursachengewebe bereitet die späteren schweren Krankheiten vor. Als Einzelner ist es kaum möglich, sich den gesellschaftlichen Einflüssen zu entziehen. Mit der Pubertät sind erste Ansätze von Selbstbestimmung realisierbar, kann man sich eigenverantwortlich gesund oder krankmachend verhalten, z. B. mit dem Rauchen anfangen oder nicht.

Unter den vielen Faktoren, die schon beim Kind die Krebsdisposition begünstigen, seien hier nur einige erwähnt: Falsche Abhärtung des Säuglings, milchfremde Ernährung, Vitamin-D-Stöße, Schutzimpfungen, vor allem gegen Kinderkrankheiten, Unterdrückung des Fiebers, zu frühe intellektuelle Beanspruchung, die im Kind die für den Aufbau des Körpers nötigen Kräfte umlenken und eine verfrühte Alterung (Sklerosierung) herbeiführen, Unterdrückung der Kreativität – die nicht gebrauchten Bildekräfte drohen später destruktiv u. a. auch als Wucherungen wieder emporzutauchen –, normierte Verhaltensweisen und Berufe, die nicht mit dem ureigenen Lebensplan, mit dem Ich im Einklang stehen, Verkümmerung der Vollatmung, der Bewegungslust, der Eigeninitiative und des Wärmeorganismus, Hetze und Streß (z. B. durch Examensdruck). Echte Vorbeugung setzt also Einsicht in die Ursachenkette und den Willen voraus, sich und seinen Lebensstil zu ändern und nicht abzuwarten, bis sich die nachteiligen Folgen des Fehlverhaltens voll auswirken.

Gesundheit ist erlernbar. Je früher man damit anfängt, um so leichter fällt es. Meistens fehlt jedoch beim »scheinbar Gesunden« dazu die Motivation. Auch die Krankenkassen und die Medizinindustrie tun nicht gerade viel in dieser Richtung. Vielleicht würde sich das ändern, wenn die Therapeuten für die gesunden Tage bezahlt würden und bei Erkrankung gratis behandeln müßten wie bei den alten Chinesen. Ich kenne einen jungen Arzt, der sich ernsthaft überlegt, einige hundert Leute als »Abonnenten« zu gewinnen, die ihm ein bescheidenes Auskommen garantieren. Dafür würde er sich für deren Gesunderhaltung einsetzen. Dieser Arzt macht auch wieder Hausgeburten. Er kennt also seine Klienten sozusagen von Anfang an und sieht ihre Familien- und Lebensverhältnisse. Bei Volksfesten spielt er übrigens gerne zu Volksmusik und Tanz die Geige, es entsteht ein herzlicher, ungezwungener Kontakt. Die »Herr-Doktor-Atmosphäre« verschwindet. In solchen Initiativen sehe ich die Keime zukünftiger Heilkunde.

Solange drei Viertel der Bevölkerung dauerhaft grob gesundheitswidrig leben und sich einbilden, sie seien gesund und müßten die Folgen nicht tragen, ist echte Vorbeugung und Gesundheitspolitik nicht zu verwirklichen. Eine Minderheit bewußter Menschen und Gruppen, z. B. in der Schweiz der aktive Verein für Volksgesundheit, muß vorläufig die Pionierarbeit leisten – oft gegen den Widerstand der Bürokratie und der mächtigen Medizinindustrie. Es dürfte noch ein weiter Weg sein, bis es selbstverständlich ist, sich spätestens im 20. Lebensjahr einer Generaluntersuchung zu unterziehen, in der abgeklärt wird, zu welchem Krankheitstyp man gehört, also ob man mehr zu Verhaltensstörungen, zu Kreislauf- oder Krebsleiden neigt. Der Satz »Gouverner c'est prévoir« (Regieren heißt voraussehen) gilt auch bei der Regierung über sich selbst. Daß er sowohl in der Politik als auch beim Einzelnen so wenig angewendet wird, besagt nichts über seine Gültigkeit.

An einem konkreten Beispiel echter Krebsvorsorge soll deutlich gemacht werden, was schon heute möglich ist. Der Arzt Dr. Voegeli[63] beobachtete anhand der Geschichten von 800 Krebskranken, daß bei konventioneller Behandlung in Wirklichkeit nur ein einziger geheilt wurde (Beobachtungszeit 26 Jahre). Alle andern erlitten Rückfälle. Unter diesen Kranken befanden sich zwölf Ärzte, zehn davon inoperabel; d. h. also, daß der größte Teil der Ärzte selber die Vorzeichen der Krebskrankheit nicht beachtete! Voegeli schreibt:

> »Die Beobachtung des homöopathisch geschulten Arztes zeigt mit Sicherheit, daß die Krebsgeschwulst der Endzustand eines in seinem Gleichgewicht gestörten Organismus ist, wobei man als absolut feststehend behaupten kann, daß es Jahrzehnte braucht, bis der kranke Organismus seine Krebsgeschwulst produziert. Daraus ergibt sich schon theoretisch die Folgerung, die durch die Praxis täglich bestätigt wird, daß man durch bloße Herauschneidung oder Zerstörung der Geschwulst den Patienten nicht oder nur ausnahmsweise heilen kann.
>
> Es ist nun ganz auffallend, daß ich, seit ich Homöopathie treibe, nur noch sehr wenig Krebsfälle gesehen habe. In meiner Klientel, welche mir fast ausnahmslos treu bleibt, habe ich überhaupt nie bei einem Patienten, der schon länger als ein halbes Jahr zur Homöopathie bekehrt war, einen Krebs feststellen müssen, wiewohl in den 13 Jahren, da ich homöopathisch praktiziere, mancher meiner Patienten alt war bzw. alt geworden ist. Da es sich nun hier um etwa 20 000 Patienten handelt, von denen doch normalerweise ein gewisser Prozentsatz krebskrank hätte werden müssen, so ist wohl der Schluß sehr naheliegend, daß die Homöopathie die Gefährdeten vor dem schlimmen Schicksal bewahrt hat, indem diese Behandlung eben, lange bevor eine Geschwulst auftritt, die biologi-

sche Struktur in Ordnung bringt, so daß der Körper gar nicht mehr in die Lage kommt, das verhängnisvolle Endstadium der Krebskranheit, nämlich die Geschwulstbildung, durchmachen zu müssen.
Diese Feststellung deckt sich völlig mit einer anderen, nämlich daß der homöopathisch behandelte Kranke überhaupt viel weniger Krankheiten unterworfen ist. Seit ich dies weiß, bin ich der Überzeugung, daß die Lösung des Krebsproblems, ebenso wie die Lösung bei allen andern Krankheiten, darin liegt, jede Störung in der Ökonomie eines lebenden Organismus, sofort wenn sie auftritt, durch kausale Behandlung ins Gleichgewicht zu bringen, d. h. die biologische Struktur stets in Harmonie zu erhalten, was nur mit homöopathischer Behandlung möglich ist, aber mit ihr auch automatisch erreicht wird, wenn sie kunstgerecht ausgeübt wird!
Also: Krebs entsteht nicht, wenn der menschliche Organismus in die Lage versetzt wird, keinerlei krankhafte Symptome produzieren zu müssen, wenigstens nicht für längere Zeit. Infolgedessen sollte jeder Mensch, der Symptome hat, gleich welcher Art sie sind, homöopathisch behandelt werden, bis alles wieder normal funktioniert. Dann ist er gegen jegliche Krankheit so gut wie gefeit bis zum Ablauf seines normalen Lebenszyklus, der dann im Alter meist in milder Form und ohne eigentliche schwere Krankheitserscheinungen zum Abschluß kommt.«

Solche erstaunlichen Ergebnisse können natürlich auch mit anderen natur- und menschengemäßen Heilverfahren wie Akupunktur, anthroposophischer Heilkunde usw. erzielt werden. Da heute die meisten Menschen leider die »Signa minima« (Frühwarnzeichen) verpassen und erst mit ausgewachsenen Tumoren zum Arzt gehen, müssen wir uns damit beschäftigen, was man noch bei diesen Spätstadien tun kann.

Todesmeditation

Das Leben war schön.
Der Tod ist auch schön.
Der Philosoph Rudolf Maria Holzapfel
kurz vor seinem Tode

Ist einmal die Krebsdiagnose unumstößlich gestellt, wird es Zeit, sich mit dem Tod, mit dem *großen Abschied* von dieser Erde vertraut zu machen. Das setzt allerdings Mut und Wahrhaftigkeit voraus. Der Arzt muß, dem Aufnahmevermögen des Kranken angepaßt, die volle Wahrheit sagen, da sonst der tödlich Bedrohte nicht genügend zur Mitarbeit motiviert werden kann.

Der bereits erwähnte Dr. Simonton versucht, seinen Patienten klar zu machen, daß sie die Energie, die frei wird, wenn es ihnen gelingt, mit den Ängsten vor dem Tod besser umzugehen, wirksam für das Leben einsetzen können. Simonton klärt in mehrwöchiger Arbeit mit den Kranken ab, ob sie des Lebenskampfes müde sind und sich lieber menschwürdig auf ihren Tod vorbereiten wollen. Er drängt sie nicht zum Weiterleben. Häufig erwacht in den »Lebensmüden« wieder der Entschluß zu kämpfen und sich auf ein neues Leben vorzubereiten.

Die todesbereiten Patienten läßt Simonton sich in ihrer Phantasie vorstellen, wie sie sterben werden, wie ihr Begräbnis sein wird, wie sie sich im Universum auflösen werden. Er läßt sie auf ihr Leben zurückschauen und, wenn es möglich ist, sich sogar ihre Wiedergeburt, ihre zukünftigen Eltern vorstellen.[53] Eine beeindruckte Leserin schrieb: »Glücklich, wer in einer solchen Atmosphäre bei einfühlsam gegebenen Hilfen gesunden oder die große Metamorphose vollziehen darf. Bei uns ist der Patient doch leider auch heute noch auf der Krankenhausstatistik – und nicht nur dort – nur ein ›Fall‹, und wenn er sich zu sterben erlaubt, ein Minuspunkt auf der Erfolgsliste der Ärzte, eine Blamage sozusagen.«

Bevor gemeinsam ein Therapieplan erarbeitet wird, empfehle ich eine Todesmeditation. Dazu legt man sich bequem hin und entspannt sich so vollständig wie möglich, Körperteil um Körperteil, mit den Füßen anfangend. Man simuliert möglichst realistisch das langsame Absterben des Körpers, das Entweichen des Lebensgeistes bei voller Erhaltung des Bewußtseins und natürlich ohne physische Schmerzen. Das tägliche Einschlafen – Schlafen wird ja als der kleine Bruder des Todes bezeichnet – entspricht diesem Vorgang. Eigentlich kann niemand sicher wissen, ob er aus dem Schlaf wieder erwacht, und doch vertraut man sich ihm fast immer angstlos an. Wichtig bei dieser Übung ist nun, daß man auf alle Gefühle und Gedanken achtet, die unwillkürlich auftauchen. Man lasse sie ohne Abwehr aufsteigen, neugierig wie ein Kind und ohne Versuch, sie zu beurteilen. Man stelle sich den unvermeidlichen Abschied möglichst real und umfassend vor: Den Abschied von seinen Angehörigen, von seinem Haus und seinen Besitztümern, seinen beruflichen und gesellschaftlichen Bindungen, seinen Lebensplänen, seinen Körperorganen ... Wer sich nicht scheut, tief genug einzudringen, wird einen bedeutsamen Bewußtseinsprozeß durchmachen, wesentliche Erkenntnisse gewinnen, die nur für seine eigene Person gelten, Wahrheiten erfahren, die ihm niemand von außen geben kann, Einsichten, die aus seinem Persönlichkeitskern emporwachsen wie Träume. Es gibt keine Möglichkeit vorauszusagen, was auftauchen wird. Man lasse sich überraschen. Jedes vorgefaßte Konzept, alle angelernten Meinungen usw. sollten vermieden werden. Man lasse nur die ureigenste Stimme sprechen.

Es ist gar nicht selten, daß Krebskranke sich nach dem Tode sehnen, z. B. wieder mit dem verstorbenen Ehegatten vereint sein möchten. Wer diese Übung mehrmals etwa 30 bis 60 Minuten lang macht, wird eine unverfälschte Antwort erhalten auf Fragen wie: Will ich eigentlich noch leben? Was hält mich eigentlich noch in dieser Welt? Was bedeuten mir angesichts des Todes die Familie, die Kinder, der Beruf, meine materiellen und gesellschaftlichen Güter, mein Körper und meine Fähigkeiten? Es kann zu sehr schmerzhaften, aber heilsamen Einsichten kommen. Vielleicht wird erstmals klar, wie man eigentlich wirklich leben wollte und daß man dazu nicht den Mut fand. Werte, an denen man bisher krampfhaft festhielt, werden relativiert oder bedeutungslos, Lebenslügen offenbaren sich. Da man jetzt ohnehin alles Irdische verliert, kann die Angst vor bisher nicht gewagten Schritten wegfallen, sind mutige Entscheidungen möglich, die vorher nicht in Frage kamen. Hermann Hesse hat im *Steppenwolf* beschrieben, welche innere und äußere Freiheit möglich wird, wenn man bereit ist, eher den Tod in Kauf zu nehmen als von seinem eigenen Weg abzuweichen. Auch die Frage vor der Todesangst, vor dem Weiterleben sollte nicht umgangen werden. Die Übung kann so tiefgreifende Auswirkungen haben, daß sie, wenn irgend möglich, unter sachkundiger Leitung vollzogen werden sollte. Wenn man einen Meditationsleiter findet, um so besser. Aber diese Übung, dieses Probesterben kann auch jeder allein – aber bitte vorsichtig – ohne äußere Hilfe machen. Sie bereitet ebenso auf das ohnehin unvermeidliche Sterben vor, wie sie eventuell noch vorhandene, vielleicht bisher verborgene Lebenskeime erwecken kann. Wer mehr über Todeserfahrungen und über das Weiterleben nach dem Tode wissen möchte, lese die neuesten Ergebnisse aus dem Gebiet der Sterbeforschung.[64] Auch das ausgezeichnete Buch *Vom Bild und Sinn des Todes* von dem Arzt Friedrich Husemann[65,66] ist sehr hilfreich. Der Tod ist etwas ganz anderes als heute von einer aufs Irdische beschränkten Wissenschaft oder einer dogmatischen religiösen Überlieferung gelehrt wird. Jeder stirbt seinen »eigenen Tod« (Rilke), aber für jeden ist das Sterben auch die Geburt in eine andere, geistige Welt, die »größte Hochzeit«, wie Novalis schrieb.

Ganzheitstherapie

Der höchste Grad der Arzeney
ist die Liebe.

Paracelsus

Die Todesmeditation, die heute allerdings noch wenig praktiziert wird, könnte eine wesentliche Grundlage abgeben für das eingehende, im Zentrum der Therapie stehende Gespräch mit dem Arzt des Vertrauens. Da bei der Ganzheitstherapie die künstlerische, nicht die routinemäßige Seite im Vordergrund steht, kann hier nicht *die* Ganzheitstherapie dargestellt, sondern nur auf Regeln und Möglichkeiten hingewiesen werden. Da jeder Arzt, jede Therapieströmung und jeder Patient verschieden sind, muß notwendigerweise ein maßgeschneidertes Therapiekonzept individuellen Charakter aufweisen. Während sich die medikamentösen und physischen Behandlungen noch einigermaßen normieren lassen, gilt dies bei der Diät nur noch bedingt und bei den seelischen und geistigen Problemen überhaupt nicht.

Was an Einzelmaßnahmen möglich ist und berücksichtigt werden muß, ist in diesem Buch schon weitgehend beschrieben worden. Die Therapiekonsequenzen ergeben sich sozusagen von selbst. Auch bei einer idealen Therapie kann nur eine Auswahl aus den vielen angebotenen Möglichkeiten in Frage kommen. Je umfassender der Arzt oder die Klinik orientiert sind, desto besser und schöpferischer können sie die für den Kranken optimale Form finden. Es darf also nicht darum gehen, dem Patienten eine schon bewährte Therapie anzudrehen, sondern eine für ihn passende partnerschaftlich zu entwerfen. Auf Grund einer eingehenden Anamnese (Erfassen der Krankengeschichte) kann ein wirksamer Therapieplan aufgestellt werden. Aus der Krankengeschichte sollte der Arzt ersehen können, welche Hauptursachen in welcher Reihenfolge zur Erkrankung führten. Es wäre sinnlos, einem ernährungsbewußten Patienten, bei dem die Beton-Wohnung an einer Verkehrsader und ein Beziehungskonflikt die Hauptursachen sind, vor allem mit Diät behandeln zu wollen. Bei einer Ganzheitstherapie werden folgende Hauptgesichtspunkte berücksichtigt:

Schonung und Erholung

Da meistens Streß und Überlastung eine Rolle spielen, sollten ab sofort Entlastungen verordnet werden, sei es durch Ferien an einem klimatisch günstigen Ort, sei es durch Vermeiden einer weiteren Zufuhr von Giften oder zermürbender Konflikte. Möglichst viele Faktoren, die jeweils schädigend einwirkten, sollen künftig vermieden oder gemildert werden (Rauchen, Lärm, Alkohol, Fleisch . . .) In diesen Rahmen gehören auch therapeutische Maßnahmen, die die Abwehrkraft noch mehr schädigen, z. B. Röntgen, Biopsien, harte Medikamente. Bei einschneidenden Umstellungen der Lebensweise muß allerdings die überschießende Reaktion berücksichtigt werden. All dies gilt auch, wenn man sich trotz allem zu einer Operation oder zur Bestrahlung entschlossen hat. Gerade dann ist die Kräftigung des Organismus besonders wichtig. Die Operation sollte, wenn möglich, an einem biorhythmisch und meteorologisch günstigen Tag erfolgen.

Stärkung der Widerstandskräfte

Erholung und Besinnung stärken ohnehin die Abwehrkräfte. Diese können jedoch auch gezielt aufgebaut werden, z. B. mit Atem- und Bewegungsübungen, Heileurythmie, Wassertherapie, Diät, Enzymen, Mistelpräparaten, Farbbestrahlung, physischer und geistiger Hilfe, die den Lebensmut und den Gesundungswillen stärkt. Da beim Krebskranken viele Organfunktionen wie Herz, Kreislauf, Atmung, Verdauung, Leber, Nieren, Blut und Lymphe gestört sind, müssen diese Organe gezielt mit Naturheilmitteln angeregt und gestärkt werden.

Heilung und neues Leben

»Nicht ein Gezeichneter – ein Erwachender ist der Krebspatient. Er kann sich befreien aus der Unfreiheit bisheriger Lebensgewohnheiten und Lebenszwänge. Er kann in Freiheit sein Leben neu gestalten. Er kann nachspüren, was durch seine Krankheit zu ihm spricht und ihn dazu führen will, die ihm eigenen Lebensaufgaben zu ergreifen.

Wenn aber trotz aller Bemühung die Krankheit im irdischen Sinne nicht geheilt werden kann, so wird die Auseinandersetzung mit der Krankheit und den Lebensproblemen, das Kämpfen um innere Klarheit und schließlich das Bejahen des eigenen Weges in jedem so Ringenden Lebensfrüchte schaffen, die über den Tod hinauswirken werden. So kann die gefürchtete Krankheit ein Heilmittel unserer Zeit und Wegweiser sein, bewußter und mutvoller sein weiteres Leben in den Dienst der allgemeinen Menschheitsentwicklung einzufügen.« So steht es tröstlich in der ausgezeichneten Broschüre *Was tun bei Krebs?*[67].

Bei einer Ganzheitsbehandlung müssen auch die häusliche Umgebung, die Bezugspersonen vom Arzt einbezogen werden, um verständnisvoll mithelfen zu können beim Heilprozeß, damit der Kranke nicht in die oft so grauenvolle psychische Isolation hineingetrieben wird. Die Biographie, die Persönlichkeit des Kranken, war bestimmend für *seine* Erkrankung. Sie wird es auch bei der Heilung und für den neuen, sinnvolleren Lebensplan sein.

Als konkretes Beispiel einer Ganzheitstherapie sei diejenige von Issels zusammengefaßt.[68] Sie wurde an über 5000 Patienten erfolgreich praktiziert. Als Leitsatz gilt der Satz »Die Natur heilt *langsam* wie ein Baum wächst« (Prof. Kollath).

Das Therapieprogramm hat 4 Stufen:

1. Beseitigung kausaler Faktoren.
2. Besserung des tumorbegünstigenden Milieus.
3. Wiederherstellung der Fähigkeit des Organismus, die Krebszellen zu vernichten.
4. Verkleinerung oder Beseitigung der Geschwulst.

Folgende Maßnahmen werden durchgeführt:

Entherdung. Meistens sind Krebskranke Träger chronischer Kopf- und Darmherde, z. B. der nichtvitalen Zahnwurzeln, die röntgenologisch oft nicht erfaßt werden können. Sie streuen ständig Gift in den Organismus, schädigen die Zellatmungsfermente und begünstigen ein schlechtes Blutbild.

Desensibilisierung. Die durch die chronische Einwirkung der Herde erworbene Überempfindlichkeit, die den ganzheitlichen Maßnahmen entgegensteht, kann z. B. mit neutralen Methoden behoben werden.

Abwehrkräfte. Die körpereigenen Abwehrkräfte werden durch immunbiologische Präparate gestärkt.

Darmflora. Die schwer entartete Darmflora wird durch Darmmilieuverbesserung saniert.

Fehlende Verdauungs- und Blutfermente, die zum Teil wachstumshemmend und krebszellenauflösend wirken, werden ersetzt.

Stärkung der Sauerstoffverwertung im Zellstoffwechsel und Dämpfung der Gärungsprozesse.

Zufuhr ozonisierten Sauerstoffs.

Wiederbelebung zellulärer und mesenchymaler Aktivitäten durch Zellpräparate.

Senkung des stark alkalischen Blut-pH-Wertes durch organische und anorganische Säuren, Rohkost und Milchsäurespeisen

Durchspülung des Körpers mit großen Flüssigkeitsmengen, um die Gifte auszuscheiden und die beim Krebskranken zu hohe Mineralisierung zu normalisieren.

Diät (siehe Kapitel über Ernährung, Seite 96).

Seelische Stärkung und Betreuung.

Volle Wahrheit bei der Diagnose, um partnerschaftliche Mitarbeit des Kranken zu erreichen.

Alle diese Maßnahmen werden eingesetzt, unabhängig davon, ob ein Patient sich klassich behandeln läßt oder darauf verzichtet. Wenn Stahl und Strahl angewendet werden, gelten sie als Zusatztherapie, ansonsten als Hauptbehandlung.

Damit kommen wir zum Schluß des Buches, das notwendigerweise unvollständig und unvollkommen sein muß. Das Ergebnis des Überblicks über die heutige Lage in der Erforschung und Therapie der Krebskrankheit kann so zusammengefaßt werden:

1. Die klassische Therapie mit Stahl, Strahl und Chemotherapie gibt bis auf wenige Ausnahmen keine längere Überlebenszeit als die Nichtbehandlung. Man kann also guten Gewissens auf eine kostspielige und quälende Therapie verzichten.
2. Auch bei den alternativen Heilmethoden gibt es keine garantierte Heilung, hingegen bei den besten Kombinationen 20 % bis 30 % längere Überlebenszeiten oder zumindest ein lebenswerteres und menschenwürdigeres Weiterleben.
3. Nur rechtzeitige Vorbeugung mit ganzheitlichen Methoden kann den Krebs stark eindämmen.

Adressen alternativer oder ganzheitlich orientierter Institutionen

Institut für Baubiologie, Heiliggeiststraße 54, D-8200 Rosenheim, Telefon 0 80 31/1 65 54 (»Iscador«).

Liga für Krebsgefährdete e. V., Alfred Törmer, Graf-von-Galen-Straße 40, D-6200 Wiesbaden (»Iscador«). Die Liga für Krebsgefährdete vermittelt Adressen naturheilkundlich orientierter Ärzte.

Gemeinschaftskrankenhaus, D-5804 Herdecke (»Iscador«).

Filder-Klinik, D-7024 Filderstadt-Bonladen (»Iscador«).

Krankenhaus Heidenheim, D-7920 Heidenheim (»Iscador«).

Klinik Oeschelborn, D-7532 Nieder-Oeschelborn (»Iscador«).

Krankenhaus Lahnhöhe, Postfach 2194, D-5420 Lahnstein (Diät, »Iscador«, Thymus, Enzyme, verschiedene Naturheilmittel).

Deutsch-Ordens-Hospital, D-5427 Bad Ems (Diät, »Iscador«, Enzyme u. a.).

Janker-Klinik, Baumschulallee 12, D-5300 Bonn (Vitamin A, Enzyme).

Privatklinik Bircher-Benner, Keltenstraße 48, CH-8044 Zürich (Diät, Thymus, Enzyme, »Iscador«, Überwärmungsbäder u. a.).

Lukas-Klinik, Brachmattstraße 19, CH-4144 Arlesheim (Diät, »Iscador«, künstlerische Therapie auf anthroposophischer Grundlage: Eurhythmie, Malen, Plastizieren; Spezialität: Behandlung des Brustkrebses und der weiblichen Genitalkrebse).

Ringberg-Klinik für Ganzheitsmedizin (Issels-Klinik), Münchner Straße 36, D-8182 Bad Wiessee (Diät, Bekämpfung von Infektionsherden, Bakterientherapie, Enzyme, Ozon, verschiedene Naturheilmittel; Spezialität: Behandlung nicht mehr operabler und bestrahlbarer Patienten.

In vielen Orten haben Krebskranke inzwischen Selbsthilfegruppen und Selbsterfahrungsgruppen gegründet. Interessenten erkundigen sich am besten in ihrem Wohnort nach solchen Einrichtungen (Telefonbuch, Arzt, Sanitätshaus, Reformhaus befragen).

Literaturverzeichnis

1 S. 14: Beck, Dieter: *Krankheit als Selbstheilung.* Insel-Verlag, Frankfurt am Main 1981.

2 S. 15: Weinreb, Friedrich: *Vom Sinn des Erkrankens.* Origo Verlag, Zürich 1974.

3 S. 18, 75: Husemann, Friedrich, und Wolff, Otto: *Das Bild des Menschen als Grundlage der Heilkunst.* 2. Auflage 1978, Verlag Freies Geistesleben.

4 S. 19, 20, 26: Illich, Ivan: *Die Nemesis der Medizin. Von den Grenzen des Gesundheitswesens.* Überarbeitete und erweiterte Endfassung von: »Die Enteignung der Gesundheit«. Rowohlt Verlag, Reinbeck 1977.

5 S. 20, 28: Brauchle, Alfred: *Das große Buch der Naturheilkunde.* Prisma Verlag, Gütersloh 1977.

6 S. 20: *Weltwoche,* Zürich, Nr. 1 vom 3. Januar 1979.

7 S. 31: Hackethal, Julius: *Krankenhaus.* Molden Verlag, Wien 1979.

8 S. 37, 38: Löckle, Werner E.: *Krebs-Alarm: Vorsorge ohne Gewalt. Ein Appell ans Bewußtsein.* Novalis Verlag, Schaffhausen 1978.

9 S. 39: Hackethal, Julius: *Keine Angst vor Krebs.* Heyne-TB-Verlag, München 1978.

10 S. 45: Kuhl, Johannes: *Dichtung und Wahrheit in der Krebsfrage.* 6. Auflage, Humata-Verlag, Bern o.J.

11 S. 47: Kothari, Manu L., und Metha, Lope A.: *Ist Krebs eine Krankheit?* Rowohlt Verlag, Reinbeck 1979.

12 S. 56: Kötschau, Karl: *Gesunde Medizin.* Nr. 1, 1977.

13 S. 61: Blumenthal, Hermann: »Totentanz Krebs« in: *Tages-Anzeiger-Magazin* Nr. 47, 25. November 1978, Zürich.

14 S. 64 Kappstein, Stefan: *An-mo. Die chinesische Mikromassage.* Bauer Verlag, Freiburg im Breisgau 1981.

15 S. 71, 229: Boie, Dietrich: *Mistel und Krebs.* Verlag Freies Geistesleben, Stuttgart 1970

16 S. 71, 73, 78, 142, 164: Touissaint, J. D.: *Krankheit – Hoffnung – Heilung.* Bauer Verlag, Freiburg im Breisgau 1976.

17 S. 74: Hackethal, Julius: *Nachoperation.* Molden Verlag, 4. Auflage, Wien 1977.

18 S. 90, 171: Eberhard, L.: *Heilkräfte der Farben.* 2. Auflage, Drei-Eichen-Verlag, München, 1981.

19 S. 91: Thürkauf, Max: *Technomanie, die Todeskrankheit des Materialismus.* Novalis Verlag, Schaffhausen 1978.

20 S. 92: Brunner, K. W., und Nagel G. A. (Hrsg.): *Internistische Krebstherapie.* Kap. 4, Springer Verlag, Berlin/Heidelberg 1979. S. 62ff.,
21 S. 96, 137: Müller, Rudolf: *Nahrung als Heilmittel.* 3. Auflage, Sonnseitig Leben Verlag, Iltigen (Schweiz) 1974.
22 S. 97, 101, 103, 106, 132: Löckle, Werner.: *Bewußte Ernährung und gesunde Lebensführung.* 5. Auflage, Novalis Verlag, Schaffhausen 1978 (früherer Titel: »Mundverdauung und Krebsvorsorge«).
23 S. 98: Rauch, Erich: *Blut und Säftereinigung.* 12. Auflage, Karl F. Haug Verlag, Heidelberg 1979.
24 S. 104: Mayr, Franz X.: *Darmträgheit – ihre radikale Behandlung.* 6. Auflage, Verlag Neues Leben, Bad Goisern (Österreich) 1977.
25 S. 110, 115: Kuhl, Johannes: *Schach dem Krebs.* 15. Auflage, Humata-Verlag, Bern o.J.
26 S. 117, 118: Kuhl, Johannes: *Biologischer Strahlenschutz.* 3. Auflage, Humata-Verlag, Bern o.J.
27 S. 119: Landman-Kasper: *Verhütung und Heilung von Krebs – die Moerman-Therapie.* Aurum Verlag, Freiburg im Breisgau 1979.
28 S. 121: Hauschka, Rudolf: *Substanzlehre.* 7. Auflage, Vittorio Klostermann Verlag, Frankfurt am Main 1978.
29 S. 121, 122: Pelikan, Wilhelm: *Sieben Metalle.* 4. Auflage, Philosophisch-Anthroposophischer Verlag, Dornach (Schweiz) 1981.
30 S. 127, 129: Bruker, M. O.: *Krank durch Zucker.* 7. Auflage, Helfer Verlag E. Schwabe, Bad Homburg v.d.H. 1978
31 S. 131: Budwig, Johanna: *Krebs – ein Fettproblem.* 6. Auflage, Hyperion Verlag, Freiburg im Breisgau o.J. (1. Auflage 1956).
32 S. 133, 178: Budwig, Johanna: *Kosmische Kräfte gegen Krebs.* 2. Auflage 1966, Hyperion-Verlag, Freiburg im Breisgau 1966.
33 S. 24, 39, 94, 143: Bachmann, Christian: *Die Krebsmafia* Editions Tomek, Casabianca/Monaco 1981.
34 S. 145: Ferenczi / Seeger / Trüb (Hrsg.) *Rote Bete in der Zusatztherapie bei Kranken mit bösartigen Neubildungen.* 2., verbesserte Auflage, Karl F. Haug Verlag, Heidelberg 1976.
35 S. 155: Breuß, Rudolf: »Ratschläge zur Vorbeugung und Behandlung vieler Krankheiten wie Krebs, Leukämie und anderer scheinbar unheilbarer Krankheiten – mit natürlichen Mitteln heilbar.« Selbstverlag, Bludenz (Österreich/Vorarlberg). Diese Schrift wurde zusammen mit einem Beitrag von Dr. Cornelius Moermann »Krebs als Folge von Fehlernährung ist heilbar durch Diät und Therapie« neu herausgebracht: Moermann, Dr. C./ Breuß, R.: *Krebs, Leukämie und andere scheinbar unheilbare Krankheiten – mit natürlichen Mitteln heilbar.* 2. Auflage, Aurum Verlag, Freiburg im Breisgau 1981.
36 S. 163: Hauschka, Rudolf: *Ernährungslehre.* 7. Auflage, Vittorio Klostermann Verlag, Frankfurt am Main 1979.
37 S. 164: *Vollwert-Ernährung und Heilkost für Krebsgefährdete und Krebskranke nach Prof. Zabel.* Biopress Verlag, Heiterswil/Schweiz.
38 S. 167: Popp, Fritz A., und Strauss, Volkward E.: *So könnte Krebs entstehen. Biophysikalische Zellforschung – Hoffnung für Millionen.* Fischer Taschenbuch-Verlag, Frankfurt am Main 1979.

39 S. 166: Playfair, Guy L., und Hill, Scott: *Die Zyklen des Himmels. Die kosmischen Kräfte und wir.* Paul Zsolnay Verlag, Wien/Hamburg 1979.
40 S. 169: Vester, Frederic und Henschel, Gerhard: *Krebs – Fehlgesteuertes Leben.* dtv, München 1977.
41 S. 177: Löckle, Werner E.: *Das Frankfurter Paradiesgärtlein als Meditationsbild.* 2. Auflage, Verlag Die Kommenden, Freiburg im Breisgau 1976.
42 S. 178: Budwig, Johanna: *Laserstrahlen gegen Krebs.* 2. Auflage, Hyperion Verlag, Freiburg im Breisgau 1968.
43 S. 182: Endrös, Robert: *Die Strahlung der Erde und ihre Wirkung auf die Erde.* Paffrath-Verlag, Remscheid 1978.
44 S. 187: Stark, Walter: *Marah. Die Bibel weist modernster Wissenschaft den Weg.* Ariston Verlag, Genf 1975.
45 S. 190: König, Herbert L.: *Unsichtbare Umwelt. Der Mensch im Spielfeld elektromagnetischer Kräfte.* 2. Auflage, Eigenverlag, München 1977.
46 S. 190: von Pohl, Gustav Freiherr: *Erdstrahlen als Krankheits- und Krebserreger.* Fortschritt für alle Verlag, Feucht 1978
47 S. 191: Kopp, Josef A.: *Gesundheitsschädliche und bautenschädliche Einflüsse von Bodenreizen.* Schweizer Verlagshaus AG, Zürich 1965.
48 S. 192: Hartmann, Ernst: *Krankheit als Standortproblem.* 3. Auflage, Haug Verlag, Heidelberg 1976,
49 S. 193: Simonis, Werner Christian: *Erde, Mensch und Krankheit.* J. Ch. Mellinger Verlag, Stuttgart 1974.
50 S. 200: Palm, Hubert: *Das Gesunde Haus. Das kranke Haus und seine Heilung. Ein Rezeptbuch zum Selberhandeln.* 6. Auflage, Ordo Verlag, Konstanz 1977.
51 S. 207: Faraday, Anne: *Deine Träume – Schlüssel zur Selbsterkenntnis.* S. Fischer Verlag, Frankfurt am Main 1979.
52 S. 208, 219; Grossarth, Ronald: *Krankheit als Biographie. Ein medizin-soziologisches Modell der Krebsentstehung und -therapie.* Kiepenheuer & Witsch Verlag, Köln 1979.
53 S. 208, 259: Tausch, Anne Marie: *Gespräche gegen die Angst.* Rowohlt Verlag, Reinbeck 1981, und Interview in *esotera,* Heft 9. S. 101ff, September 1981, Hermann Bauer Verlag, Freiburg im Breisgau.
54 S. 209: Janov, Arthur: *Anatomie der Neurose. Die wissenschaftliche Grundlegung der Urschrei-Therapie.* S. Fischer Verlag, Frankfurt am Main 1974.
55 S. 214, 217: Reich, Wilhelm: *Der Krebs. Die Entdeckung des Orgons.* Kiepenheuer & Witsch Verlag, Köln 1974.
56 S. 224: *Weleda Almanach 1978.* Arlesheim. Abschnitt »Keine Angst vor Kinderkrankheiten« von Otto Wolf, Seite 84f.
57 S. 230: Wolf, Otto: *Die Mistel in der Krebsbehandlung.* Vittorio Klostermann, Verlag, Frankfurt am Main 1975.
58 S. 233: Burang, Theodor. *Tibetische Heilkunde.* 3. Auflage, Origo Verlag, Zürich 174.
59 S. 239: Scheller, E. F.: *Krebsschutz durch Früherkennung und Ursachenbehandlung.* 2. Auflage, Humata Verlag, Bern o.J.
60 S. 241: Kaelin, Werner: *Krebsdiagnose – Krebsvorbeugung. Der kapillar-dynamische Bluttest nach Kaelin.* 4. Auflage, Vittorio Klostermann Verlag, Frankfurt am Main 1966.

61 S. 241: Bessenich, Frieda: *Zur Methode der empfindlichen Kristallisation.* Philosophisch-Anthroposophischer Verlag am Goetheanum, Dornach 1960.
62 S. 251: Mayer, Hermann: *esotera.* Heft 5, Mai 1979, Hermann Bauer Verlag, Freiburg im Breisgau.
63 S. 257: Voegeli, Dr. med.: *Heilkunst in neuer Sicht.* 3. Auflage, S. 201ff, Haug Verlag, Heidelberg 1978.
64 S. 261: Kübler-Ross, Dr. Elisabeth: *Interviews mit Sterbenden.* Kreuz Verlag, Stuttgart 1975.
65 S. 261: Husemann, Friedrich: *Vom Bild und Sinn des Todes. Geschichte, Physiologie und Psychologie des Todesproblems.* 4. Auflage, Verlag Freies Geistesleben, Stuttgart 1979.
66 S. 261: *Die Furcht vor dem Tode.* Merkblätter zur Gesundheitspflege im persönlichen und sozialen Leben, Nr. 25. Verein für erweitertes Heilwesen, Bad Liebenzell.
67 S. 264: *Was tun bei Krebs? Zur Ganzheitsbehandlung der Krebskrankheit.* Merkblätter zur Gesundheitspflege im persönlichen und sozialen Leben. Nr. 38. Verein für erweitertes Heilwesen, Bad Liebenzell.
68 S. 264: Issels, Josef, und Windstosser: *Ganzheitliche interne Krebstherapie.* 2. Auflage, Haug Verlag, Heidelberg 1971.

Werke von Rudolf Steiner

Wie erlangt man Kenntnisse der höheren Welten?
Die Geheimwissenschaft im Umriss.
Theosophie. Einführung in übersinnliche Welterkenntnis.

Diese drei Werke sind als Taschenbuch im Rudolf Steiner Verlag, Dornach/Schweiz erschienen.

Als Grundlage dienten außerdem Zeitungen und Journale von der Regenbogenpresse bis hin zu Fachzeitschriften und Lexika und viele Gespräche mit kompetenten Personen. Überdies hat sich der Autor besonders für die Art und Weise interessiert, wie die Massenmedien die Bevölkerung informieren.